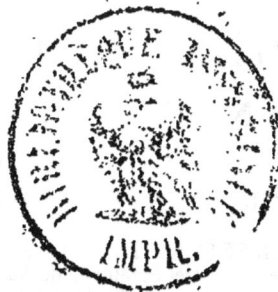

LE CHIRURGIEN

DENTISTE,

O U

TRAITE' DES DENTS.

T. ~~3596~~

LE CHIRURGIEN
DENTISTE,
OU
TRAITE' DES DENTS,

OÙ L'ON ENSEIGNE LES MOYENS
de les entretenir propres & saines, de les embellir, d'en réparer la perte & de remédier à
leurs maladies, à celles des Gencives & aux
accidens qui peuvent survenir aux autres parties voisines des Dents.

Avec des Observations & des Réflexions sur
plusieurs cas singuliers.

*Ouvrage enrichi de quarante-deux Planches
en taille douce.*

Par PIERRE FAUCHARD, Chirurgien
Dentiste à Paris.

*Deuxième Edition revûë, corrigée & considérable-
ment augmentée.*

TOME SECOND.

❋❋❋

A PARIS,

Chez PIERRE-JEAN MARIETTE, ruë S. Jacques,
aux Colonnes d'Hercule.
Et chez l'Auteur, ruë des grands Cordeliers.

M. DCC. XLVI.
Avec Approbations & Privilége du Roi.

TABLE

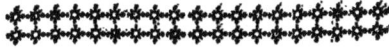

DES CHAPITRES,
contenus dans ce second Volume.

CHAPITRE PREMIER.

DAns lequel on combat l'erreur de ceux qui croyent que les instrumens de fer ou d'acier, sont préjudiciables aux dents,
page 1

CHAPITRE II.

Description des instrumens convenables à détacher le tuf, ou tartre des dents, 4

CHAPITRE III.

Manière d'opérer méthodiquement pour nettéier une bouche, en détachant, ôtant & enlevant de tartre, sans intéresser l'émail des dents, 16

Tome II. a iij

TABLE

CHAPITRE IV.

Maniére d'opérer pour limer les dents, avec les précautions & le choix des limes dont il faut se servir, 25

CHAPITRE V.

Defcription des inftrumens conve-nables pour opérer, en ruginant les dents, lorfqu'elles font ca-riées, 54

CHAPITRE VI.

Defcription des inftrumens qui fer-vent à plomber les dents, avec les précautions & circonftances requifes pour y bien réuffir, 66

CHAPITRE VII.

De la maniére de cautérifer les dents, 80

CHAPITRE VIII.

Des dents tortuës, mal arrangées & luxées; des inftrumens &

DES CHAPITRES.

*des remédes qui servent à opé-
rer, quand on redresse & raffermit les dents,* · 87·

CHAPITRE IX.

*Maniére d'opérer pour raffermir les
dents chancelantes,* 117

CHAPITRE X.

*Description & usage des instru-
mens nommés déchaussoir, poussoir, pincettes, ou daviers &
levier, qui servent à opérer,
pour ôter les dents,* 130

CHAPITRE XI.

*Description circonstanciée d'un nou-
veau pélican, & les imperfections de ceux dont on se servoit
auparavant,* 152

CHAPITRE XII.

*Les usages du pélican, pour ôter
certaines dents qu'on ne sçau-
roit tirer aussi facilement avec
tout autre instrument,* 173

a iiij

TABLE
CHAPITRE XIII.

Des dents artiſtement figurées pour remplacer celles qui manquent, 215.

CHAPITRE XIV.

Manière de blanchir les os des jambes de bœuf, qui peuvent ſervir ainſi préparés, à faire des dents, ou partie de dentiers artificiels, 233.

CHAPITRE XV.

Deſcription des inſtrumens qui ſervent à fabriquer les dents & les autres pièces artificielles convenables à réparer les défauts cauſés par la perte des dents naturelles, 235.

CHAPITRE XVI.

Ce qu'il faut obſerver, pour percer, placer & attacher aux dents naturelles, ou à quelqu'une de leurs portions les pièces artificielles : Les dimenſions les plus

convenables de chaque partie qui
sert à l'assemblage de ces mêmes
piéces,   244

CHAPITRE XVII.

La description & l'usage d'une
machine artistement composée
d'un dentier supérieur complet,
assemblé par des ressorts à une
piéce d'or ou d'argent, qui embrasse par le moyen de deux demis cercles & de deux anses les
dents de la machoire inférieure,   259

CHAPITRE XVIII.

Description d'un double dentier,
dont la piéce supérieure s'assemble avec l'inférieure par des ressorts,   276

CHAPITRE XIX.

Maniére d'émailler les dents, ou
les dentiers artificiels, afin de
rendre leur décoration plus ré-
guliére & plus agréable,   283

TABLE

CHAPITRE XX.

La description & l'usage d'un
obturateur du Palais à deux ai-
les parallèles, à charniére, assujetties par un écrou, &c. lorsque cet obturateur est en place, 292

CHAPITRE XXI.

La description & l'usage d'un obturateur moins composé, dont
les aîles sont assujetties différemment de celles des autres obturateurs, & sans charniére., 302

CHAPITRE XXII.

La description & l'usage d'un troisiéme obturateur sans tige, en
partie dentier, dont les aîles sont
différentes en figure de celles des
précédens, écartées l'une de l'autre, & assujetties par une vis
d'une structure particuliére. Et
la description d'un quatriéme petit obturateur, 309

DES CHAPITRES.

CHAPITRE XXIII.

*La description & l'usage d'un cin-
quiéme obturateur à plaque osseuse de même que les précédens.,
en partie dentier, construit de
plusieurs piéces, sans tige, ayant
deux aîles assujetties de façon
qu'elles tournent, l'une à droit,
& l'autre à gauche, &c.* 324

CHAPITRE XXIV.

*Description de toutes les piéces qui
composent une machine nouvellement inventée, propre à embrasser les dents de la machoire
inférieure, pour soutenir &
maintenir à la supérieure un
dentier artificiel, & la description de ce dentier,* 339

CHAPITRE XXV.

*Description d'un dentier supérieur
entièrement artificiel assemblé
avec un dentier inférieur, artificiel en partie, lequel s'ajuste*

TABLE DES MATIERES.

avec les dents naturelles qui reſtent encore à la bouche, 345

CHAPITRE XXVI.

Remarques ſur un Chapitre d'un nouveau Traité de Chirurgie, 354

Fin de la Table des Chapitres du ſecond Volume.

LE

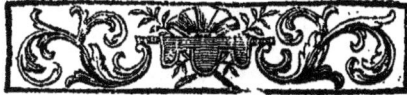

LE
CHIRURGIEN
DENTISTE,
OU
TRAITÉ DES MALADIES
des Dents, des Alvéoles,
& des Gencives.

SECONDE PARTIE.

CHAPITRE PREMIER.

Dans lequel on combat l'erreur de ceux qui croyent que les instrumens de fer, ou d'acier, sont préjudiciables aux Dents.

AVANT que de traiter de la maniére de nettéïer, limer & plomber les dents, je vais combattre l'erreur de ceux qui croyent que ces opérations sont dangéreuses, qu'on ne doit point

les entreprendre, que par-là on déchauffe les dents, qu'on les ébranle,
qu'on ôte leur émail, qu'on les gâte,
& qu'après tout, ces opérations font
inutiles.

Pour détruire une erreur fi groffiére,
il fuffit d'y oppofer l'expérience. Nous
voyons tous les jours, qu'après avoir
bien nettéïé les dents, & en avoir ôté
la caufe qui entretenoit le mal, la douleur ceffe ordinairement peu de tems
après : Nous voyons de même qu'ayant
été bien plombées & féparées à propos, elles ceffent pareillement de fe
gâter : D'ailleurs fi l'on fe donne la peine de jetter les yeux fur ce que j'ai dit
dans le volume précédent, touchant
la carie, pag. 154. & fuivantes, & le
tartre des dents, pag. 177. & fuivantes, on y trouvera de quoi fe détromper de femblables erreurs, & de quoi
détruire la terreur mal fondée de ceux
qui ne fçauroient voir approcher de
leur bouche aucuns inftrumens, fans
que leur imagination n'en foit révoltée.

Quelle idée fauffe & bizarre faifit
ces efprits induftrieux à fe tromper
eux mêmes : Ils appréhendent que les
inftrumens n'enlévent l'émail de leurs
dents, tandis que le burin pouffé mê-

me de force, ne peut prefque pas y faire
d'impreſſion, & que la meilleure lime a
de la peine à y mordre. Quand même
il feroit vrai que les inſtrumens de fer,
ou d'acier, appliquez aux dents, feroient capables de les gâter, cela ne
pourroit arriver que par l'uſage trop
fréquent que l'on en feroit; ce qu'on
ne doit pas craindre, lorſqu'on eſt entre les mains d'un habile Dentiſte.

On pourra peut-être m'objecter,
qu'il y a des perſonnes, qui après s'ê-
tre fait nettéïer & accommoder les
dents, n'en ont pas été plus ſoulagées;
que quelques-uns même s'en ſont trouvez plus mal qu'auparavant. A cela je
réponds, que la faute n'en doit pas être
rejettée ſur l'opération; mais ſur la négligence des perſonnes qui ont attendu
trop longtems.

Il n'y a rien que l'on apprébende
tant que de faire toucher à ſes dents;
c'eſt ce qui fait qu'on néglige d'en
avoir ſoin; & de-là vient que pluſieurs
ne s'apperçoivent qu'elles ſe gâtent,
que lorſque la maladie a pénétré juſqu'aux parties qui les rendent ſenſibles;
ainſi ils ne penſent à y faire toucher,
que lorſque la maladie eſt parvenuë à un
tel dégré, qu'elle eſt preſque incurable.

A ij

Ceux qui font curieux de la confervation de leurs dents, & qui veulent
éviter d'être la victime de leur erreur,
ou de leur négligence, doivent fe les
faire vifiter une ou deux fois tous les
ans par un Dentifte expérimenté.

Je fçai bien que malgré toutes ces
précautions, il y a eu des perfonnes,
qui n'ont pû éviter d'y avoir mal, &
même de les perdre. On ne peut attri-
buer cette perte qu'à des maladies par-
ticuliéres, qu'à quelque vice de la maffe du fang, ou à l'imprudence qu'elles
ont eu de fe mettre entre les mains de
ces ignorans, qui fouvent hazardent
tout, aux dépens de ceux qui leur donnent leur confiance.

CHAPITRE II.

Defcription des Inftrumens con-
venables à détacher le tuf,
ou tartre des Dents.

M'ÉTANT fuffifamment étendu
fur la nature du tartre des dents
dans l'onziéme chapitre du premier
Tome, je paffe à préfent aux moyens
de remédier à cette maladie.

Nous avons établi que le régime
de vivre contribuoit beaucoup à la
prévenir ; qu'il faloit , pour maintenir ses dents dans un bon état, se
les faire nettéïer quand elles en ont
besoin , & être attentif à leur conservation, soit par l'usage des remédes
convénables , soit par le choix des alimens.

Avant que d'enseigner la maniére de
se servir des instrumens propres à nettéïer les dents, il faut observer qu'ils
doivent être d'un bon acier, dont le
tranchant puisse bien couper & bien
racler. L'or & l'argent n'ont jamais été
regardez jusqu'à présent comme une
matiére propre à faire un tranchant
capable d'enlever le tartre & les autres
matiéres qui s'attachent aux dents.
Lorsque M. Dionis (a) a dit que les
instrumens qui servent à nettéïer les
dents du Roi & celles des Princes sont
d'or, il y a apparence qu'il a prétendu parler de leur manche, & non de
leur tranchant.

Quelques uns de ceux qui nettéïent
les dents, ont pour l'ordinaire un fa-
tras d'instrumens de toute espéce, &
veulent persuader par-là qu'on ne les

(a) Dans son Traité d'Opérations, p. 598.

A iij

peut bien nettéïer fans cette quantité
d'inftrumens très-inutiles pour opérer,
mais néceffaires pour impofer au Public. Je ne me fers en nettéïant les
dents, que de cinq efpéces d'inftrumens, (*a*) du cifeau nommé Bec d'â-
ne, du Bec de perroquet, du Burin à
trois faces, du petit Canif à tranchant
convéxe, & du Crochet en Z. Ces
cinq inftrumens font tranchans, & font
les fonctions des rugines, ou des gratoirs : Ils me fuffifent pour opérer en
emportant le tartre en quelque endroit
des dents qu'il fe trouve. La plûpart
des inftrumens dont on fe fert pour
nettéïer les dents, m'ayant paru fort
incommodes, & même peu convenables, j'ai été obligé d'en inventer d'autres très fimples, & de réformer quelques-uns de ceux qu'on employe le
plus fouvent.

Bec d'âne.

Le Bec d'âne reffemble affez à l'inftrument dont les Menuifiers & les
Charpentiers fe fervent, pour creufer
leurs mortoifes, & auquel ils donnent
le même nom. La tige du Bec d'âne
doit être longue d'environ deux pou-

(*a*) Voyez la Planche *9.*

ces & demi, fa foie (*a*) non comprife.
Cette tige a quatre faces, une inférieure, une fupérieure, deux latérales,
& de plus un bizeau qui forme fon
extrêmité tranchante. Ses faces latérales font larges d'environ deux lignes,
fes deux autres faces d'environ une ligne chacune : La fupérieure, qui fert
de dos, fe termine où commence le
bizeau, lequel a environ quatre à cinq
lignes de longueur; l'inférieure fe termine à l'extrêmité tranchante; la largeur de cette extrêmité s'étend de la
face latérale droite jufqu'à la face latérale gauche. Les angles de cet inftrument doivent être feulement tranchans
depuis l'endroit où commence le bizeau, jufqu'où il finit : Je les ai rendus
ainfi tranchans, afin qu'ils coupent &
raclent en tous fens; ils doivent être
mouffes dans tout le refte de l'étenduë
de la tige.

Bec de Perroquet.

Le Bec de perroquet eft recourbé
par fa pointe, affez femblable à la partie fupérieure du bec de l'oifeau dont

(*a*) Cette foie eft la partie qui fert de
queuë, & qui doit être engagée dans le manche.

on lui a donné le nom. Sa tige eſt ronde, & d'environ deux pouces & demi
de longueur, ſans y comprendre, ni
ſa ſoie, ni ſa pointe recourbée. Cette
pointe eſt longue d'environ dix lignes :
Elle a trois faces, deux ſupérieures latérales convéxes, & une inférieure
concave : Celle-ci a environ deux lignes dans ſa plus grande largeur. Les
deux latérales ſupérieures convéxes,
ont chacune environ une ligne de largeur, trois angles, un ſupérieur &
mouſſe en forme de vive-arrête, &
deux latéraux tranchans. Ces trois angles en ſe réuniſſant, forment enſemble une pointe aiguë : La tige de cet
inſtrument eſt à peu près de la groſſeur d'une plume à écrire, un peu plus
groſſe du côté du manche, & elle diminuë en s'approchant de ſa courbure.

Burin à trois faces.

Le Burin à trois faces reſſemble aſſez
à certains burins dont les Graveurs ſe
ſervent, excepté que la pointe de celui-ci eſt plus longue : Il a une tige
étenduë en longueur d'environ deux
pouces & demi, ſans y comprendre ſa
ſoie & ſa pointe : Deux de ſes faces

font latérales : Chacune eft large d'environ deux lignes : Elles s'étendent depuis le manche jufqu'à l'extrêmité de
la pointe : La troifiéme face fert de
dos : Elle eft fupérieure à une efpéce
de tranchant mouffe qui régne depuis
la foie, jufqu'au tranchant aigu qui lui
eft contigu : Cette troifiéme face eft
large d'une ligne, & fe continuë depuis le manche, jufqu'au bizeau qui
commence de former la pointe, qui
doit être aiguë, & d'environ quatre
lignes de longueur : Cet inftrument a
trois tranchans, l'un inférieur formé
par les deux faces latérales, & deux
fupérieurs formez par le bizeau &
les deux mêmes faces : Il eft plus
commode pour ôter le tartre ni-
ché entre les intervales des dents, que
les rugines dont on fe fert ordinairement.

Canif.

L'inftrument nommé Canif à tranchant convéxe, n'a point de tige : Sa
lame eft environ deux fois plus longue
que celle d'un Canif ordinaire, & a
fon dos beaucoup plus mince : Il a fon
tranchant un peu convéxe : Il ne faut
pas que cette lame foit trempée bien

dur. Elle a trois faces qui s'étendent
depuis le manche, jufqu'à la pointe
qui eft applatie & mince : Deux de
fes faces font latérales, larges dans leur
plus grande étenduë d'environ deux lignes : La troifiéme face eft large d'environ une demie ligne : Ces trois faces
vont toujours en diminuant vers la
pointe qu'elles forment : La petite face
fervant de dos, doit avoir fes angles
mouffes dans toute leur étenduë : Le
côté tranchant qui lui eft oppofé, doit
auffi être mouffe du côté du manche,
jufqu'à la moitié de la lame; & l'autre
moitié doit former un tranchant aigu
& convéxe vers la pointe, jufqu'à la
face qui forme le dos, où il fe termine. J'ai mis cet inftrument en pratique, m'étant apperçû qu'on ne pouvoit pas toujours emporter avec le précédent toutes les matiéres tartareufes,
qui fe trouvent adhérentes & nichées
dans les intervales des dents.

Le Crochet en Z.

Le Crochet en Z. a une tige quarrée & recourbée, longue d'environ
deux pouces, fans y comprendre ni fa
foie, ni l'extrêmité qui forme le crochet. Il ne fert guéres que pour net-

téïer la partie intérieure des dents inférieures. Les quatre faces que forme
la quarrure de la tige, régnent depuis
le manche, jufqu'au crochet, étant
chacune d'environ une ligne & demie
de largeur : Les quatre angles que forment ces faces, doivent être un peu
mouffes : Le crochet contigu à cette
tige eft long de fix lignes, large du
côté de la tige d'environ une ligne &
demie ; & du côté de fon extrêmité
tranchante d'environ une ligne : Ce
crochet a trois faces, une intérieure
& deux latérales extérieures. L'intérieure la plus étenduë des trois, eft d'u-
ne largeur égale à celle du crochet :
Les deux latérales extérieures qui
lui font oppofées, font féparées l'une
de l'autre par une vive arrête, à l'extrêmité de laquelle fe trouve un bizeau,
qui rend tranchante l'extrêmité de la
face intérieure.

Ceux qui fe fervent de cet inftrument, en font faire la tige toute droite, jufqu'au crochet; mais j'y ai remarqué un inconvénient : c'eft que
lorfqu'on l'employe, il faut faire ouvrir la bouche confidérablement; &
encore n'évite-t'on pas que fon dos ne
touche aux dents de la machoire op-

poſée à celle qu'on nettéïe. C'eſt pourquoi je l'ai fait courber de la maniére
qu'on le voit dans la Planche (*a*) afin
d'éviter cette incommodité, qui me
paroît conſidérable. Quoique j'aye donné une forme quarrée à la tige de cet
inſtrument, on la peut faire ronde :
Cela eſt arbitraire.

Les cinq inſtrumens dont on vient
de donner la deſcription, ſeront bien
trempez & bien montez ſur des man-
chés d'argent, d'ivoire, ou de quelque
autre matiére, qui convienne également à la propreté & à la commodité : Leurs manches ſeront ronds : Cette
figure eſt la plus commode pour les
tourner facilement en tous ſens. Si toutefois on aime mieux les avoir d'une
autre figure, on les ſera faire à pluſieurs petits pans, plus ou moins mul-
tipliez, longs d'environ trois pouces :
Leur circonférence doit être d'environ un pouce & demi par leur gros
bout, allant en diminuant vers le petit bout, qui aura environ un pouce
de circonférence par l'extrêmité qui reçoit la ſoie. Cette extrêmité ſera garnie d'une virole façonnée & propre
pour fortifier le manche, s'il n'eſt pas

(*a*) Planche 9. Fig. 5.

fait d'argent. L'autre bout fera orné,
fi l'on veut, d'une petite calotte arrondie, proprement façonnée, pour
enjoliver l'inftrument. Chaque inftrument doit être affemblé avec fon manche, au moyen de la foie qui fera quarrée : On l'affujettira à l'ordinaire avec
du maftic.

Il eft à propos d'avoir plufieurs inftrumens de la même efpéce, pour en
changer en cas de befoin : Ils feront
plus ou moins grands, longs, courts,
larges, ou étroits, fuivant l'idée du
Dentifte.

Quoique ces cinq efpéces d'inftrumens fuffifent pour nettéïer les dents,
il eft néceffaire d'avoir une petite fonde, (a) pour connoître fûrement par
fon moyen, fi les dents font cariées.
Cette fonde eft courbée par les deux
bouts, & fes courbures font en fens oppofé. Une de fes courbures eft mince &
plate dans fa concavité & dans fa convéxité, à peu près comme un reffort
de montre. Elle n'a pas plus d'une ligne de largeur, qui diminuë à mefure
qu'elle approche de fon extrêmité.
L'autre courbure eft ronde, menuë &

(a) Voyez la Figure 3. de la Planche 6.
Tome premier.

pointuë, comme une moyenne aiguille : La pointe en est un peu mousse,
pour ne pas piquer les parties. A l'é-
gard du corps de cette sonde, on lui
donnera une grosseur proportionnée à
ses deux extrémitez, & il doit être à
plusieurs pans.

Chaque fois que l'on se servira de
ces instrumens, il faudra les bien laver
& essuyer, tant pour la propreté que
pour les garantir de la roüille. On ne
doit point s'en servir qu'on n'ait ac-
commodé le tranchant de ceux qui en
auront besoin, avec une pierre du Levant, ou de Lorraine, sur laquelle on
mettra un peu d'huile d'olive pour les
mieux éguiser.

Il est bon d'avertir que les instrumens dont nous venons de parler pour
nettéïer les dents, ne doivent point
avoir leurs manches trop pesans, parce que ce seroit un défaut qui pourroit
nuire à la légéreté & à la sûreté de la
main si nécessaires en opérant.

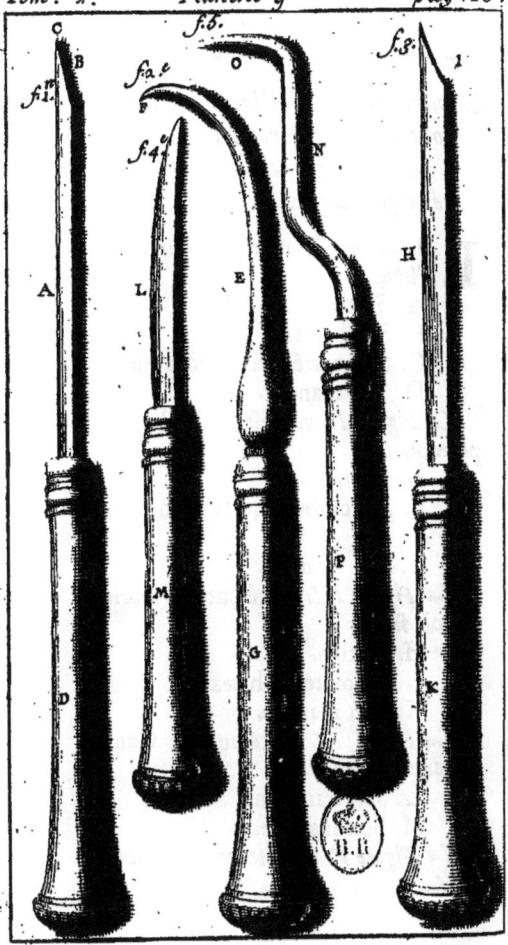

Explication de la Planche IX. qui contient la figure des cinq Inftrumens, lefquels fervent à nettéïer les Dents.

LA *Figure I.* repréfente le Bec d'âne.

    A. Sa tige.
    B. Son bizeau.
    C. Son extrêmité tranchante.
    D. Son manche.

La Figure II. repréfente le Bec de perroquet.

    E. Sa tige.
    F. Sa courbure qui fe termine en pointe.
    G. Son manche.

La Figure III. repréfente le Burin à trois faces.

    H. Sa tige.
    I. Sa pointe en bizeau.
    K. Son manche.

La Figure IV. repréfente le Canif à tranchant convéxe.

    L. Son tranchant.
    M. Son manche.

La Figure V. repréfente le Crochet en Z.

N. Sa tige.

O. Son extrêmité la plus recourbée.

P. Son manche.

CHAPITRE III.

Maniére d'opérer méthodiquement pour nettéïer une bouche, en détachant, ôtant & enlevant le tartre, sans intéresser l'émail des Dents.

L ORSQU'UNE personne se présen-te à nous pour se faire accommo-der la bouche, la première chose que nous appercevons en l'ouvrant, c'est le tartre, quand il y en a. On doit alors commencer par l'enlever, après avoir examiné toutes les dents avec la son-de, pour s'assurer si quelques-unes sont cariées ou non; car, en cas de carie, on les accommoderoit après les avoir nettéïées; & s'il étoit nécessaire de les limer, cautériser, ou plomber, on ne devroit pas différer ces opérations.

Pour opérer commodément, on fait asseoir le sujet sur une chaise, ou sur un fauteuil stable, qui ne soit ni
trop

trop haut, ni trop bas, ſa tête étant
mollement appuyée contre le doſſier.
On commence par emporter le tartre
des dents qui en ſont le plus couvertes; & l'on ſe ſert pour cela du Bec
d'âne, que l'on tient de ſa main droite
avec le pouce, le doigt indicateur &
le doigt du milieu : On le tient à peu
près comme on tient une plume à écrire, tandis que ſon extrêmité & ſes côtez tranchans agiſſent ſucceſſivement.

Enſuite le Dentiſte ſe place du côté
droit, paſſant ſon bras gauche par-
deſſus la tête de celui ſur qui il opère :
Le pouce de la main gauche, doit
être ſitué ſur les inciſives d'en bas, &
l'indicateur ſur la lévre pour l'abaiſſer;
les autres doigts embraſſent le menton
pour l'aſſujettir.

On commence l'opération par les inciſives de la machoire inférieure, parce
qu'elles ſont pour l'ordinaire le plus
couvertes de tartre : En opérant, on
poſe le dos de l'inſtrument ſur l'indicateur gauche qui lui ſert de point d'appui : C'eſt avec les tranchans de cet
inſtrument qu'on emporte aiſément
la matiére tartareuſe par de petits
mouvemens légers & réïtérez de bas
en haut : On ſuit la même méthode

Tome II. B

durant toute l'opération, sans quitter
l'attitude qu'on vient d'indiquer : On
n'en doit changer, ni se mettre devant
le sujet, que pour nettéïer le côté droit
de la bouche : Alors on porte l'indicateur de la main gauche sur la commissure des lévres du côté droit, & on
écarte la jouë des dents : Ensuite on
pose l'extrêmité tranchante de l'instrument contre la dent qu'on doit nettéïer en premier lieu, & on emporte
le tartre de bas en haut, le plus légérement qu'il est possible : Les dents qui
sont chancelantes, seront assujetties
avec le doigt qui se trouve le plus en
situation, & le tartre sera emporté de
haut en bas, ou de côté.

Après qu'on a enlevé celui qui est
sur la surface extérieure des dents, on
ôte celui qui se trouve sur la surface
Intérieure : Il faut que le Dentiste continuë d'être situé de la même maniére :
Ayant baissé la lévre avec l'indicateur,
il appuie le pouce sur les dents incisives, si elles ne sont pas stables ; & pour
commencer par elles, il tient l'instrument comme il est dit, il l'appuie sur
les dents voisines qui lui servent de
point d'appui, & facilitent son mouvement : Il continuë d'agir de même

jufqu'à la dernière dent du côté gauche ; enfuite changeant de fituation
pour nettéïer l'autre côté des dents,
il paffe du côté droit de la perfonne,
à fon côté gauche ; il porte l'indicateur de la main gauche fur les dents
qu'il veut nettéïer les premiéres, &
fucceffivement il porte l'inftrument fur
les dents fituées après celles par où il a
commencé. Il opére fur ce côté, comme il vient de faire fur l'autre ; avec
cette différence, qu'il doit avancer le
bout du doigt indicateur de la main
gauche du côté de la dernière molaire,
à mefure que l'inftrument paffe d'une
dent à l'autre.

Quand le Dentifte a enlevé avec le
Bec d'âne tout ce qu'il a pû ôter, il
prend le Bec de perroquet, fe place
devant la perfonne, & lui baiffe la lévre inférieure avec l'indicateur de la
main gauche : il porte enfuite la pointe
de cet inftrument entre les intervales
intérieurs que les dents forment entre
elles : Il le tient de même qu'il a tenu
le précédent ; avec cette différence
que l'extrêmité cave de fa pointe doit
regarder la main qui le tient, & que
le manche eft élevé en haut, pour ôter
le tartre : A mefure qu'il paffe d'un

vuidé à l'autre, il continuë de soutenir les dents voisines avec l'indicateur
de sa main gauche.

Après qu'il s'est servi du Bec de perroquet, en opérant dans les intervales
intérieurs des dents, il prend le Burin
à trois faces, pour ôter en dehors ce
qu'il y a de matiéres entre ces intervales. Il se place du côté droit du sujet,
dont il baisse la lévre inférieure ; il insinuë la pointe de l'instrument qu'il
tient de même que les deux précédens,
& il le fait agir entre ces intervales.
Il faut observer que le bizeau qui est
à son extrêmité, doit se trouver dessus, afin d'enlever plus aisément le tartre : On suit la même méthode pour
tous les intervales qui en ont besoin,
en écartant les lévres & les jouës autant qu'il est nécessaire, & en prenant
les situations les plus commodes.

Lorsqu'il a fini avec le Burin à trois
faces, il prend le petit Canif à tranchant convéxe : Il le tient comme le
précédent instrument, & il tourne son
tranchant en dessus, ensorte qu'étant
situé au côté droit du sujet, il insinuë
successivement cet instrument dans l'intervale de chaque dent, pour enlever ce
que les autres instrumens n'ont pû ôter.

Lorſqu'on aura fini avec le petit Canif, on ſe ſervira, s'il eſt néceſſaire,
du Crochet en Z, pour ôter de la face
intérieure des dents ce que les autres
inſtrumens n'auront pû ôter : Le Dentiſte ſe place pour cela au côté droit,
ou devant la perſonne, il tient cet inſtrument de la main droite, & en
baiſſant l'extrêmité du crochet qui doit
regarder la main & s'en approcher, il
le paſſe ſur la face intérieure des dents
pour en détacher tout ce qu'il veut
enlever.

Après avoir employé ce dernier inſtrument pour la face intérieure des
dents, il peut encore s'en ſervir à ôter
les matiéres qui ſont attachées ſur leurs
couronnes. Il range de nouveau les lévres & les jouës avec l'indicateur de
ſa main gauche, tandis qu'avec la droite, il tient l'inſtrument, pour emporter de deſſus les couronnes des dents
tout ce qui s'y rencontre.

Les mêmes inſtrumens qui ſervent à
nettéïer les dents de la machoire inférieure, ſervent auſſi à nettéïer celles de
la ſupérieure, étant également convenables pour l'une & l'autre machoire.

Pour nettéïer les dents de la machoire ſupérieure, il faut que le ſujet ſur

lequel on opére foit fitué de la maniére que je l'ai indiqué. Le Dentiſté
paſſant ſon bras gauche par-deſſus la
tête du ſujet, reléve ſa lévre avec le
pouce de ſa main gauche, & porte ſon
doigt indicateur ſur l'extrêmité des
dents qu'il va nettéïer, afin de les appuyer : Puis en tenant le premier inſtrument à peu près de même qu'on a
dit, il enléve de haut en bas les portions de tartre qui ſe trouvent ſur les
dents, ſi elles ſont fermes : Lorſqu'elles ſont chancelantes, il doit enlever
ce tartre de bas en haut, & appuyer
toujours la dent, pour ne pas l'ébranler davantage : Il faut continuer légérement juſqu'à la derniére dent du côté gauche. Enſuite il vient au côté
droit, continuant par celle qui eſt à
côté de la première par laquelle il à
commencé. Il n'ôtera ſon bras de deſſus
la tête du ſujet, que lorſqu'il s'agira
de nettéïer les derniéres dents de ce
même côté, & pour lors il ſe place
devant la perſonne pour achever l'opération, en écartant la jouë avec le pouce & le doigt indicateur.

La ſurface extérieure de ces dents
étant nettéïée, on va à l'intérieure.
Le Dentiſte ſe place au côté droit du

sujet, & passe son bras gauche par-dessus sa tête, pour porter le doigt du
milieu de la main gauche entre la lévre inférieure & la gencive, afin d'a-
baisser la lévre : L'indicateur en fera
autant à la lévre supérieure pour la relever. Le Dentiste pose l'instrument
par-dessus les dents qui sont devant celles qu'il veut nettéïer, afin qu'elles le
soutiennent : Il poursuit jusqu'à la derniére du côté gauche, & il fait tomber la matiére tartareuse, en la prenant de haut en bas : Après quoi il en
fait autant du côté droit, en passant
au côté gauche du sujet, & en changeant la position des doigts entre la
gencive & la lévre.

Le Bec de perroquet ne sert point
ordinairement à nettéïer les dents de
cette machoire, à moins que ce ne
soit dans les intervales des molaires,
ce qu'on exécute sans sortir du côté
droit, & en relevant la jouë du côté
où l'on s'en sert.

Le Burin à trois faces ôte au contraire tout ce qui se rencontre extérieurement entre les intervales des
dents, sans sortir du côté droit : Il faut
relever la lévre & les jouës, à mesure
qu'il avance vers l'un où l'autre côté,

en le faisant agir de haut en bas.

Le Canif à tranchant convéxe, & le Crochet en Z, sont pour la machoire supérieure, de même usage que pour l'inférieure.

Quoique les situations dont j'ai parlé, paroissent les plus avantageuses pour bien exécuter tout ce qui vient d'être enseigné, il ne faut pourtant pas s'y assujettir absolument, lorsqu'il s'en trouve de plus commodes, & de plus propres aux circonstances qui peuvent se rencontrer.

Souvent après avoir nettéïé les dents, & les avoir dépouillées du tartre qui les couvroit, on trouve que cette matiére s'est insinuée si avant entre les gencives & les dents, que les gencives en sont gonflées & très molles, & croissent quelquefois le long des interstices, jusques sur le corps, ou la couronne des dents: En ce cas il faut emporter tout ce qui est détaché des dents, & tout ce qui excéde la gencive qui leur est attachée, comme nous l'avons expliqué plus au long en traitant des maladies des gencives & de leurs excroissances aux dix-septiéme & dix-huitiéme Chapitre du Tome premier. Si l'on emporte ces excroissances aux enfans,

le

le fang qui s'en évacuëra, fuffira pour
leur guérifon : Pour ce qui eft des adultes, il eft quelquefois néceffaire d'ufer
de lotions capables de fortifier leurs
gencives, comme nous l'avons enfeigné
aux mêmes endroits.

CHAPITRE IV.

Maniére d'opérer pour limer les
Dents, avec les précautions &
le choix des limes dont il faut
fe fervir.

L'ON convient unanimement que
les moyennes, ou les petites dents
ornent plus la bouche que les grandes.
Peu de gens en connoiffent les avantages ; mais l'expérience journaliére
nous fait voir qu'elles ont plus de durée ; les dents longues s'ébranlant plus
facilement que les courtes, à caufe du
peu de proportion qu'elles ont avec
leur bafe, & étant par conféquent
moins capables de réfifter aux efforts
qu'elles doivent faire. Les moyennes,
ou les petites au contraire étant égales & bien arrangées, ne font pas fi
fujettes à cet inconvénient.

C'eſt pourquoi lorſque les dents ſont
trop grandes, on a recours à la lime
pour diminuer leur longueur. On s'en
ſert encore pour ſéparer celles qui ſont
trop ſerrées, ou qui ont quelque diſpoſition à la carie. Si cette diſpoſition
ne s'y trouve point, on doit s'abſtenir
de cette opération, ſurtout lorſqu'il eſt
facile d'introduire le curedent dans
leurs intervales, pour en détacher les
portions des alimens qui s'y arrêtent

Avant que d'expliquer la maniére
d'opérer, nous ferons quelques remarques importantes ſur le tems de l'exécution, & ſur la nature des dents qu'on
veut limer: On ne peut négliger de
faire ces remarques, ſans s'expoſer à
de grandes mépriſes.

J'ai déja fait obſerver que les dents
des jeunes perſonnes ſont toutes creu-
ſes, enſorte que la courbure des fibres
oſſeuſes forme la voute de leur cavité.
J'ai dit auſſi que l'émail revêt univer-
ſellement le corps de la dent, excepté le colet; que cet émail eſt dans certains ſujets, ſurtout aux enfans, beaucoup plus mince; & qu'ainſi il y a des
cas, où il eſt impoſſible de leur limer
beaucoup les dents, ſans altérer le tiſſu
de leurs fibres, & les vaiſſeaux qui les

accompagnent. On voit par-là qu'il
faut limer les dents des jeunes sujets
avec une extrême circonspection, furtout si elles ne peuvent plus se renouveller, & que dans ces cas il est nécessaire d'examiner avec soin si les
dents ont acquis la consistance ordinaire, sans quoi l'on y est facilement
trompé.

Quand on prend cette précaution,
on peut limer les dents des enfans,
fussent-ils encore à la mamelle. J'en ai
vû qui avoient des dents si grandes quelques jours après leur naissance, que j'ai
été obligé d'en limer les pointes, parce
qu'elles blessoient le mamelon de leur
nourrice.

Il se rencontre des jeunes gens qui
ont quelquefois les dents plus en état
d'être limées à l'âge de dix ou de douze
ans, que d'autres à quinze, ou à dix-
huit. Ainsi il ne faut faire cette opération qu'avec discernement & prudence, parce qu'étant faite mal-à-propos, elle auroit des suites fâcheu-
ses, & deviendroit la ruine infaillible
de la partie pour le soulagement de
laquelle on l'auroit vainement entre-
prise.

Ces mauvais effets ne sont que trop

C lj

confirmez par des exemples fâcheux ;
comme on le peut voir dans la premie-
re Obſervation chap. 24. du Tome
premier.

Il y a moins de danger à limer les
dents des perſonnes avancées en âge ,
qu'à limer celles des enfans ; parce que
l'étenduë de la cavité des dents s'oſſi-
fie en croiſſant ; que leur émail s'épaiſ-
ſit , & qu'il ſe fortifie ; c'eſt pourquoi
les dents des perſonnes d'un âge médiocre , ou avancé , ne ſont pas ſi ſenſibles que celles des jeunes gens , qui
bien qu'auſſi dures par leur émail ,
ſont cependant moins appuyées , plus
délicates , & par conſéquent plus difficiles à limer.

Ce cas n'eſt pourtant pas ſi général ,
qu'il n'arrive quelquefois aux perſonnes
âgées d'avoir les dents ſi ſenſibles, qu'elles ont de la peine à ſouffrir la lime ;
tandis que d'autres , quoique jeunes ,
n'ont point la même ſenſibilité, & ſouf-
frent ſans peine ſur leurs dents cette
opération. La ſenſibilité eſt plus ou
moins grande à proportion que les
nerfs des dents ſont plus ou moins voi-
ſins , ou éloignez de la partie que l'on
lime.

Il eſt très-néceſſaire de limer les dents

qui fe carient par leurs parties latérales,
& de les féparer les unes des autres,
pour arrêter le progrès de la carie. Lorfque les dents font confidérablement gâtées au-devant de la bouche, on fait
les féparations plus grandes dans le dedans, que dans le dehors, afin d'éviter la difformité d'un trop grand intervale.

Il faut faire remarquer ici qu'on doit
être très-réfervé à féparer les incifives
inférieures ; parce que cette opération
les expofe à devenir chancelantes, que
le tartre qui s'y engendre, eft ordinairement plus confidérable qu'ailleurs ;
qu'il occafionne leur perte en détrui-
fant les gencives, & que ce mauvais
effet feroit plus à craindre, fi ces dents
étoient féparées les unes des autres.
Néanmoins lorfqu'elles fe carient, on
ne peut fe difpenfer de les féparer ;
mais elles font moins fujettes à cet accident que toutes les autres. En un
mot on ne doit jamais féparer aucunes
de ces dents, fi la carie n'y oblige pas ;
parce que leur proximité & l'appui
mutuel qu'elles ont entr'elles, fervent
beaucoup à les foutenir, les fortifier,
& par conféquent à les rendre plus
durables.

La plûpart des Dentiftes en féparant les dents , ne croyent pas qu'il foit poffible d'ôter la carie avec d'autres inftrumens qu'avec la lime ; c'eft pourquoi ils s'en fervent en toutes fortes d'occafions , jufqu'à ce qu'ils ayent emporté toute la carie ; mais cela ne fe peut faire, fans altérer le tiffu de la dent , fans endommager beaucoup la partie faine , & fans la rendre foible en la rendant trop mince.

Il y a d'autres Dentiftes , qui dans l'intention de bien ménager les dents, n'y font fouvent qu'une petite féparation , y laiffant la plus grande partie de la carie, laquelle s'augmente infenfiblement dans la fuite à un tel point , que fi l'on n'y remédie , la dent périt & la féparation devient inutile. C'eft pourquoi il eft également dangéreux de faire des féparations trop petites en laiffant ce qui eft gâté , ou de les faire trop grandes en altérant les dents.

Pour éviter ces deux extrêmitez , il faut faire des féparations proportionnées à l'étenduë & à la profondeur de la carie , & au volume de la dent : Il faut auffi ôter la partie cariée de la dent avec de petites rugines un peu courbes & bien tranchantes , de même que cel-

les qui feront indiquées dans la fuite :
Par ce moyen on ne laiffera rien d'al-
téré aux dents, & on ne s'expofera
point à en affoiblir les parties faines.

Après quelques recherches, on eft
parvenu à conftruire une lime recourbée (*a*) propre à féparer avec facilité
les dents du fond de la bouche : Elle
eft d'un bon ufage, quand elle a toute
fa perfection. Il faut 1°. que le coude
qui lui fert en partie de tige, foit fuffifamment fortifié par fon épaiffeur, qui
doit aller toujours en diminuant depuis
le manche jufqu'à la lime. 2°. Que fes
angles foient un peu arrondis. 3°. Que
fa queuë, ou fa foie foit forte, qu'elle
pénétre affez avant dans le manche,
& qu'elle y foit bien affermie.

Quand on fait la féparation des dents
à l'occafion d'une carie, il faut autant
qu'il eft poffible, ne limer que la dent
qui eft cariée. Ceux qui n'auront pas
la main affez fûre, ou affez d'adreffe
pour fe fervir dans ce cas des limes taillées des deux côtez, fe ferviront de
celles qui ne font taillées que d'un
côté.

Les dents étant fujettes à fe rapprocher après avoir été féparées, il faut

(*a*) Voyez la Figure 2. de la Planche 11.

C iiij

quelquefois les limer de nouveau : On doit les féparer de maniére , qu'il refte au niveau des gencives une portion des dents qui ne foit point limée , afin que ces dents fe fervent mutuellement d'appui , & que leur féparation fe maintienne toujours égale. A l'égard des dents qui ne font pas ferrées auprès de la gencive, on fera leur féparation un peu plus grande.

Lorfque les dents molaires font gâtées jufques dans le centre de leur épaiffeur, que la carie pénétre jufqu'auprès de leur cavité , & qu'elles font extrêmement fenfibles, on doit fe difpenfer d'ôter tout ce qu'il y a de carié , de peur de découvrir les nerfs & de rendre le reméde pire que le mal.

Il n'en eft pas de même des dents canines & incifives : Quoiqu'elles foient cariées jufques dans leur cavité, on peut les limer jufques-là & même en ôter toute la carie , quand même elle iroit jufqu'à découvrir leurs vaiffeaux ; parce que ces dents n'ayant qu'une cavité, ou canal, la liqueur qui s'y épanche, prend bientôt fon iffuë après cette opération, & ne caufe ordinairement plus de douleur.

Si les dents font tournées de côté ,

un peu couchées & croisées les unes
sur les autres, il faut les limer sur les
côtez pour les redresser autant qu'il est
possible, & les rendre ainsi moins difformes, ce qui n'est pas un petit avantage.

Lorsque les dents ont des éminences
hérissées ; si elles sont sillonnées & par-
semées de petits trous & de petites taches sur leur émail, comme il arrive
assez souvent à ceux qui n'ont point joüi
d'une bonne santé dans leur bas âge, on
peut détruire tous ces défauts, en po-
lissant les dents avec la lime.

Il y a des taches sur l'émail des dents
qui sont de différentes couleurs : Certaines taches sont livides, ou noires, &
elles viennent souvent de la carie : Les
autres sont jaunes, ou blanches, mais
d'un blanc bien différent de celui qui
est naturel à l'émail de la dent : Ces
derniéres taches pénétrent quelquefois
l'émail de la dent jusqu'à sa cavité, &
rendent la substance qu'elles colorent,
d'une consistance tendre & molle. En
ce cas on ne doit pas s'opiniâtrer à détruire ces taches ; parce qu'on seroit
obligé de creuser jusqu'à la cavité de
la dent, pour les enlever.

Quelques Dentistes ôtent la lon-

gueur des dents, ou avec les pincettes
incifives, qui ont leur tranchant à une
de leurs parties latérales, ou avec celles qui l'ont à leur extrêmité; mais
comme fouvent ils ne prennent aucune précaution dans cette opération,
ils peuvent alors éclater l'émail de la
dent; c'eft pourquoi il eft à propos d'a-
vertir ici qu'il faut faire auparavant
une trace, ou petit enfoncement autour de la dent avec une lime convenable, afin que l'action des pincettes
ne la faffe pas éclater : Cette petite
opération eft prefqu'infenfible. On ne
fe fert ordinairement de ees deux fortes de pincettes que pour les dents qui
ont peine à fouffrir la lime, ou qui font
d'une grandeur trop confidérable.

On doit obferver qu'après avoir coupé & emporté les parties des dents
qui font trop longües, il faut polir ces
mêmes dents, & les rendre égales aux
autres avec la lime.

Les dents dont on peut diminuer la
longueur, font les incifives, les canines
& les petites molaires. On le peut faire en les limant par le bout, ou par
la couronne, & en les limant horizontalement : Si elles n'excédent pas de
beaucoup les autres, il fuffit de les li-

mer de la première façon & de se servir d'une lime plate pour les rendre
égales & unies.

On ne peut diminuer que très-peu
la longueur des grosses molaires ; parce
qu'elles ont sous les éminences de leurs
couronnes, de petits sinus qui ont communication avec la grande cavité de
chaque dent ; de sorte que si l'on découvre ces sinus, la dent se trouve en
danger de se carier, ou de causer de
la douleur. On peut au contraire diminuer davantage la longueur des petites molaires ; leurs éminences étant
ordinairement plus élevées, & leurs
petits sinus étant moins étendus.

Quand les couronnes des canines &
des incisives se portent au dedans, ou
au dehors de la bouche, elles sont ordinairement plus longues que les autres ; parce que n'y ayant point d'autres
dents à leur rencontre, elles ont une
entière liberté de croître. Quand on
veut les rendre égales il faut se servir,
autant qu'il est possible, d'une lime
plate, & les diminuer du côté de la
bouche en pente & en forme de bizeau : C'est ainsi qu'on diminuë leur
longueur & leur épaisseur, & qu'on
leur forme un tranchant émoussé en

dehors : Celles qui se portent en dehors
doivent être limées par le dehors, afin
que leur tranchant se porte en dedans.

On doit diminuer les canines & les
incisives qui n'ont point de dent à leur
rencontre pour les rendre égales autant
qu'on le peut ; parce qu'elles sont sujettes à surpasser leurs voisines en longueur. Une dent plus longue qu'elle ne
doit être, est beaucoup plus disposée à
devenir chancelante, que celles qui sont
d'une grandeur proportionnée. D'ailleurs si cette dent plus longue frotte
contre celle qui lui est opposée, elle
peut lui causer le même ébranlement.
M. Dionis (a) juge qu'il est inutile de
limer ces sortes de dents ; parce qu'elles
repoussent jusqu'à ce qu'elles excédent
les autres, & qu'ainsi ce seroit un opération qu'on seroit obligé de réïtérer
souvent : Mais c'est tout au plus deux
ou trois fois dans le cours de la vie
qu'on se trouve obligé de renouveller
cette légére opération. Arrivant si rarement, il vaut mieux s'y assujettir,
que de s'exposer aux nouvelles bréches qui se font indubitablement après

(a) Traité des opérations chirurgiques,
p. 511.

l'ébranlement & la chûte de ces dents.

Lorfqu'on diminuë la longueur des dents, il faut les limer de maniére qu'elles s'ajuftent à celles qui leur font oppofées, & que toutes les dents de chaque rangée portent également les unes fur les autres. S'il s'en trouvoit une qui fût plus longue que fa voifine, elle heurteroit celle qui eft à fa rencontre, ces deux dents pourroient devenir chancelantes par la fuite, & les autres ne feroient la maftication qu'imparfaitement.

Enfin on lime encore celles qui peuvent incommoder & bleffer la langue, les lévres, ou les jouës. On eft indifpenfablement obligé de faire cette opération, lorfque la partie de quelque dent fe trouve caffée. La vûë qu'on a en la faifant, c'eft d'émouffer & d'adoucir les portions inégales, pointuës & tranchantes du refte de la dent fracturée, ou cariée : On lime même les molaires dans un cas femblable.

J'ai vû des ulcéres aux jouës, aux lévres & à la langue occafionnez par ces fortes d'inégalitez. Ces parties étant excoriées par les inégalitez qui s'oppofoient toujours à la confolidation des ulcéres, il falut emporter les pointes

de la dent avec la lime, pour guérir
ces maladies.

Une Dame qui avoit la moitié de la
langue détruite par un ulcére de cette
même efpéce, caufé par une dent cariée & fracturée, vint chez moi : J'em-
portai avec la lime les inégalitez de
fa dent ; mais je ne fçai fi cette Dame
a été guérie ; parce qu'elle avoit attendu trop longtems, & que d'ailleurs
elle étoit âgée de foixante & douze
ans.

Ces obfervations font voir combien
il eft important d'examiner les vérita-
bles caufes des ulcéres qui fe forment
aux joües, aux lévres & à la langue,
en conféquence de la difformité de la
couronne des molaires, ou de celle de
quelqu'autre dent, ou de quelque chicot d'une dent caffée. Si l'on ne découvre exactement la véritable caufe de ces
ulcéres, on s'expofe à les mal caracté-
rifer en les confondant avec les ulcéres
fcorbutiques, ou véroliques ; ce qui
peut devenir funefte au malade, &
décréditer la profeffion. Voyez les trois
obfervations à ce fujet chap. 36. &
37. du premier Volume.

Les limes dont on fe doit fervir pour
limer les dents, font de huit efpéces,

(*a*) De ces limes il y en a de taillées, ou hachées au couteau, d'autres au cizeau. Les moins épaisses, ou les plus minces seront taillées au couteau, à cause de leur délicatesse, & qu'elles doivent mordre doucement. Les plus épaisses, ou les plus fortes seront taillées au cizeau, parce que leur taille doit être plus grosse, plus enfoncée, & qu'elles doivent mordre davantage. Les Arquebuziers & particuliérement les Horlogers, se servent de limes hachées qu'ils fabriquent ordinairement eux mêmes; les Quinqualiers vendent celles qui sont taillées au cizeau : Mais comme il est difficile d'en trouver chez eux qui soient bonnes & propres pour les dents, on en fait faire exprès par les Ouvriers tailleurs de limes: On recommande à ces Ouvriers de les faire d'un bon acier, qu'elles soient bien dressées à la lime, que leur taille soit égale, qu'elle ne soit pas trop douce, ni trop rude; & afin que ces limes soient d'un bon usage, il faut qu'elles soient bien trempées.

La première lime est hachée au couteau en tous sens, elle est mince & plate; sa longueur, sans être emmanchée,

(*a*) Voyez les Planches 10. & 11.

est d'environ quatre pouces, & sa largeur de trois à quatre lignes ; son épaisseur est d'environ un tiers de ligne. Celle-ci ne sert qu'à séparer les dents.

La seconde lime taillée au cizeau, est plate, un peu plus grande & plus épaisse que la première. Elle sert à rendre les dents égales en longueur.

La troisiéme lime est appellée lime en couteau : Cette lime ne sert guéres que dans les occasions où il faut tracer un chemin à une autre lime, comme dans les séparations, &c.

La quatriéme lime est plate & un peu pointuë : Elle sert pour élargir les endroits séparez qui se trouvent cariez.

La cinquiéme lime, nommée feuille de sauge, est mise en usage lorsqu'on veut faire des échancrures un peu aróndies sur les endroits cariez.

La sixiéme lime, nommée la lime recourbée, sert à séparer les dents les plus éloignées, situées sur l'un & l'autre côté de chaque machoire.

La septiéme lime est nommée demi-ronde. Son usage est d'augmenter les échancrures faites avec la feuille de sauge.

La huitiéme lime est ronde & pointuë :

tuë : On la nomme queuë de rat. Celle-
ci fert pour échancrer & augmenter la
féparation proche de la gencive.

Toutes ces limes font ordinairement
taillées en tous fens & au cizeau, quoique les petites limes puiffent l'être au
couteau : Leur longueur & largeur font
à peu près femblables à celles qui font
repréfentées fur la Planche.

De ces limes, il faut en avoir de
grandes, de petites, de larges, de groffes, de fines & même plufieurs de chaque efpéce, pour s'en fervir felon le befoin. Pour éviter que ces limes ne foient
trop froides contre les dents, & que la
limaille ne s'y attache ; on doit de
tems en tems les tremper dans l'eau
chaude, lorfqu'on s'en fert, & les nettéïer avec une petite broffe.

Les occafions où l'on fe fert de ces
limes n'étant pas toujours les mêmes,
il n'eft pas poffible de décrire toutes les
circonftances qu'il faut obferver dans
leur ufage.

Pour fe fervir méthodiquement de
ces limes, il faut les appuyer médiocre-
ment, lorfque les dents qu'on lime font
de la douleur, & les conduire le plus
droit qu'il eft poffible de dehors en dedans, & de dedans en dehors.

Tome II. D

Pour féparer les incifives de la machoire inférieure, le Dentiste doit fe
placer devant le fujet, lequel fera affis fur un fiége ftable, fa tête appuyée
fur le doffier du fiége. Le Dentiste tient
la lime de la main droite, & porte l'indicateur de la main gauche entre la lévre & la dent qu'il va limer : Il foutient ainfi la dent, & abaiffe la lévre.
Il porte enfuite le doigt du milieu de
la même main fur la commiffure des
lévres du côté droit, & en écarte la
jouë, pour voir ce qu'il doit faire en
opérant.

Lorfqu'on veut féparer les canines,
ou les petites & groffes molaires du
côté droit de la même machoire, le
Dentiste doit être placé de ce même
côté, & paffer fon bras gauche par-
deffus la tête du fujet, pour affermir
avec le pouce & l'indicateur de cette
même main les dents voifines, & avec
le refte des doigts le menton. Enfuite on garnit la commiffure des lévres
d'un linge fin en plufieurs doubles,
pour empêcher que la lime ne morde
fur la commiffure de la lévre. Il tient
la lime avec la main droite, & la porte fur la partie de la dent qu'il veut
limer.

Pour féparer les pareilles dents du côté gauche, il doit fe placer de ce même côté, baiſſant la lévre, & affermiſſant les inciſives avec l'indicateur & le doigt du milieu de ſa main gauche : Le reſte des doigts de cette main affermit le menton ; de maniére qu'après avoir garni la commiſſure des lévres, il tient la lime avec la main droite, & la porte à la partie ſur laquelle il doit opérer.

Pour féparer les inciſives de la machoire ſupérieure, le Dentiſte doit être placé au côté gauche de la perſonne, paſſant ſon bras droit par-deſſus la tête du ſujet, tenant toujours la lime de la même main, tandis qu'il porte le pouce & l'indicateur de ſa main gauche ſur l'extrêmité des deux dents qu'il veut féparer. Par ce moyen il appuye les dents & la tête, & paſſant la lime entre le pouce & l'indicateur, il la conduit, comme il a été dit. Il peut encore, ſans ſortir de cette ſituation, féparer les canines, les petites & les groſſes molaires du côté gauche ; mais il faut pour celles-ci, que le doigt du milieu de ſa main gauche appuie ſur la dent qui eſt devant celle qu'il va limer, tandis qu'il portera l'indicateur de la mê-

me main fur la commiffure des lévres
pour écarter la joüe. Lorfqu'il avance
du côté des molaires, il doit avoir
garni la commiffure des lévres d'un
linge fin, avant que d'y pofer l'indicateur.

Pour féparer les canines, les petites
& groffes molaires du côté droit, il doit
être placé de ce même côté & paffer le
bras gauche par-deffus la tête du fujet,
pour pofer l'indicateur de cette main
entre la lévre inférieure & la gencive,
& mettre fon pouce fur la couronne des
incifives du côté droit de la machoire
fupérieure, & le refte des doigts fous
le menton, pour l'affermir. Enfuite il
garnit la commiffure des lévres, & porte la lime avec fa main droite, fur l'endroit qu'il veut féparer, en éloignant
la commiffure des lévres avec la lime
& avec l'extrêmité de fon doigt indicateur.

Pour diminuer la longueur des incifives, canines & petites molaires de
la machoire inférieure, le Dentifte fe
fert d'une lime plate & taillée au cizeau, comme on a dit, & il fe place
au côté droit, ou vis-à-vis le fujet : Il
tient la lime de fa main droite, & porte l'indicateur de fa main gauche entre

la lévre & la gencive, pour appuyer
la dent qu'il veut limer, & tient son
pouce de la même main sous le menton,
pour l'affermir : La lime pouffée & re-
tirée par de petits mouvemens réïtérez, passe par-dessus l'indicateur, &
appuie sur la dent qu'il veut diminuer.
C'est de cette façon qu'il doit limer
la dent qu'il veut accourcir.

Si l'on veut diminuer les grosses molaires du côté droit, le Dentiste doit
être placé du même côté, tenir la lime
de sa main droite, mettre sur la commissure des lévres de ce côté-là un linge fin, & écarter cette commissure ; de
façon que la lime soit conduite en paf-
sant auprès de ce linge sur les éminences qu'il veut ôter. Il en peut faire autant, quand il opére du côté gauche ;
pourvû qu'il soit placé du même côté,
& qu'il change la situation du bras gauche & les fonctions des doigts de la
main gauche.

Pour ôter la longueur des incisives &
des canines de la machoire supérieure,
il faut que le Dentiste soit placé du côté
droit, qu'il tienne la lime de sa main
droite, qu'il porte son bras gauche par-
dessus la tête du sujet pour élever la lévre avec l'indicateur de la main gau-

che, & appuyer la dent avec le doigt du milieu. Sans fortir de cette attitude, on peut emporter les tubérofitez, ou éminences des petites & groffes molaires du côté droit & celles du côté gauche, pourvû que le bras gauche du Dentifte foit paffé par-deffus la tête du fujet, & que l'indicateur de la main gauche foit fur la dent qu'on veut limer, & le doigt du milieu fur la commiffure des lévres.

Il eft très-néceffaire de diminuer les dents chancelantes, lorfqu'elles font plus longues que les autres; parce que leur rencontre avec celles qui leur font oppofées, les ébranle davantage & leur caufe un plus grand dérangement: Mais il eft affez difficile de les diminuer dans cette occafion à caufe de leur peu de fermeté; c'eft pourquoi il eft néceffaire de les attacher à leurs voifines avec un fil ciré en plufieurs doubles, auquel on fait faire autant de tours croifez qu'il en faut pour affermir ces dents contre les autres.

Après que ces croifemens de fil font faits, on tourne plufieurs fois les deux bouts du fil autour de fon doigt & en les tirant du côté de la dent folide, on affermit celle qui eft chancelante: Cela

ne fuffiroit pas, fi l'on ne la foutenoit
encore avec l'extrêmité du doigt qui
tient les fils, avant que d'y faire agir la
lime.

Si l'intervale qui eft entre la dent folide & la chancelante, fe trouve large,
il faut avoir un petit coin(a) de bois, ou
de plomb en forme de couliffe, afin de
remplir cet efpace. Par ce moyen on
rendra les dents plus fermes, & l'on aura plus de facilité à les limer. Ces fortes de dents doivent être limées plus
courtes que les autres; parce qu'elles
s'alongent toujours affez, & fortent facilement de leurs alvéoles où elles ne
font pas fortement attachées.

Pour bien limer ces dents chancelantes, il faut les prendre de côté les
unes après les autres, les limer horizontalement d'une partie latérale à l'autre avec le côté le plus étroit de la lime. De cette maniére l'opération en eft
plutôt faite, & l'ébranlement en eft
moins confidérable.

Je n'omettrai pas de faire remarquer
que la plûpart de ceux qui liment les
dents, pour les rendre égales en longueur, les liment ordinairement de façon qu'ils les rendent droites & quar-

(a) Voyez la Figure 5. de la Planche II.

rées par le bout, comme fi l'on les avoit dreffées avec un rabot. Il faut être de mauvais goût pour les limer ainfi, puifqu'elles en paroiffent plus larges qu'auparavant. C'eft pourquoi après leur avoir donné la longueur & l'égalité qu'on fouhaite, on doit limer les angles de leurs extrêmitez & les arrondir un peu; ce qui les faifant paroître moins longues & moins larges, rend leur figure fi naturelle, qu'il eft difficile de s'appercevoir qu'elles ayent été limées. En cela comme en toute autre chofe, il faut imiter la nature autant qu'il eft poffible.

Les pincettes incifives qui conviennent à couper & à racourcir les dents qui ne peuvent l'être que difficilement avec la lime, à caufe de la douleur qui feroit plus longue, font de deux efpéces : Les unes ont le tranchant fur le côté, (a) & les autres l'ont à leur extrêmité : (b) On fe fert des premiéres pour agir dans de certains intervales où les autres ne pourroient pas être introduites, foit qu'on veuille racourcir les dents, ou émouffer les chicots. Les pincettes de la feconde efpéce font plus

(a) Voyez la Planche 12.
(b) Voyez la Planche 13.

commodes

commodes dans certaines occafions , par exemple , lorfqu'il s'agit d'emporter le corps d'une dent très-cariée ; ou d'en retrancher une portion , fans intéreffer les dents voifines , & fans endommager fa racine. Lorfqu'on employe ces inftrumens à propos ; on réduit les dents, ou les chicots au volume qui convient felon les cas & les circonftances qui doivent régler le Dentifte en pareille occafion.

On peut faire encore des pinçettes incifives de la feconde efpéce , qui feront figurées à peu près en forme de davier , & n'en différeront que par les extrêmitez tranchantes de leurs machoires , dont les tranchans fe rencontreront vis-à-vis l'un de l'autre , & s'approcheront fuffifamment. Celles-ci feront plus convenables en certains cas , furtout lorfqu'il s'agit de couper des portions de dents cariées & éclatées aux côtez de la bouche.

Quoique ces inftrumens , quand on les fçait bien diriger , foient très-propres à racourcir les dents trop longues , je ne puis me difpenfer de blâmer un Dentifte de cette Ville , qui continuë toujours à s'en fervir , fans prendre aucunes précautions. J'ai vû depuis

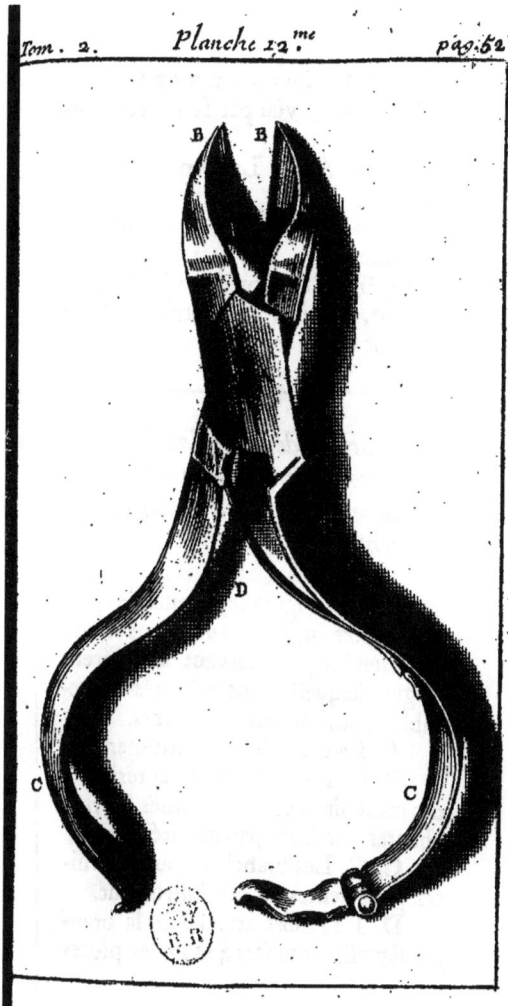

échancrures, vûë par sa surface convéxe.

A. A. A. A. Le corps de chaque
lime.

B. B. B. B. Le manche de chaque lime.

La Figure V. repréſente le coin en
couliſſe, qui ſert à aſſujettir les dents
pendant qu'on les lime.

---

*Explication de la Planche XII.
qui contient la figure d'un Inſtrument qui ſert à racourcir les
Dents.*

CETTE Figure repréſente des pincettes inciſives vûës dans toute
leur étenduë, qui ſervent à différens
uſages, leſquelles ſont auſſi très-conve-
nables pour racourcir les dents.

A. Le corps de cet inſtrument.

B. B. Les extrêmitez antérieures
des machoires, caves, pointuës & tranchantes par leurs parties latérales.

C. C. Les branches, ou extrêmitez poſtérieures de cet inſtrument.

D. Le reſſort attaché ſur la branche femelle, qui ſert à tenir les piéces

La Figure IV. repréfente la Lime
plate & un peu pointuë, vûë du côté
de fa furface plate. Celle-ci fert à élargir certains intervales des dents qui ne
font pas fuffifamment diftantes.

A. A. A. A. Le corps de la lime.

B. B. B. B. Le manche de chaque lime.

---

*Explication de la Planche XI. qui
contient la figure de cinq Inftrumens, lefquels fervent auffi à limer les Dents.*

LA *Figure I.* repréfente la Lime
ronde figurée en queuë de rat,
qui fert à échancrer les dents cariées.

La Figure II. repréfente la Lime
recourbée qui fert à limer les intervales des dernières dents aux deux côtez
de la bouche.

La Figure III. repréfente la Lime
nommée feuille de fauge, qui fert à
échancrer les dents, vûë par une feule furface convéxe, quoiqu'elle en ait
deux égales.

La Figure IV. repréfente la Lime
demi-ronde, qui fert à agrandir les

E ij

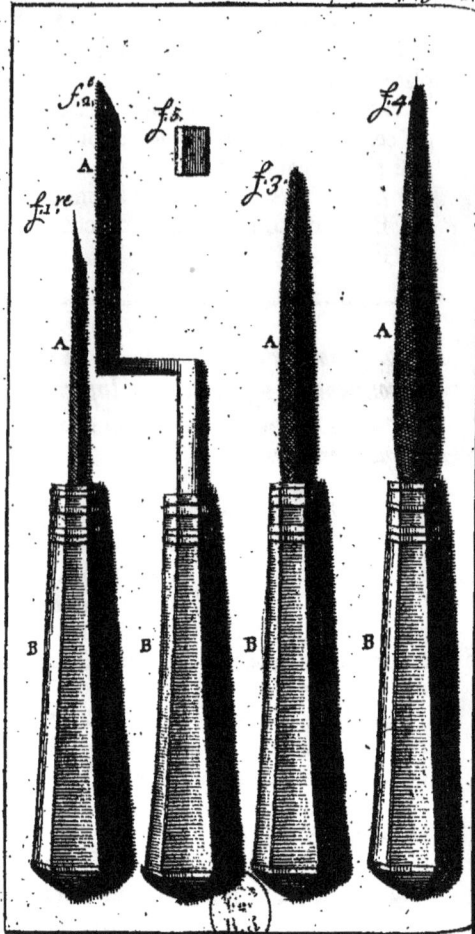

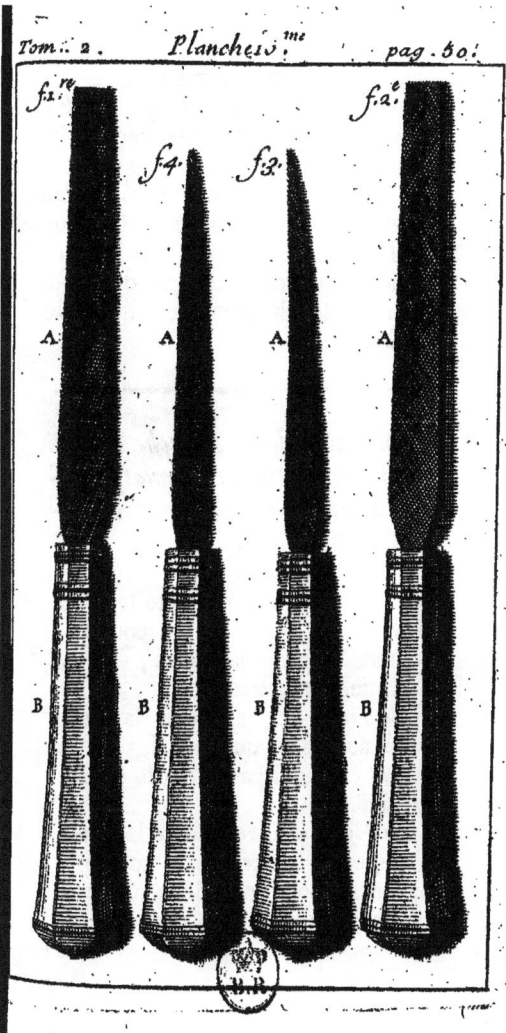

f.1.re   f.2.e
f.4.   f.3.

A   A   A   A

B   B   B   B

peu plusieurs personnes, qui par son
imprudence avoient eû les dents éclatées, & même découvertes jusques
dans leurs cavitez intérieures, parce
qu'il en avoit trop coupé. Il faut que
ce Dentiste n'en connoisse pas la structure, & qu'il ne se soit pas donné la
peine de lire la premiére édition de
ce Livre.

*Explication de la Planche X. qui
contient la figure de quatre Instrumens, lesquels servent à limer les Dents.*

LA *Figure I.* représente la Lime
hachée, ou taillée au couteau,
qui sert à séparer les dents, vûë par
sa partie la plus étenduë.

La Figure II. représente la Lime
taillée au cizeau, qui sert à égaliser les
dents, vûë aussi par sa partie la plus
étenduë.

La Figure III. représente la Lime
en couteau, son tranchant tourne à
gauche, & son dos à droit : Celle-ci
sert à tracer une voie à une autre lime.

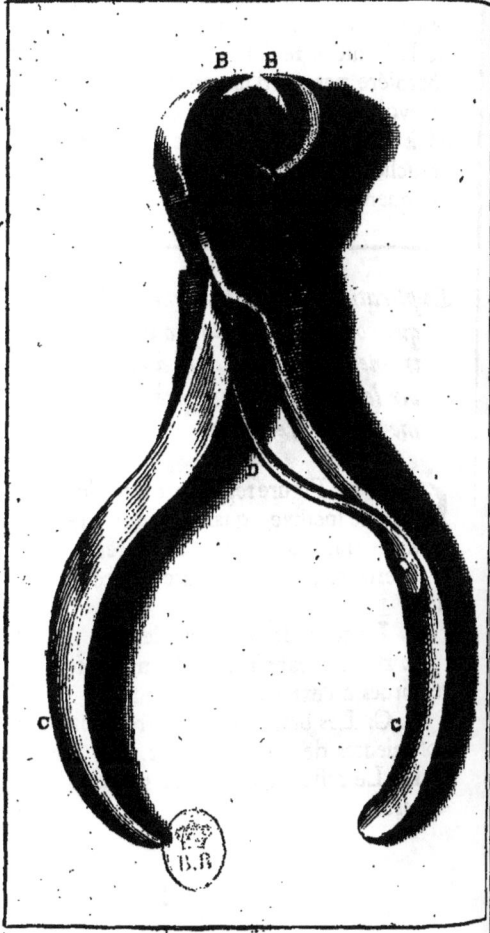

B   B

C   C

B.B

ouvertes : A l'extrêmité poſtérîeûre
de la branche femelle, eſt une piece à
charniére percée d'un trou propre à
recevoir un petit bouton en crochet qui
eſt à l'extrêmité poſtérieure de l'autre
branche, pour tenir cet inſtrument fermé quand on le veut.

Explication de la Planche XIII.
qui contient la figure d'un Inſ-
trument, qui ſert auſſi à racour-
cir les Dents, à peu près de mê-
me que le précédent.

CETTE Figure repréſente une pincette inciſive, quaſi en figure de
tenailles tranchantes par ſon extrêmité antérieure, vûë dans toute ſon étenduë.

A. Le corps de cet inſtrument.

B. B. Les tranchans de ſes machoires ſitués à l'extrêmité antérieure.

C. C. Les branches, ou extrêmitez
poſtérieures de cet inſtrument.

D. Le reſſort qui tient la pincette
ouverte.

CHAPITRE V.

*Description des Instrumens con-
venables pour opérer en ruginant les Dents, lorsqu'elles sont
cariées.*

LES inftrumens qui fervent à ôter
les matiéres renfermées dans les
cavitez cariées des dents, & à ruginer
la carie de ces mêmes cavitez, font de
quatre efpéces. Je les diftingue par leur
extrêmité tranchante, ou pointuë. Je
range fous la première efpéce tous ceux
qui ont à cette même extrêmité quatre faces qui fe terminent en pointe aiguë, & je les nomme forets à ébifeler :
Je range ceux dont la pointe eft formée
par trois faces fous la feconde efpéce,
& je les nomme rugines pointuës en
bec de perroquet ; la troifiéme efpéce
eft la rugine mouffe en bec de perroquet : Je range dans la quatriéme ceux
dont la pointe tranchante eft formée
par deux faces, & je les nomme rugines en alêne.

Ceux de la première efpéce, font
nommez par les Horlogers forets à ébi-

feler, ou à perforer : La tige de ceux
que j'employe doit être ronde & longue d'environ deux pouces & demi depuis le manche jusqu'au commencement de la pointe : Cette pointe doit
avoir environ deux lignes d'étenduë.

Ceux de la seconde espéce sont des
rugines recourbées, dont l'extrêmité
pointuë est formée par deux petits bi-
seaux, & fortifiée par une vive arrête,
qui forme l'angle supérieur de la partie recourbée de la rugine. Cet instrument ressemble assez au bec de perroquet qui sert à nettéïer les dents : Sa
tige est à peu près de l'étenduë & de la
figure des précédens.

Ceux de la troisiéme espéce sont
semblables à la seconde, excepté qu'ils
ont la pointe plus mousse.

Ceux de la quatriéme espéce sont
de petites alênes dont on casse la pointe : On les fait ensuite recuire pour les
faire détremper. Du côté concave on
fait une surface ronde : Du côté convéxe on fait une surface plate, qui en
se terminant en forme de biseau, forme ensuite la pointe tranchante : On
leur donne une trempe modérée, &
on achéve de les perfectionner sur la
meule. La longueur de cet instrument,

non compris fa foie & fon manche,
fera pour le plus court d'environ huit
lignes, & pour le plus long d'environ
un pouce & demi.

La figure de ces quatre inftrumens,
que l'on verra dans la Planche quator-
ziéme, fuppléera à une defcription plus
étenduë.

Il y a feulement des cas qui demandent que les extrêmitez pointuës de ces
inftrumens foient tantôt plus ou moins
grandes, plus ou moins aiguës, ou
mouffes, ou longues, ou arrondies; afin
de les rendre plus propres & plus convenables à s'introduire dans les cavitez
cariées, fuivant que les cavitez font
plus ou moins larges, ou étroites, ou
profondes, ou fuperficielles. Tous ces
inftrumens feront montez fur des manches, de même que ceux qui fervent à
nettéïer les dents.

Lorfque les ouvertures des trous cariez fe trouvent trop petites à leur entrée, pour en pouvoir facilement ôter
les matiéres cariées & les plomber, il
faut les augmenter avec le foret à ébifeler, qui fera proportionné à la grandeur du trou qu'on veut élargir.

Quand on veut fe fervir du foret à
ébifeler, ou de l'un, ou de l'autre des

inftrumens que j'ai défignez au commencement du préfent chapitre, pour
agrandir, ruginer & nettéïer les trous
cariez qui fe rencontrent aux furfaces
des dents, on fait affeoir le fujet fur
lequel il s'agit d'opérer, fur un fauteuil
convenable, & fa tête eft appuyée contre le doffier : On fe place à fon côté
droit, ou devant lui, lorfqu'il eft néceffaire.

Sans fortir de cette fituation, & fans
que le fujet forte de la fienne, on peut
également opérer fur chaque partie des
dents que nous allons indiquer, foit
que la carie fe trouve fituée aux furfaces, ou aux extrêmitez de leurs couronnes, foit qu'elle fe rencontre en leurs
furfaces latérales, ou à leurs furfaces
extérieures & intérieures, à l'exception
des furfaces intérieures des dents du côté droit, & des furfaces extérieures des
dents du côté gauche, pour lefquelles
furfaces le Dentifte doit paffer du côté
droit au côté gauche.

Si l'on veut fe fervir du foret à ébifeler, pour agrandir les ouvertures des
caries qui fe trouvent fur les furfaces,
ou extrêmitez fupérieures & fur les furfaces latérales des dents de la machoire
inférieure, le Dentifte étant fitué du

côté droit, paſſe ſon bras gauche par-deſſus la tête du ſujet. S'il opére aux ſurfaces indiquées des dents de cette machoire, il garnit la commiſſure des lévres d'un linge fin: Il écarte des dents la lévre inférieure, ou la jouë avec l'indicateur de ſa main gauche: Le pouce de la même main écarte auſſi la lévre ſupérieure. Il poſe enſuite l'inſtrument qu'il tient de la main droite ſur l'endroit carié: Il le tourne entre le pouce & l'indicateur de gauche à droite & de droite à gauche: De cette façon il agrandit & élargit le trou de la dent cariéé.

Pour agrandir les trous cariez des ſurfaces extérieures des dents du côté droit de la même machoire, il faut être placé de même, paſſer le bras gauche par-deſſus la tête du ſujet, poſer le pouce ſur les dents inciſives de la même machoire, & l'indicateur ſur la gencive, pour abaiſſer la lévre inférieure: Les autres doigts doivent être mis ſous le menton pour l'aſſujettir, tandis qu'on opére avec l'inſtrument qu'on tient de la main droite.

Pour agrandir les trous cariez des ſurfaces extérieures des dents du côté gauche de la même machoire, il faut que le Dentiste passe du côté droit au côté gauche, qu'il embrasse la lévre in-férieure avec l'indicateur & le pouce de la main gauche ; qu'il porte avec la main droite l'instrument dans l'endroit carié.

Etant dans cette situation, on peut élargir les trous cariez des surfaces in-térieures des dents du côté droit de la même machoire.

Lorsqu'on veut agrandir les trous des caries qui se rencontrent aux sur-faces, ou aux extrêmitez des dents de la machoire supérieure, le Dentiste se place au côté droit, ou devant le sujet ; il a un genou à terre ; il léve la lévre supérieure avec le doigt du milieu de la main gauche ; il abaisse la lévre inférieu-re avec l'indicateur de la même main ; il tient l'instrument de la main droite, & il observe de garnir les commissures des lévres quand il en est besoin.

Pour dilater, ou agrandir les trous des caries des surfaces extérieures des dents du côté droit, on se place du cô-té droit ; on tient l'instrument de la main droite ; on écarte la lévre supé-rieure avec le pouce de la main gauche, & la lévre inférieure avec le doigt in-dicateur de la même main.

Pour dilater les trous des caries des furfaces extérieures des dents du côté gauche, il faut être placé du côté gauche, relever la lévre fupérieure avec le doigt du milieu de la main gauche, abaiffer avec le doigt indicateur de la même main la commiffure des lévres garnie d'un linge fin, & porter l'inftrument avec la main droite. Dans cette fituation on en fait de même aux furfaces intérieures des dents du côté droit de la même machoire.

Les rugines en alêne fervent auffi à élargir les trous cariez, en les perforant autant qu'il eft néceffaire. Ces rugines fervent encore à enlever les matiéres qui rempliffent les cavitez cariées. Les rugines en bec de perroquet pointuës & en bec de perroquet mouffes, fervent également à ruginer & à ôter ces mêmes matiéres : on s'en fert indifféremment fuivant l'exigence des cas, & on fe place au côté droit, au côté gauche, ou en devant, fuivant qu'il eft néceffaire.

Quand on veut agrandir davantage avec les uns, ou les autres de ces inftrumens, les cavitez cariées des dents de la machoire inférieure, ou en ôter les matiéres cariées, on commence par

cellesqui se rencontrent à l'extrêmité,
ou aux parties latérales des molaires
du côté droit ; on se place du même
côté , on écarte la commissure des lévres avec le doigt du milieu , & l'indicateur de la main gauche , & l'on
porte l'instrument de la main droite
dans l'endroit carié.

Si la carie se trouve située de façon
à ne pouvoir pas être emportée aisément
dans l'attitude que je viens d'enseigner,
il faut passer le bras gauche par dessus
la tête du sujet , embrasser les dents
voisines avec le pouce & l'indicateur
de la main gauche , & porter le reste
des doigts sous le menton pour l'assujettir ; & dans cette attitude , on réus-
sira à ôter cette carie,

Lorsqu'on veut ôter les matiéres qui
remplissent les cavitez cariées aux surfaces extérieures des mêmes molaires ,
on porte l'indicateur de la main gauche sur la surface intérieure de la joüe ,
le pouce de la même main sur la surface extérieure ; afin d'écarter la joüe
des dents , tandis qu'on porte l'instrument avec la main droite dans l'endroit carié.

Si la carie ne permet pas qu'en gar-
dant cette situation , on puisse aisément

en emporter les matiéres, on porte le
bras par-deſſus la tête du ſujet, comme
on a déja dit.

Pour les caries qui ſe rencontrent
aux extrêmitez des courohnes, aux
parties latérales, & aux ſurfaces extérieures des dents canines & des inciſives, on porte le bras gauche par-deſſus
la tête du ſujet, on abaiſſe la lévre avec
le doigt du milieu de la main gauche ;
le pouce de la même main appuie la
dent cariée s'il eſt néceſſaire, & le reſte
des doigts porte ſous le menton pour
l'aſſujettir.

Si c'eſt pour ôter les matiéres cariées
aux ſurfaces ſupérieures, aux parties latérales, & aux ſurfaces intérieures des
molaires du côté gauche, il faut paſſer
le bras gauche par-deſſus la tête du ſujet, poſer l'indicateur de la main gauche ſur la gencive de la machoire inférieure, pour abaiſſer la lévre inférieure ;
le pouce de la même main ſur la gencive
ſupérieure pour élever la lévre ſupérieure, tandis qu'on porte l'inſtrument avec
la main droite dans l'endroit carié. On
a ſoin de garnir la commiſſure des lévres, quand il eſt néceſſaire.

Lorſque la carie ſe trouve ſur la ſurface extérieure des dents molaires du

côté gauche, il faut paffer au côté gauche, porter l'indicateur de la main gauche fur la commiffure des lévres pour
écarter la jouë en dehors, le refte des
doigts de la même main fous le menton pour l'affujettir, tandis qu'on porte l'inftrument avec la main droite
dans l'endroit carié. Il faut avoir garni la commiffure des lévres.

Etant dans la même fituation, on
peut ôter les matiéres cariées qui fe trouvent à la furface intérieure des dents
du côté droit de la même machoire.

Si l'on veut nettéïer les cavitez cariées des furfaces, ou des extrêmitez de
toutes les dents de la machoire fupérieure, & les parties latérales des groffes
molaires de cette même machoire, il
faut être placé au côté droit du fujet,
avoir un genou à terre, abaiffer la lévre inférieure avec l'indicateur de la
main gauche, relever la lévre fupérieure avec le doigt du milieu de la même
main, & porter l'inftrument avec la
main droite dans l'endroit carié.

Pour opérer aux furfaces extérieures
de toutes les dents de cette même machoire, aux furfaces latérales des petites molaires, aux furfaces latérales des
canines & des incifives, il faut être pla-

cé du côté droit, paffer le bras gauche par-deffus la tête du fujet, tenir l'inftrument de la main droite, lever la lévre fupérieure avec l'indicateur de la main gauche, & appuyer le doigt du milieu de la même main fur l'extrêmité de la dent fur laquelle on opére.

On peut même, fans fortir de cette fituation, continuer au côté gauche, s'il en eft befoin. On garnit les commiffures des lévres, & on les écarte des dents lorfqu'il eft néceffaire.

Dans cette fituation, on peut ôter les matiéres cariées à la furface intérieure des dents du côté droit de la même machoire.

Ayant bien nettéïé la cavité d'une dent cariée, comme nous venons de l'expliquer, il faut, avant que de la plomber, infinuer dans cette cavité avec un inftrument convenable, un petit tampon de coton, pour abforber les humiditez & balayer, pour ainfi dire, les matiéres détachées qu'on n'a pû enlever avec les autres inftrumens.

Il y a auffi des caries qui font fi fuperficielles, & dont l'ouverture eft fi large, qu'elles ne permettent pas au coton imbibé avec l'huile de canelle, ni au plomb, d'y tenir: En ce cas il faut

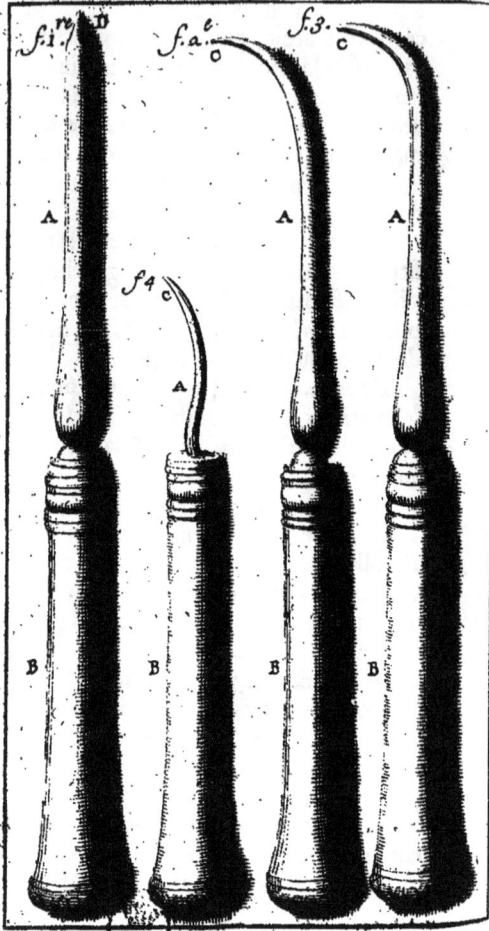

faut les ruginer, ou limer, & fi elles font trop fenfibles, les cautérifer.

Explication de la Planche XIV. qui contient la figure de quatre Inftrumens qui fervent à ruginer, la carie des Dents.

L*A Figure I.* repréfente le foret à ébifeler, vû dans toute fon éten-duë.

La Figure II. repréfente la rugine en bec de perroquet pointuë, vûë laté-ralement.

La Figure III. repréfente la rugine en bec de perroquet mouffe, vûë de même.

La Figure IV. repréfente la rugine en alêne, vûë latéralement.

A. A. A. A. La tige de chaque inftrument.

B. B. B. B. Le manche de cha-que inftrument.

C. C. C.   La pointe recourbée de ces inftrumens.

D·   La pointe en bizeau du foret à ébizeler.

CHAPITRE VI.

Description des Instrumens qui servent à plomber les dents, avec les précautions & circonstances requises pour y bien réussir.

IL n'est pas indifférent de sçavoir, qu'il est aussi important de plomber les cavitez cariées & profondes, que de plomber celles qui sont moins cariées. On donne par ce moyen plus de force à la dent, en remplissant sa cavité, & l'on empêche l'air d'y entrer, & les portions des alimens d'y séjourner.

Les instrumens qui servent à introduire, & à placer le plomb dans les cavitez cariées des dents, sont de trois espéces. (*a*)

Celui de la premiére espéce, a la tige ronde, de figure cilindrique & piramidale ; sa pointe est recourbée & tout-à-fait pointuë.

Celui de la deuxiéme espéce, a la tige de même que le précédent : Sa poin-

(*a*) Voyez la Planche 15.

te eft plus mouffe & recourbée. De ces
deux efpéces, il y en a dont la pointe
eft plus ou moins ronde, ou courbe,
fuivant que les inftrumens font plus où
moins grands.

Celui de la troifiéme efpéce, a fa
tige quarrée : Son extrêmité arrondie
eft recourbée en forme d'équerre, &
elle eft de différentes grandeurs.

Ceux de la premiére & feconde efpéce, font nommez fouloirs introducteurs, & ceux de la troifiéme efpéce,
fouloirs en équerre : Ces inftrumens
font emmanchez de même que ceux
qui fervent à limer les dents. Il faut
obferver feulement, que la foie de ceux-
ci doit être forte, garnie d'une mitte, (a) & fuffifamment longue pour
fe mieux engager dans le manche :
Il faut auffi qu'elle y foit bien maftiquée. Ces circonftances font très-im-
portantes ; parce que de tous les inftrumens qui fervent à la bouche, aucuns
ne fatiguent autant du côté du manche
que ceux qu'on employe à plomber les
dents. Ils doivent foûtenir les efforts que
l'on eft obligé de faire en différens fens,
pour engager & fouler le plomb ; c'eft

(a) Efpéce de bouton formé entre la tige
& la foie pour arrêter la foie dans le manche.

F ij

pourquoi ils ont d'autant plus besoin
d'être bien affermis dans leurs manches, & d'être bien garnis de virolles.
Ces instrumens, quoique très-utiles,
n'ont rien d'ailleurs de particulier qui
mérite une plus ample description.

Les fouloirs introducteurs, servent
quand la cavité est petite, à introduire,
larder & fouler le plomb ; & lorsque la
carie est grande, ils ne servent seulement qu'à le larder. C'est pourquoi on
en doit avoir de mousses & de poin-
tus, pour s'accommoder à ces différens usages.

Le fouloir en équerre ne sert qu'à fouler le plomb, à moins que la cavité cariée
ne soit si grande, qu'il puisse aisément
introduire & fouler. Son corps a quatre faces, dont la supérieure sert d'appui aux dents opposées à celles sur lesquelles on opére. Lorsque la carie se
trouve à l'extrêmité de la couronne de
la dent, les dents de la machoire opposée, peuvent servir, en appuyant sur la
surface de cet instrument, à enfoncer le
plomb que l'on a introduit.

Il y a des personnes qui aiment mieux
qu'on se serve d'or battu, pour remplir la cavité cariée des dents, que du
plomb, ou de l'étain battu : Je ne ferois

aucune difficulté de me servir d'or battu, si l'étain fin & le plomb n'avoient
pas dans cette occasion la même pro-
priété que l'or ; c'est pourquoi je laisse
le choix de l'une, ou de l'autre de ces
matiéres à ceux qui voudront les mettre
en usage, & en faire la dépense : L'é-
tain fin est à préférer au plomb ; parce
que le plomb noircit davantage, & ne
dure pas si longtems : Tous deux sont
préférables à l'or pour remplir les cavitez des dents cariées ; parce qu'ils sont
plus légers que l'or, & qu'ils se lient
& s'accommodent mieux aux inégalitez
qui se trouvent dans les cavitez cariées
des dents, qui sont ainsi moins expo-
sées à se gâter de plus en plus. D'ailleurs
l'or est cher, & tout le monde n'est pas
d'humeur, ou en état d'en faire la dépense : Néanmoins quelques uns entê-
tez de l'opinion que l'or a de grandes
vertus, ont trouvé des gens qui les ont
servis selon leur goût. A la vérité ils
se sont fait bien payer ce qui ne leur
avoit guéres coûté ; puisque l'or prétendu qu'ils employoient n'étoit autre
chose que des feuilles d'étain, ou de
plomb colorées en or, par une teinture
faite avec le safran, la terra merita, le
rocou, & la gomme gutte infusez dans

de l'eau-de-vie, ou dans de l'esprit de vin sur les cendres chaudes : La tromperie n'ayant pû demeurer longtems cachée, ils ont appliqué sur chaque côté des feuilles d'étain, ou de plomb battu, une feuille d'or, & les ont fait payer comme de l'or pur.

On ne peut employer le plomb, ou l'étain pour remplir les cavitez cariées des dents, à moins qu'il ne soit auparavant battu en feuille : Pour s'en servir dans le cas que nous allons prescrire, on doit en avoir de trois sortes. Le premier de l'épaisseur d'une feuille de papier, l'autre un peu moins épais, & enfin un troisiéme encore moins épais que ce dernier.

Quoique je me serve souvent du mot de plomb, pour remplir les dents creuses, ou cariées, l'étain fin battu est à préférer : Les Miroitiers s'en servent pour étamer, ou mettre leurs glaces au teint. On doit toujours choisir les plus minces feuilles de celui-ci.

Pour introduire ce plomb, on le coupe par petites lames, plus ou moins longues, plus ou moins larges, selon l'étenduë de la cavité de la dent cariée. On évite, autant que l'on peut, que ces lames soient de plusieurs piéces ;

parce qu'elles tiennent mieux & durent
davantage lorſqu'elles ſont continuës
& de la même teneur.

Si les dents cariées ſont ſenſibles, ſi
elles ſont foibles de corps, & qu'il ſoit
difficile d'y faire tenir le plomb, il faut
les plomber avec le plomb le plus mince, ou avec celui qui tient le milieu
des trois. On ſe ſert au contraire du
plus épais, quand il n'y a point de douleur, ou qu'il y en a peu, ou lorſque
les dents ſont fortes Celui-ci dure plus
que les autres quand il eſt bien introduit, & il n'eſt pas ſi ſujet à ſortir par
l'approche des alimens ſolides. Cela eſt
ſi vrai, qu'on a vû des dents, qui ont
été trente à quarante ans plombées ſans
s'être aucunement gâtées.

Lorſqu'on veut plomber l'extrêmité & les parties extérieures & intérieures des canines & des inciſives de la
machoire inférieure, on ſe place au
côté droit du ſujet, ou vis-à-vis : On
écarte les lévres des dents, ou leur
commiſſure avec l'indicateur de la main
gauche : On porte ce doigt juſques ſur
la dent qu'on veut plomber : On poſe
une des extrêmitez de la lame de plomb
entre le doigt & la cavité cariée : On
inſinuë ce plomb dans la cavité cariée

avec l'inftrument qui lui convient le
mieux : On tient cet inftrument de la
main droite, & à mefure que le plomb
s'introduit, on a le foin d'en laiffer de
rems en tems fur la circonférence extérieure de la cavité cariée : On appuie
fur le plomb dans cette cavité avec
l'inftrument, pour le preffer autant
qu'il eft poffible : Si la cavité cariée de
la dent eft trop fenfible, il ne faut appuyer le plomb que légérement, fe
contenter de l'introduire dans la cavité, feulement pour le faire tenir un
peu, le fouler un, ou deux jours après,
continuer ainfi jufqu'à ce qu'il foit fuffifamment foulé & arrangé, fuppofé
que la douleur n'ait point augmenté.
Par ce moyen on accoutume mieux à
la preffion du plomb les parties fenfibles de la dent, en éludant, ou modé-
rant par-là leur douleur.

Le plomb étant introduit, & la cavité cariée en étant remplie, on prend
l'inftrument le plus pointu, que l'on
tient de la main droite, pour larder,
& percer le plomb un peu avant par
plufieurs petits trous; afin qu'en le pref-
fant & foulant de nouveau avec l'extrémité du fouloir mouffe, ce plomb s'u-
niffe,

niſſe, ſe lie, s'attache & s'engage mieux
dans tous les petits recoins de cette cavité. Ceci ſe fait en rabatant dans le
milieu tout le plomb qui étoit monté
à la circonférence de la cavité de la
carie : Après quoi on unit & on polit
la ſurface extérieure du plomb avec le
ſouloir le plus convenable ; afin qu'il n'y
reſte aucunes inégalitez : On obſerve
que le plomb ne déborde pas le niveau
de la circonférence des trous cariez
qu'on a remplis.

Pour plomber les extrêmitez des couronnes des molaires de l'un & de l'autre côté de la machoire inférieure & les
parties extérieures du côté droit de cette même machoire, il faut être ſitué de
ce même côté, ou devant le ſujet. Il
faut obſerver les mêmes circonſtances
que je viens de dire, & de plus porter le bras gauche par-deſſus la tête du
ſujet ſur lequel on opére, s'il le faut.
Pour plomber les parties extérieures du
côté gauche, il faut aſſujettir le plomb
avec le doigt indicateur de la main
gauche, ou tenir ce plomb par l'extrêmité qui ſort en dehors de la bouche
avec le pouce & l'indicateur, en cas
que la dent qu'on veut plomber, ſoit
des plus enfoncées dans la bouche.

Tome I. G

Souvent les caries des derniéres molaires du côté gauche, se trouvent si
enfoncées dans la bouche, que lorsqu'on
opére, on est obligé de porter le bras
gauche par-dessus la tête du sujet, afin
d'écarter la commissure des lévres, &
de mieux tenir l'extrêmité de la lame
de plomb sur la cavité qu'on veut remplir : L'indicateur de la main gauche
fait ces deux fonctions ; il tient la lame
de plomb, & range la commissure des
lévres en même tems : Les autres doigts
de la même main portent sous le menton, pour l'assujettir.

Pour plomber l'extrêmité inférieure
des dents incisives & canines de la machoire supérieure, on est situé du côté
droit du sujet ; on passe le bras gauche
par-dessus sa tête, le doigt du milieu de
la main gauche portant sur les dents
qui sont à gauche de celle que l'on veut
plomber : L'indicateur de la main gauche reléve la lévre, pendant que la
main droite conduit l'instrument, pour
achever de plomber ces dents de même que les précédentes. Si la carie se
trouve sur les parties latérales, ou sur
la surface extérieure de ces dents, on
léve la lévre inférieure avec le pouce
de la main gauche, on assujettit la

dent avec l'indicateur de la même main, & on obſerve le même manuel que ci-deſſus.

Si la carie eſt ſur la ſurface inférieure des dents, on ſe place du côté droit ; on poſe un genou à terre ; on reléve la lévre ſupérieure avec l'indicateur de la main gauche : Le pouce de la même main poſe ſur les dents qui ſont à droit de celle qu'on veut plomber, & c'eſt dans cette ſituation, qu'on introduit le plomb. Comme cette ſituation n'eſt pas toujours convenable, pour achever de fouler & refouler le plomb, on ſe reléve, on paſſe le bras gauche par-deſſus la tête du ſujet, & on achéve de plomber la dent.

Pour plomber les ſurfaces, ou les extrêmitez des couronnes des molaires de l'un & de l'autre côté de la machoire ſupérieure, il faut être placé du côté droit, ou devant le ſujet, & avoir un genou à terre.

Pour plomber les dents du côté droit de la même machoire, on reléve la lévre ſupérieure avec le doigt du milieu de la main gauche ; on écarte enſuite la commiſſure avec l'indicateur de la même main. Lorſque le plomb eſt engagé dans la cavité de la dent cariée,

on fe reléve pour le preffer ; on paffe le
bras gauche par-deffus la tête du fujet ;
on pofe le doigt du milieu de la main
gauche, fur la dent voifine de celle que
l'on plombe ; on reléve la lévre avec
l'indicateur de la même main., & on
porte l'inftrument de la main droite,
pour plomber la dent : Si les parties latérales des dents de ce même côté,
ont befoin d'être plombées, cette derniére fituation eft également convenable pour la même fonction.

Pour plomber les extrêmitez des couronnes des dents du côté gauche de la
machoire fupérieure, on a un genou à
terre, le pouce de la main gauche appuyé fur les incifives : L'indicateur de
la même main écarte la lévre fupérieure, & on engage le plomb avec le
fouloir introducteur, qu'on tient de la
main droite : Enfuite on fe reléve ; on
paffe le bras gauche par-deffus la tête du
fujet, pour relever la lévre fupérieure
avec l'indicateur de la main gauche :
On baiffe la lévre inférieure, & on
écarte la commiffure des lévres avec
le doigt du milieu de la même main.
Ces mêmes fituations conviennent auffi pour plomber les furfaces intérieures
& extérieures des mêmes dents.

Quoique ces derniers moyens foient des plus efficaces, pour borner les progrès des caries des dents, & qu'ils empêchent les mauvaises impreſſions des corps extérieurs qui les environnent, il arrive néanmoins qu'on eſt quelquefois obligé d'ôter le plomb, par rapport à la continuation de la douleur, qui ceſſe ordinairement peu de tems après l'avoir ôté.

Lorſqu'on veut ôter, ou lever le plomb de quelque dent plombée, on a reçours à l'uſage des petites rugines, dont nous nous ſommes ſervis pour ôter la carie des dents. On ſe place de la même maniére que l'on a fait en la plombant. Les doigts de la main gauche y exécutent les mêmes fonctions, ſuivant que les ſituations différentes des caries le demandent.

Si malgré tous les moyens que l'art nous preſcrit pour remédier à la carie des dents, la douleur recommence, ou perſiſte; ſi d'ailleurs on eſt aſſuré de la profondeur de la carie, il n'y a point d'autre parti à prendre, que d'ôter la dent, en obſervant les circonſtances marquées au chapitre 14. du Tome premier, & la maniére d'opérer qui ſera indiquée au chapitre dixiéme de ce Volume.

Avant que de finir celui-ci , il eſt
bon d'obſerver, qu'en ôtant toute la
carie d'une dent, afin de la plomber
lorſqu'elle eſt créuſe , il n'eſt quelquefois pas poſſible de ſe diſpenſer d'en
découvrir le nerf, & de le toucher
avec l'inſtrument; ce qui ſe reconnoît
par la douleur qu'on y cauſe , & encore mieux par un peu de ſang qui ſort
des vaiſſeaux de cette dent , & qui,
lorſqu'on introduit du coton roulé dans
la cavité cariée pour l'eſſuyer , ne manque pas de faire une petite empreinte
ſur ce coton, qu'il eſt aiſé d'appercevoir, quand on l'a retiré. Dans un
ſemblable cas , il faut plomber la dent
ſans différer : Il ne ſeroit plus tems de
borner la liqueur qui s'épanche , ſi elle
s'étoit une fois accoutumée à prendre
ſon cours par cette cavité : Elle y ſeroit alors un engorgement , ou un abcès très-douloureux , & l'on ſeroit obligé d'ôter le plomb , & même la dent :
Ce qu'on évite en exécutant ce qui
vient d'être dit.

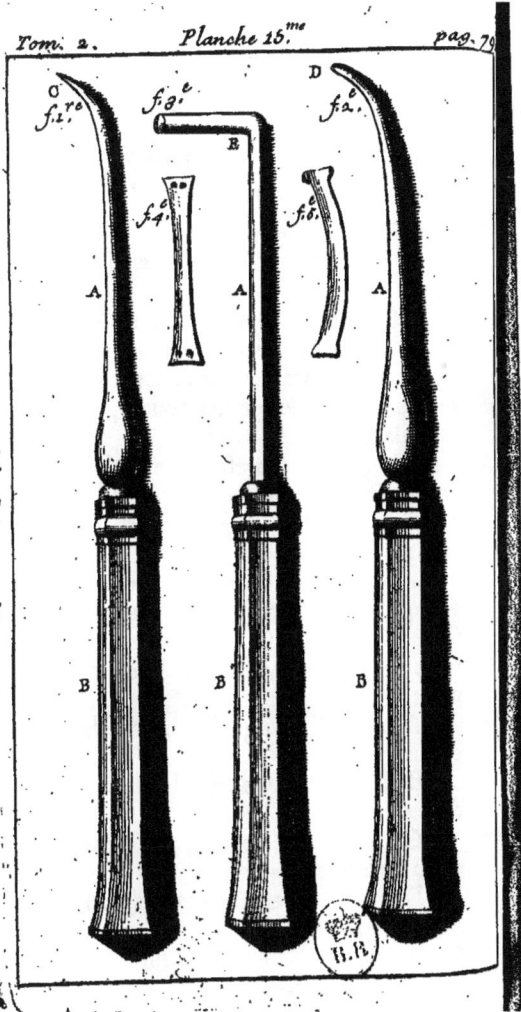

Explication de la Planche XV. qui contient la figure de cinq Instrumens, lesquels servent à plomber les dents & à les redresser.

LA *Figure I.* représente le fouloir introducteur le plus pointu, qui sert à introduire, fouler & larder le plomb dans les plus petites cavitez, vû latéralement.

La Figure II. représente le fouloir introducteur mousse, qui sert aussi à peu près au même usage, vû latéralement.

La Figure III. représente le fouloir en équerre, qui sert principalement à fouler & presser le plomb dans les cavitez des dents cariées, vû latéralement.

A. A. A. La tige de chacun de ces instrumens.

B. B. B. Le manche de chacun de ces instrumens.

C. L'extrêmité antérieure du fouloir le plus pointu.

D. L'extrêmité mousse du fouloir introducteur.

G iiij

E. La courbure du fou-
loir en équerre.

La Figure IV. repréſente une lame
d'argent percée de deux trous à chaque
bout : Elle ſert à redreſſer les dents.

La Figure V, repréſente une autre
lame d'argent courbée & échancrée,
qui ſert à peu près au même uſage.

CHAPITRE VII.

De la maniére de cautériſer les Dents.

L O R S Q U E les dents cauſent beaucoup de douleur, & qu'on a employé inutilement les autres remédes ,
il faut en cautériſer la carie, ôter auparavant les matiéres qui ſe trouvent
dans leur cavité ; enlever enſuite de
nouveau ce que le cautére actuel a cau-
tériſé, remplir la cavité avec le coton
imbibé d'huile de canelle ; & dans la
ſuite on plombe la dent, de la maniére qu'on l'a enſeigné dans le chapitre
précédent.

Les inſtrumens dont je me ſers pour
cautériſer les caries des dents , ſont de
trois eſpéces. (*a*) Sans m'arrêter à ré-

(*a*) Voyez la Planche 16.

futer ceux des anciens, je dirai que les aiguilles de fil d'archal, dont on se sert à tricoter, plus ou moins grosses, pointuës, ou mousses, & un peu courbées par leurs extrêmitez, font le même effet, & sont plus commodes que tous ceux qu'on a imaginez jusqu'à présent ; toutes ces différentes proportions sont indiquées, pour se mieux accommoder aux différentes grandeurs des trous que les caries ont formez.

Les caries larges & profondes doivent être cautérisées dans toute leur étenduë, par trois, quatre, ou cinq différentes applications du cautére actuel.

Celles qui sont cariées superficiellement, sont suffisamment cautérisées par une, ou deux applications du cautére actuel. Quand ces caries sont trèsprofondes, qu'elles causent beaucoup de douleur, & qu'on ne peut ôter tout ce qui est carié, sans renouveller, ou augmenter la douleur, il faut y appliquer encore une fois le cautére actuel, tenter d'ôter la matiére, & si la douleur persiste plusieurs jours, il n'y a point d'autre parti à prendre, que d'ôter la dent.

Si l'on veut se servir du cautére ac-

tuel pour les caries des dents incifives,
canines, & petites molaires de la machoire inférieure, foit en leur extrêmité, ou en leur partie extérieure, ou
latérale, il faut être placé au côté droit,
ou devant le fujet, ranger la lévre & les
jouës avec l'indicateur & le doigt du milieu de la main gauche, s'il en eft befoin,
& tenir l'inftrument de la main droite.

Pour cautérifer l'extrêmité des couronnes des grofles molaires du côté
droit de la machoire inférieure, ou leur
furface extérieure, on fe place comme
il vient d'être dit; on range la commiffure des lévres, ayant auparavant appliqué une petite plaque (a) entre la
jouë & la dent qui doit être cautérifée.
On doit prendre cette précaution de
peur de brûler les parties charnuës.

Cette plaque doit être un peu concave en dedans & convéxe en dehors:
Elle doit avoir un petit manche: Elle
doit être d'argent, ou de fer blanc &
faite quafi en forme de cuillier.

Si la carie fe trouve fur l'extrêmité
des couronnes, ou fur la furface extérieure des grofles molaires du côté gauche de la même machoire, il faut paffer le bras gauche par-deffus la tête du

(a) Voyez la Figure 4. de la Planche 16.

fujet, ranger la commiffure des lévres
& la jouë avec la plaque qu'on tient
affujettie avec l'indicateur de la main
gauche. On tient l'inftrument de la
main droite, & on le porte de haut
en bas dans le trou carié qu'on veut
cautérifer.

Les caries qui font fituées aux parties latérales des dents de l'une & de
l'autre machoire, ne peuvent le plus
fouvent être cautérifées; à moins qu'on
ne fépare les dents avec la lime dans
leurs intervales.

J'ai obfervé qu'on guérit très fouvent, ou qu'on diminuë confidérablement la douleur des dents incifives &
canines par le moyen du cautére actuel,
quoique la carie ait pénétré jufqu'à leur
cavité.

Pour cautérifer l'extrêmité du corps
des dents incifives & canines, des petites & groffes molaires du côté droit
de la machoire fupérieure, on eft fitué
au côté droit, ou devant le fujet : On
met un genou à terre; on écarte des
dents la commiffure des lévres, en fe
fervant de la plaque, que l'on affujettit
avec l'indicateur de la main gauche,
tandis que la main droite porte obliquement le cautére actuel dans l'endroit carié.

Pour cautériser les surfaces intérieures des dents de la même machoire, il faut mettre aussi un genou à terre, & on se sert de la plaque, comme il vient d'être dit.

Pour cautériser les surfaces extérieures des molaires du côté droit, on garantit de l'action du cautére actuel la commissure des lévres & la partie intérieure de la joue, avec la plaque qu'on assujettit avec l'indicateur de la main gauche.

Si l'on cautérise la surface extérieure des incisives & canines, on passe le bras gauche par-dessus la tête du sujet; on abaisse la lévre inférieure avec le doigt du milieu, ou l'indicateur de la main gauche; on reléve la lévre supérieure avec l'indicateur, ou le pouce de la même main.

Pour cautériser les surfaces extérieures des molaires du côté gauche, & même l'extrêmité de leurs couronnes, on est dans la même situation : On garantit également la commissure des lévres, & la joue avec la plaque, tandis qu'on porte avec la main droite le cautére actuel dans tous les endroits cariez.

Il faut observer d'avoir recours à

cette plaque toutes les fois qu'il s'agira
de cautérifer les dents molaires des deux
côtez de la bouche : On évite par-là de
s'expofer en cautérifant les dents, à
bruler la langue d'un côté, ou les
jouës de l'autre. On peut fe fervir au
défaut de cette plaque d'une cuillier
à caffé.

L'application du cautére actuel ne
fuffifant pas toujours pour guérir la carie des dents, ni pour en arrêter le progrès fans retour, l'air qui agit fur la
cavité cariée, faifant que cette cavité
s'agrandit, & la falive altérée & mêlée avec les alimens étant caufe que la
dent fe carie davantage, il eft néceffaire de la plomber, ainfi qu'on l'a enfeigné précédemment ; fi cependant
elle eft trop fenfible & douloureufe, il
faut du moins la tenir bouchée, ou
remplie d'un tampon de coton roulé,
jufqu'à ce qu'on ait gagné le tems propre pour la plomber.

Explication de la Planche XVI.
qui contient la figure de quatre
Inſtrumens qui ſervent à cauté-
riſer les Dents.

L*A Figure I.* repréſente un cautére
actuel courbe & pointu par ſes extrêmitez.

A.   Son corps.

B. B. Ses courbures pointuës re-
tournées dans un ſens oppoſé.

La Figure II. repréſente un autre
cautére actuel droit & très-pointu.

C.   Son corps.

D. D. Ses extrêmitez pointuës.

La Figure III. repréſente un troiſiéme cautére actuel auſſi recourbé,
dont les extrêmitez ſont mouſſes.

E.   Son corps.

F. F. Ses extrêmitez recourbées.

La Figure IV. repréſente une eſpéce de plaque d'argent, quaſi figurée
en forme de cuillier : Elle ſert à garantir de l'action du feu les parties voiſines des dents, lorſqu'on les cautériſe.

G.   La concavité de la plaque
dans toute ſon étenduë.

H.   Son manche aplati.

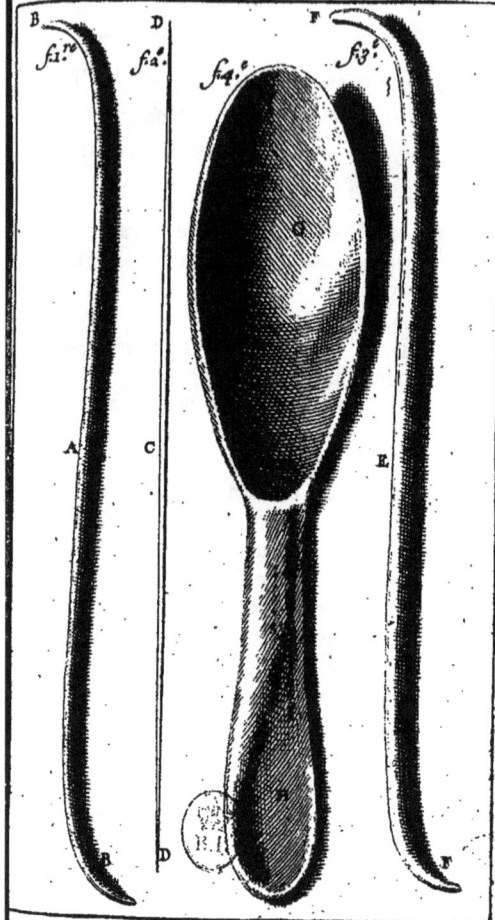

CHAPITRE VIII.

Des Dents tortuës, mal arrangées,
& luxées ; des inſtrumens & des
remédes qui ſervent à opérer,
quand on redreſſe, & qu'on ra-
fermit les Dents.

LORSQUE l'on n'ôte point les
dents de lait dans un tems conve‑
nable, elles peuvent faire prendre dif‑
férentes figures à celles qui leur ſuccé‑
dent, les rendre difformes, courbées,
panchées en dehors, panchées en de‑
dans, ou panchées vers les côtez. Il
peut encore arriver par-là, que leurs
parties latérales ſe tournent en dehors,
ou qu'elles ſe tournent en dedans ; ce
qui peut cauſer plus ou moins de dif‑
formité.

Les coups, & les efforts violens peu‑
vent auſſi contribuer à ce dérangement,
tant aux adultes, qu'aux enfans. Les
moyens qu'il faut employer pour pré‑
venir tous ces déſordres, ou pour y re‑
médier, lorſqu'ils ſe manifeſtent, ſont
indiquez dans la ſuite de ce chapitre.

Les dents qui ſe dérangent de la ma‑

niére qu'on vient de le rapporter, font
les incifives & les canines. Les molaires y font moins fujettes, & ne peuvent
tout au plus fe courber qu'en dedans,
ou en dehors, à caufe de leur groffeur,
& qu'elles font plus folidement articu-
lées dans leurs alvéoles.

L'Auteur du petit Livre (*a*) dont
j'ai déja parlé dans le premier & le fecond chapitre du premier Tome, nous
fait remarquer que *les dents qui vien-*
nent hors de leur rang, ou qui font fu-
jettes à fe contourner par l'oppofition que
leur font les dents de lait, font celles qui
font la plûpart adhérentes, qu'on ne peut
guéres ôter fans enlever en même tems
une portion de la fubftance fpongieufe, &
quelquefois même de l'alvéole & de la
gencive, d'où s'enfuivent ces hémorra-
gies fi dangéreufes, ou dont on ne peut
fouvent emporter que la couronne, parce
que leurs racines fe caffent & reftent en-
gagées dans l'alvéole. Il ajoute, qu'il
eft naturel de conclurre qu'il n'y a que le
défaut de place qui produit tous ces in-
convéniens, de même que toutes les for-
mes extraordinaires des racines.

Depuis plus de quarante années que
j'exerce ma profeffion, je n'ai point

(*a*) Pag. 96; & fuivantes.

encore

encore remarqué que les dents qui
viennent hors de rang, ou qui sont
contournées par l'oppofition des dents
de lait, foient plus adhérentes que les
autres. Au contraire les dents qui ont
percé en dehors, ou en dedans, ayant
perdu leur direction, leurs alvéoles &
leurs gencives, en font ordinairement
beaucoup moins épaiffes, & couvrent
bien moins leurs racines; ce qui fait
qu'elles font prefque toujours plus déchauffées, moins adhérentes, & par
conféquent moins affermies que les
dents qui font bien arrangées.

De plus le défaut de place n'arrive
ordinairement qu'aux incifives & aux
canines, & rarement aux petites molaires, encore moins aux groffes. Quand
nous fommes obligez d'ôter quelques-
unes de ces premiéres, quoique mal
arrangées, nous ne voyons pas que
leurs racines ayent des formes extraordinaires, ni qu'elles caufent des accidens fi fâcheux que l'Auteur veut nous
le perfuader.

Les accidens confidérables, tels
qu'il vient de nous les rapporter, arrivent plus fouvent par l'extraction des
groffes molaires que par celle des autres dents; parce que les groffes mo-

laires ayant chacune deux ou trois racines, & quelquefois davantage, elles
font ordinairement plus adhérentes &
plus fujettes à avoir des formes extraôr-
dinaires ; d'où l'on peut conclurre aufli
que le défaut de place, les formes bi-
zarres des racines & leurs adhérences,
ne font pas toujours produites par l'oppofition des dents de lait, puifque les
groffes molaires, qui n'ont point trouvé de dents de lait à leur paffage, font
celles qui occafionnent le plus fouvent
par leur extraction, les accidens fâcheux dont l'Auteur nous a fait le détail.

C'eft fur ce préjugé qu'il a dit que
*dès que l'on remarque que les machoires
d'un enfant n'ont pas une étendüe fuffifante, il faut lui ôter de bonne heure les derniéres molaires de lait, furtout fi les premiéres groffes molaires font d'un gros
volume.*

Je ne vois pas que cette opération
puiffe produire un bon effet ; parce que
ces derniéres petites molaires de lait,
étant ôtées, les dents voifines trouvent
à la vérité des places vuides pour s'é-
tendre, & occupent totalement, ou
en partie, leur place : mais il en
arrive un autre inconvénient.

En effet si ces molaires de lait viennent à être remplacées par les secondes dents, qui ne manquent guéres de
paroître, ne causeront-elles pas un
autre dérangement plus considérable
qu'il n'auroit peut-être été auparavant?
Ces dents ne trouvant plus leur place
vuide doivent nécessairement percer
en dehors, ou en dedans, & causer
par-là le dérangement que l'Auteur
craint si fort, & que nous venons de
faire remarquer.

Il n'y a sans doute, continuë-t'il, (*a*)
en conseillant d'ôter les dents de lait,
aucun lieu d'appréhender que cela nuise
à la dent qui succéde; car je n'ai jamais
vû que l'extraction d'une dent de lait
puisse empêcher celle qui vient ensuite,
de prendre son accroissement dans son
tems.

L'Auteur nous fait sentir par-là,
qu'il n'a pas encore observé qu'il y a
des dents de lait qui ne se régénérent
jamais, quand on les a ôtées prématu-
rément ; c'est-à-dire, lorsqu'elles ne
sont pas encore disposées à être expul-
sées par les secondes, & qu'elles tiennent encore beaucoup; parce que dans
ce tems-là les racines des dents de lait

(*a*) Pag. 97. l. 18.

H ij

étant longues & souvent adhérentes à
l'alvéole & à la gencive, on seroit en
danger d'emporter avec elles des portions de ces parties-là, & d'intéresser le
second germe, ou ses vaisseaux. Voilà
pourquoi lorsque les premiéres dents
tiennent beaucoup, les secondes n'é-
tant pas encore assez formées, ou assez
dures, celles-ci peuvent se ressentir de
l'extraction des premiéres, faite mal-à-
propos; & c'est aussi de-là qu'il s'en trouve qui ne reviennent jamais : Ce fait est
constant, & il est aisé de s'en convaincre, si l'on se donne la peine d'examiner
les bouches de ceux à qui l'on a tiré
trop tôt des dents de lait dans leur en-
fance, ainsi que je l'ai remarqué bien
des fois.

Lorsqu'une dent mal située nuit à
l'arrangement des autres dents; lorsque d'ailleurs elle se trouve hors de
rang; qu'elle blesse la langue, ou les
joues; qu'elle choque la vûë par sa di-
formité, & qu'elle ne peut être logée
dans le rang des autres dents, il faut
nécessairement l'ôter. Si au contraire
une dent mal située peut être mise au
rang des autres à la faveur de quelque
intervale, on redressera cette dent en
la limant, autant qu'il sera possible. Si

toutefois la lime n'eſt pas ſuffiſante, pour mettre cette dent de niveau avec ſes voiſines, on pourra y réuſſir par l'uſage des doigts, du fil commun, de la ſoie, des petites plaques, ou lames faites d'or, ou d'argent, ou d'autre matiére convenable, ou enfin par le moyen du pélican, ou des pincettes droites; (a) ſi l'on ne peut réuſſir par tous ces moyens, on ne doit pas balancer à ôter la dent, pour en prévenir les ſuites fâcheuſes.

J'ai vû pluſieurs fois des dents courbées, ou mal ſituées percer peu à peu les lévres, les jouës, & produire des ulcéres plus ou moins difformes, ou dangéreux.

Après avoir fait aſſeoir la perſonne ſur un fauteuil convenable, il faut avant que de redreſſer les dents qui en ont beſoin, examiner quelle eſt la ſituation qu'il faut leur donner: Dans cette vûë, on fait ouvrir & fermer la bouche du ſujet ſur lequel l'opération doit être faite. On examine d'abord ſi les dents qui ſont courbées, ou panchées, ne ſont point plus longues, ou plus larges que les dents droites qui ſont à côté. Si la dent qu'on veut re-

(a) Voyez la Figure 1. de la Planche 10.

dreſſer, eſt plus longue, ou plus large qu'elle ne doit l'être, il faut en limer
tout ce qui excéde celles qui ſont droites, avant que de tenter de la redreſſer. On lime auſſi les dents qui ſont à
la machoire oppoſée, ſi elles ont acquis plus de grandeur qu'elles n'en
doivent avoir ; afin d'empêcher que
dans les mouvemens des machoires,
ces dents ne viennent à heurter celles
qu'on aura redreſſées : Cette précaution empêchera qu'elles ne ſoient re-
pouſſées dans les endroits qu'elles occupoient, avant qu'on les eût redreſſées.

Si l'on ſe ſert de la lime pour limer
les dents des enfans, depuis leur naiſ-
ſance juſqu'à l'âge de dix ou douze ans,
& même juſqu'à quinze, on doit avoir
égard à la délicateſſe de leurs dents,
& ſe reſſouvenir de ce que nous avons
dit à ce ſujet au chap. 4. de ce Volume où il eſt traité de la maniére de limer les dents.

Les dents des jeunes ſujets, ſont
bien plus aiſées à redreſſer, que celles
des adultes ; tant à cauſe du peu de volume que les racines de leurs dents ont
à cet âge, qu'à cauſe de la moleſſe de
toutes les parties qui les environnent ;

c'eſt pourquoi il faut tenter d'abord de
les redreſſer avec les doigts ; ce qui ſe
fait à pluſieurs repriſes dans le cours
de la journée.

Lorſque les dents ſont panchées en
dehors, ou en dedans, les doigts ne
ſuffiſant pas pour les redreſſer, on prendra un fil, ou une ſoie cirée, que l'on
mettra en pluſieurs doubles, & que l'on
appliquera par ſon milieu dans l'intervale que forment les deux dents voiſines qui ſont droites & fermes : Après
quoi on prendra les deux bouts du fil,
qu'on fera paſſer l'un de dedans en dehors, & l'autre de dehors en dedans,
pour les faire croiſer entre la dent droite & celle qui eſt panchée : On em-
braſſera enſuite la dent panchée, paſſant entr'elle & la dent droite de l'autre côté, les fils de dehors en dedans,
& de dedans en dehors, pour aller encore embraſſer de la même maniére
cette dent droite : De là on revient en
croiſant le fil, juſqu'à ce qu'on ait fait
autant de tours qu'il eſt néceſſaire. Il
faut obſerver qu'à meſure que le fil
paſſe ſur la dent panchée, il ſoit poſé
d'une maniére qui facilite le redreſſe-
ment de la dent : Cela réuſſit en ſer-
rant le fil ſuffiſamment à l'endroit de

son appui sur la dent panchée, & en le passant plusieurs fois sur cet endroit ; soit que les deux bouts soient ensemble, soit qu'ils passent l'un d'un côté, & l'autre de l'autre. On renouvelle ces fils deux ou trois fois la semaine, & plus souvent, s'il est nécessaire.

Si les dents sont trop panchées, & qu'elles ne permettent pas au fil d'y tenir, il faut se servir d'une lame d'or, ou d'argent, (*a*) dont la longueur ne doit pas excéder les deux dents droites entre lesquelles sont celles qui sont panchées : La largeur de cette lame doit être moindre que la hauteur des dents, sur lesquelles on veut l'appliquer. Il faut que cette lame ne soit ni trop solide, ni trop flexible : On fait deux trous à côté l'un de l'autre à chacune de ses extrêmitez : Dans les deux trous de l'une de ces extrêmitez on passe les deux bouts d'un fil, & on en fait autant à l'autre extrêmité, avec un fil semblable : Chacun de ces fils fait par le milieu une anse : Si la dent se trouve panchée en dedans, on applique la lame en dedans ; si elle est panchée en dehors, on applique la lame en dehors. On em-

(*a*) Voyez les Figures 4. & 5. de la Planche 15.

brasse

braffe enfuite la dent droite la plus voifine, avec les deux bouts du fil qui
fe trouvent de ce côté-là. On les fait
paffer de dehors en dedans, fi la lame
eft en dehors, ou de dedans en dehors,
fi la lame eft en dedans. Enfin on leur
fait faire plufieurs tours croifez, & on
arrête ces fils en les noüant.

Après que ce bout de la lame eft arrêté, on arrête de même l'autre bout,
en rapprochant doucement la lame ;
afin que par fa force & par fon appui,
cette lame redreffe par la fuite du tems
les dents qui font panchées.

On peut faire à chaque extrêmité de
la lame deux échancrures, au lieu des
trous, parce qu'elle tiendra mieux après
que les fils y feront attachez. Si l'on
fait des échancrures à la lame, il y faut
noüer les fils par leur milieu, appliquer enfuite la lame fur les dents, &
faire les croifemens des fils, dont je
viens de parler, autour de la dent fur
laquelle les échancrures de la lame po-
fent.

S'il y a deux dents panchées en dedans, & deux dents droites entr'elles,
on applique la lame en dehors, & les
fils autour des deux dents panchées. On
applique de même ces fils fur chaque

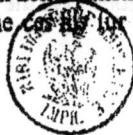

extrêmité de la lame ; ce qui oblige
ces deux dents panchées en dedans, de
fe porter en dehors. S'il y avoit une
dent panchée en dedans, & une autre
dent panchée en dehors, il faudroit
mettre une lame en dehors & une autre en dedans, lier les deux extrêmitez de ces deux lames entre les deux
premiers intervales des dents droites,
qui font aux deux côtez des deux dents
panchées, & par ce moyen on redreſ-
feroit ces dents. On peut encore redreſ-
fer les mêmes dents avec une lame
feule ; mais il faut qu'elle foit plus longue que le trajet qui fe trouve entre
les dents panchées ; parce que dans ce
cas, il faut appliquer la lame en dehors & l'attacher par l'une de fes extrêmitez à pluſieurs dents droites &
fermes, à côté de celle qui eſt panchée
en dehors : Quand la première extrêmité de cette lame eſt attachée, on
approche la même lame de la dent,
& par-là on oblige la dent de fe porter
en dedans : Alors on aſſujettit par une
autre ligature la feconde extrêmité de
cette lame à la même dent panchée en
dedans, pour tâcher de faire venir cette
dent en dehors.

Quoique j'aye dit qu'on devoit met-

tre la lame du côté que la dent incline, il faut éviter, autant qu'on le peut,
de mettre cette lame en dedans, de
crainte que la personne n'ait de la peine à parler, & que sa langue n'en soit
incommodée.

Une lame d'or, ou d'argent, appliquée en dehors, peut redresser une dent
panchée en dedans, si on l'attache d'a-
bord par une de ses extrêmitez à deux,
ou trois dents droites, & si l'autre extrêmité de cette lame se trouve au droit
de la dent panchée pour la faire porter
en dehors, comme il vient d'être dit.
Cette lame ne diffère point de la précédente, & la manière d'arrêter le fil,
est la même que celle que nous venons
d'indiquer : Ainsi cette opération ne
diffère de la précédente, que par l'application de la lame & du fil.

Lorsque les dents sont panchées de
côté, & qu'elles font un peu croisées
sur les autres dents, on peut les redresser sans lame avec le fil seul, en l'appliquant par son milieu du côté où la
dent panche, de telle manière que les
deux bouts de ce fil viennent se croiser
dans l'intervale de la dent panchée &
de la dent droite vers laquelle on veut
approcher la dent panchée. On embras-

se ensuite cette dent droite, avec les deux bouts de ce fil, que l'on raméne en les croisant de même; afin de les faire passer plusieurs fois sur la dent panchée & sur la dent droite : Après quoi on les nouë.

Si la dent droite, qui est à côté de celle qui est panchée, n'est pas suffisante pour contre-balancer l'effort que les fils, ou la lame sont obligez de faire, il faut se servir de plusieurs dents droites; parce que deux dents affermies ont plus de force qu'une seule.

Il y a aussi des dents qui sont panchées de côté, sans perdre le niveau des deux surfaces des dents droites voisines : En ce cas l'extrêmité de la dent panchée se trouve plus écartée d'une des dents droites voisines, que ne le sont & le reste de son corps & sa racine : Alors on peut la redresser avec les fils de la maniére qui suit.

Pour y parvenir, on applique un fil par son milieu sur la partie latérale où la dent panche : Ensuite on croise les deux bouts de ce fil dans les intervales des dents droites „ vers lesquelles on veut approcher la dent panchée. On tire les deux bouts du fil de ce même côté, & on les reporte en les croisant

sur la partie latérale où la dent panche;
de manière qu'après avoir serré ce fil
suffisamment, & l'avoir passé trois ou
quatre fois par les mêmes endroits,
on approche les deux bouts du fil, pour
les passer ensemble dans l'intervale qui
est entre la dent droite & la dent panchée; afin que ce fil passant plusieurs
fois & embrassant les premiers tours du
même fil, les resserre davantage, &
oblige la dent panchée à se redresser
plus promtement: On arrête par un
nœud ces derniers tours de fil, après
qu'ils ont approché les premiers les
uns des autres.

S'il se rencontre encore quelqu'autre
dent panchée, on la redresse, en y pro-
cédant de la même manière, observant toujours de bien tirer le fil dont
on se sert, pour la redresser du côté
opposé à la dent panchée. Si en appliquant ce fil sur la dent, il venoit à
glisser, il faudroit l'affermir avant que
de l'appliquer sur une autre dent. Le
moyen d'affermir ce fil, c'est de faire
avec un de ses bouts, un second tour
à la circonférence du corps de la dent
au-dessus du premier.

Si à côté d'une, ou de plusieurs
dents ainsi panchées, il s'en rencontre

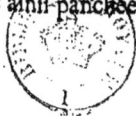

I iij

quelqu'autre, qui foit inclinée en dehors, ou en dedans, on la redreffe par
le même fil qui a fervi à redreffer les
autres dents; ou bien on a recours à
la lame d'or, ou d'argent, qui étant
appliquée, comme il a été dit, oblige ces dents panchées à reprendre leur
place.

S'il arrive que les deux incifives du
milieu foient panchées l'une d'un côté,
& l'autre de l'autre, ou que quelques-
unes de leurs voifines foient auffi panchées, foit à la machoire inférieure,
foit à la machoire fupérieure, il faut
tâcher de les redreffer avec les fils,
pour diminuer le trop grand intervale qu'elles forment entr'elles. On y
parvient en appliquant un fil par fon
milieu fur la partie latérale d'une de
ces dents, & on le porte enfuite fur la
partie latérale de l'autre dent panchée.
Ce fil doit être ainfi appliqué en l'approchant le plus qu'il eft poffible de
l'extrêmité des dents : Lorfqu'on l'a ferré & croifé fuffifamment, pour obliger
les deux dents à fe redreffer, en les approchant l'une de l'autre, & après qu'il
a fait quatre ou cinq tours fur ces deux
dents, on le noue comme il vient d'être
dit.

On apperçoit quelquefois de grands intervales entre les incisives, ou entre les incisives & les canines. Souvent ces intervales dépendent de ce que ces dents étant écartées les unes des autres, elles panchent de côté, laissant entre elles un espace considérable, surtout vers leur extrémité. D'autrefois, ces mêmes intervales proviennent de ce que la dent qui devoit occuper cet espace, n'est point venuë, qu'elle a été détruite, ou parce qu'elle a péri de bonne heure. Quelquefois ces intervales ne proviennent que d'une dent cassée. Si la dent est cassée, il faut ôter sa racine, avant que de rapprocher les dents voisines par le moyen des fils, comme on vient de l'expliquer. Suivant cette méthode, on remédie à la difformité causée par ces sortes d'intervales.

Il se trouve encore des dents panchées, qui ne peuvent être remises en place, faute d'un espace suffisamment large pour les loger. En ce cas, on est obligé d'ôter une des dents qui sont panchées, pour distribuer sa place à toutes celles qui en ont besoin, en observant les circonstances rapportées, & celles que l'on va indiquer.

Quand les perfonnes font un peu avancées en âge, il faut un tems affez confidérable, avant que l'on puiffe exécuter ce qui eft prefcrit par la méthode que je viens de donner. Ce tems, qui eft quelquefois fort long, m'a fait chercher d'autres moyens plus promts & moins incommodes. Je les ai trouvez dans l'ufage du pélican, & dans celui des pincettes droites. Avec le fecours de ces deux inftrumens, quand on les fçait bien manier, on fait en un moment ce qu'on ne pourroit faire avec les fils & la lame, qu'en y employant beaucoup de tems.

Le pélican ne peut fervir à redreffer les dents panchées, ou dérangées en devant, ni à redreffer celles qui ne perdent point le niveau des furfaces des dents voifines, quoique cependant elles foient panchées de côté. Dans ces occafions, il faut néceffairement avoir recours à l'ufage des fils, ou des lames; parce que le pélican ne convient qu'aux dents qui font panchées en dedans.

Quand il y a plufieurs dents voifines, panchées en dedans à redreffer, & que l'on veut fe fervir du pélican, il faut abfolument appuyer la convéxité

de la demie rouë de cet inftrument fur
les dents voifines de celles qu'on redreffe, quoiqu'elles foient panchées en dedans. On doit obferver alors, qu'il faut
redreffer toujours en premier lieu la
dent qui fe trouve le plus près du point
d'appui de la demie rouë du pélican :
Cette dent étant redreffée, on redreffe-
ra enfuite la feconde, la troifiéme, &c.
Enforte que fi dans l'opération, la branche du pélican eft tournée du côté
droit, appuyant fon crochet fur la furface intérieure de la dent que l'on veut
redreffer, le point d'appui de la demie
rouë du pélican, doit être à gauche
par rapport à la machoire, & cette demie rouë appuye fur la furface extérieure des dents voifines : Ainfi lorfque l'on veut redreffer ces fortes de
dents, on continuë de même dans la
rangée, en allant de droit à gauche ;
& par ce moyen la dent qui eft la feconde redreffée, contribuë auparavant
à fervir de point d'appui à la demie
rouë du pélican. Lorfqu'on a redreffé
la feconde fucceffivement, on agit de
même à l'égard des autres. On n'auroit
pas pû faire cette opération, fi l'on
avoit commencé par celles du milieu
que l'on vient de redreffer, puifque

si l'on avoit commencé par celles du milieu, le point d'appui n'auroit pû se faire sur une dent, qui venant d'être redressée, & étant ébranlée alors, ne peut être ferme & stable.

Si l'on commence à redresser les dents du côté gauche, la branche du pélican est tournée de ce même côté; le crochet de la branche appuie sur la surface intérieure de la dent que l'on veut redresser; le point d'appui de la demie roüe du pélican, est à droit; elle appuie sur la surface extérieure des dents voisines; de façon, que lorsqu'on veut redresser les dents du côté gauche, on continuë dans la rangée, en allant de gauche à droit: Par ce moyen la dent qui est la seconde redressée, a contribué à servir de point d'appui à cette demie roüe. Lorsque l'on a redressé la premiére dent, le même ordre se suit toujours: En un mot la derniére panchée en dedans, qui a servi de point d'appui pour redresser les premiéres, est redressée après les autres.

Il arrive rarement que les petites molaires viennent à être panchées naturellement. Il est encore plus rare que cela arrive aux grosses molaires. Lorsque

ees derniéres naiſſent panchantes, ou
hors de rang, il eſt très difficile de
trouver des moyens pour les redreſſer, à
cauſe de la multiplicité de leurs racines,
& par rapport aux alvéoles qui les reçoivent, ces mêmes racines étant tortuës &
obliques. Toutes ces circonſtances jointes enſemble, font que quand bien même on pourroit relever ces dents, elles
excéderoient toujours la ſurface de
leurs voiſines, & ne les pouvant point
limer pour les mettre au niveau de leurs
voiſines, pour les raiſons que nous
avons dites ailleurs, la maſtication en
ſeroit empêchée. Il n'en eſt pas de même lorſqu'une des groſſes molaires devient panchée, ou dérangée à cauſe
d'une chute, ou de quelque coup violent; car alors on peut la redreſſer de
même que les autres, ſans craindre
qu'elle excéde ſes voiſines.

Pour ce qui eſt des petites molaires,
on peut les redreſſer en pratiquant la
même manœuvre que nous avons indiquée pour redreſſer les canines, &
les inciſives. Il n'y a aucune différence
dans la maniére de cette opération, ſi
ce n'eſt qu'il faut être placé derriére la
perſonne, pour agir plus commodément. Il faut encore obſerver en redreſ-

fant les dents du côté droit, que la
branche du pélican foit tournée du côté
droit, & que fa demie roüe porte fur
la furface extérieure de la molaire antérieure, ou fur la canine du côté droit.
Pour les petites molaires du côté gauche, la branche du pélican doit être
tournée de ce côté, & fa demie roüe
doit porter fur la furface extérieure de
la molaire antérieure, ou fur la canine
du côté gauche. Cette maniére d'opérer fert à mieux placer la même demie
roüe, qui fans cette précaution s'ap-
pliqueroit difficilement fur la furface
antérieure des dents, dans l'endroit de
la commiffure des lévres, & furtout
dans l'endroit des joües. Pour bien réuffir dans cette opération, il faut faire
attention aux circonftances que nous
venons de rapporter.

Pour redreffer avec le pélican les
dents de la machoire inférieure panchées en dedans & fur le côté, fe portant fur la face intérieure des dents
droites voifines, on fait affeoir le fujet
fur un fauteüil ordinaire, fa tête appuyée & tenuë fur le doffier par un fer-
viteur, que l'on place pour cet effet derriére le fauteüil. Le Dentifte fe place en
devant; & fi la dent eft panchée en

dedans inclinant du côté droit, il tiendra l'instrument de sa main droite; si au contraire la dent est du côté gauche, il le tiendra de sa main gauche.

Cette méthode doit être suivie en quelque endroit de la mâchoire que soit située une dent de cette espéce qu'on veut redresser. En observant ces circonstances, il faut poser la convéxité de la demie rouë du pélican, à fleur de la gencive des dents voisines de celles qui doivent être redressées; Le pouce doit être placé le long de la face extérieure de la branche du pélican; de maniére que la pointe du crochet s'applique du côté de la dent panchée qu'on veut remetttre dans son assiette naturelle; & il faut que ce crochet pose sur la surface intérieure du corps de la même dent, & qu'on assujettisse ce crochet avec le pouce & l'indicateur de la main opposée à celle qui tient l'instrument. Alors on tire à soi du côté opposé à celui où la dent panche, à droit, si elle panche à gauche; à gauche, si elle panche à droit; & toujours en l'attirant de dedans en dehors, jusqu'à ce qu'elle soit suffisamment redressée.

Quand les petites molaires se trouvent panchées en dedans, ou de côté,

on les redreſſe comme on redreſſe les
canines. Après que les dents ſont redreſſées, on les aſſujettit avec le fil,
ou la ſoie cirée, que l'on paſſe & que
l'on croiſe comme je l'ai dit ci-deſſus.

Il ſe rencontre des dents, dont les
parties latérales ſont tournées d'un côté
en dehors, & de l'autre en dedans.
Qu'elles ſoient droites, ou panchées,
lorſqu'elles n'auront pû être miſes dans
leur ordre naturel par le moyen des
doigts, des fils, & des lames d'or, ou
d'argent, elles y feront miſes par le pélican & les pincettes droites, ſi l'eſpace
qu'elles occupent le permet.

Le ſujet étant aſſis ſur un fauteuil
ordinaire, le Dentiſte tient le pélican
de ſa main droite, & ſe place du côté
droit, ou devant le ſujet: Il poſe l'inſtrument & ſes doigts comme nous l'a-
vons dit ailleurs: Il ébranle doucement
la dent qu'il veut retourner, & ſur laquelle ſe trouve poſé le crochet du pélican; ſoit en la redreſſant ſi elle eſt
panchée, ſoit en ne faiſant ſimplement
que la détacher en partie de ſon alvéole: L'ébranlement de cette dent
étant fait, il paſſe du côté gauche, &
poſe le pouce & l'indicateur gauche,
ſur les deux dents qui ſont à côté de

celle qui vient d'être ébranlée, les autres doigts servent à assujettir le menton : Il porte ensuite son bras droit
par dessus la tête du sujet, & embrasse
la dent avec les pincettes droites qu'il
tient aussi de sa main droite, donnant
un petit tour de poignet, pour tourner la•dent autant qu'il est nécessaire :
Il la remet ainsi dans sa situation naturelle, l'assujettissant avec le fil ciré,
de même que l'on assujettit les dents
précédentes.

Si c'est à la machoire supérieure qu'il
faut opérer, le sujet doit être assis sur
une chaise très-basse, dont le dossier
soit bas aussi : Le Dentiste se place
derriére la chaise, s'élevant au-dessus
de la tête du même sujet. Si la dent est
panchée en dedans, & qu'elle soit du
côté droit, il tient l'instrument de la
main droite ; & il le tient de la gauche,
si la dent est placée du côté gauche :
Observant ce qui vient d'être dit, en
parlant de la maniére de redresser les
dents de la machoire inférieure.

Lorsque les dents de la machoire supérieure, ont une de leurs parties latérales tournée en dedans, & l'autre
en dehors, il faut que le Dentiste soit
placé derriére le sujet, pour les ébranler

avec le pélican : Il faut encore qu'aussi-
tôt qu'elles font ébranlées, il passe en
devant, pour les retourner avec les pincettes droites, mettant, s'il est nécessaire, un genou à terre pour sa commodité. il doit porter ensuite le pouce de
la main gauche sur les dents voisines
de celles qu'il doit remuer, l'indicateur entre la lévre & la gencive, &
les autres doigts sur la joüe, pour affermir la tête, tandis qu'avec sa main
droite, il porte les pincettes droites,
pour embrasser la dent, & la retourner
par ce moyen.

On doit bien prendre garde dans
toutes ces opérations à ne pas trop détacher les dents de leurs alvéoles ; parce qu'elles feroient en danger de ne
pas se rafermir aisément, ou de tomber. Si ce cas arrivoit, on les remet-
troit dans leurs alvéoles, les assujettissant comme il a été dit ailleurs.

On doit encore avoir une grande attention, lorsqu'on redresse une dent
avec le pélican à ne la pas rompre,
comme fit il y a sept à huit ans un Dentiste alors mon Garçon, le même dont
il est parlé dans la onziéme Observa-
tion, tom. I. p. 325. Par une nouvelle
bévûë, voulant, sans m'avoir consulté,

redresser

redreſſer la moyenne inciſive du côté
gauche de la machoire ſupérieure d'u-
ne jeune & belle Dame, il la lui caſſa,
faute de l'avoir ſéparée auparavant des
autres dents qui la tenoient trop ſerrée,
ou parce qu'il ne l'avoit point aſſez mé-
nagée en opérant. On ne put remédier
à cet inconvénient, qu'en remettant à
cette Dame une pareille dent poſtiche.

Je me ſuis toujours ſervi de la méthode que je viens d'indiquer, pour redreſſer les dents, même à des perſonnes âgées de trente à quarante ans,
& j'oſe avancer qu'avec le pélican &
les pincettes droites, j'ai toujours réuſſi dans ces ſortes d'opérations, ſans
qu'aucune dent ſe ſoit rompuë, ni ſe
ſoit trop détachée de ſon alvéole.

Il n'eſt pas encore venu à ma connoiſſance qu'aucun Dentiſte avant moi
ſe ſoit ſervi du pélican pour redreſſer
les dents : Je ſçai ſeulement qu'ils employent pour redreſſer certaines dents,
les pincettes garnies de buis, auſquel-
les ils font faire des dentelures ; mais
ces dentelures n'empêchent pas l'inſtrument de gliſſer ſur l'émail de la
dent ; ce qui fait qu'on peut endommager aſſez ſouvent les parties voiſines
de la dent ſur laquelle on opére. J'ai

expérimenté que le linge, dont on couvre cette dent, convenoit mieux que ces dentelures feules; & comme il eſt bien difficile & même impoſſible, de réuſſir dans tous les cas qui ſe rencontrent en redreſſant les dents avec cet inſtrument ſeul, j'y ai joint l'uſage du pélican, ainſi que je viens de l'expliquer. On pourra voir la deſcription de ces deux inſtrumens aux 10. & 11. Chapitres de ce Volume.

Les crochets des pélicans qui ſervent à ces opérations ſont aſſez petits & proportionnez aux dents qu'ils doivent ébranler, ou redreſſer. Après qu'on s'en ſera ſervi, & que les dents ébranlées feront ſoutenuës par les fils, on comprimera doucement les gencives avec les doigts, pour les approcher de la dent, & on ſe ſervira de la lotion ſuivante pour les bien rafermir.

Prenez des eaux de roſe & de plantain de chacune deux onces, du vin blanc quatre onces, ou une once d'eau-de vie, du miel de Narbonne une once: Le tout étant mêlé enſemble, on doit s'en rinſer la bouche cinq ou ſix fois le jour pendant l'eſpace de douze à quinze jours.

J'ai fait remarquer, que les coups

& les efforts violens pouvoient auſſi
cauſer les mêmes dérangemens dont je
viens de parler. Si l'effet de ces coups
ne cauſe que le panchement des dents,
il faut les redreſſer avec l'indicateur &
le pouce, ou avec les pincettes droites, ou courbes. Cela fait, on ſe ſert
des fils croiſez pour les attacher à leurs
voiſines. Si elles ſont déja ſorties de
leurs alvéoles par quelque accident,
il faut les y remettre promtement, &
ſi l'alvéole & la gencive ont été dé-
chirez, on aura recours aux lames de
plomb (a) que l'on appliquera, l'une
ſur la ſurface extérieure des dents, &
l'autre ſur leur ſurface intérieure,
ayant auparavant garni ces lames avec
du linge, ou de la charpie, pour empêcher qu'elles ne gliſſent ſur les dents,
& qu'elles ne bleſſent les parties voiſines : On tient ces lames aſſujetties
par le moyen d'un fil enfilé dans une
éguille, que l'on paſſe dans l'intervale des dents par les trous de ces mêmes lames, de dehors en dedans, &
de dedans en dehors, juſqu'à ce que
ces lames & les dents ébranlées ſoient
ſuffiſamment rafermies : Ces lames ſe-

(a) Voyez les Figures 4. & 5. de la Planche 28.

K ij

ront plus ou moins longues, ou larges,
suivant qu'il y aura plus ou moins de
dents à rafermir, & que ces dents feront longues. S'il n'y a qu'une dent
qui foit fortie de fon alvéole, fans
avoir caufé ni rupture, ni déchirement
aux alvéoles, ou aux gencives, il faut
pour lors fe fervir du fil croifé : Si au
contraire plufieurs dents font forties de
leurs alvéoles, on les foutiendra avec
ces lames, & on aura foin d'empêcher
qu'elles ne touchent aux gencives.

Si l'on craint que les dents remifes
de nouveau, ne fortent de leurs alvéoles, on engage les deux bouts d'un
petit linge entre les lames & les côtez
des dents; afin que le milieu de ce
linge pofant fur leurs couronnes, retienne chaque dent, & l'empêche de
fortir. Enfin on fait une lotion avec
quatre onces de vin, & une once de
miel rofat. Le malade a foin d'en tenir de tems en tems dans fa bouche.

Je ne vois pas qu'aucun des Auteurs,
qui ont traité de cette matiére, ait enfeigné la maniére dont il faloit fe com-
porter dans les cas où les dents font
déplacées par quelques chûtes, ou par
quelques coups violens, tandis que plufieurs fe font fort étendus dans leurs

Traitez d'opérations de Chirurgie, sur des matiéres bien moins importantes. Ainsi je ne connois point d'autre méthode que celle que j'enseigne.

CHAPITRE IX.

Manière d'opérer pour rafermir les Dents chancelantes.

Certaines gens se mêlent de travailler aux dents, & se vantent par des affiches qu'ils répandent partout, d'avoir des opiates merveilleuses pour faire croître les gencives, rafermir les dents chancelantes, & les empêcher aussi de se gâter : D'autres promettent la même chose par le moyen de certaines liqueurs, dont ils font un grand myftére.

Il est important pour l'honneur de la profession & pour l'intérêt du Public, de détruire de semblables supercheries & les erreurs qu'elles produifent, en lui faisant appercevoir qu'il n'y a que des affronteurs qui foient capables de faire de telles avances, & que s'il y a des cas où l'usage des opiates & celui des liqueurs peuvent réussir, pour rafermir les dents, il y a un plus grand nom-

bre de cas, où l'on ne peut en venir à
bout fans le fecours de la main.

On a pû voir dans le chapitre V.
du premier Tome, les opiates & les liqueurs que j'ai jugé les plus propres
pour rafermir les gencives & les dents.
Ainfi je décrirai feulement ici la maniére de rafermir les dents par le fecours de la main, lorfqu'elles font de-
venuës fi chancelantes, ou fi peu affermies, que les autres remédes feroient
peu efficaces.

Les caufes qui rendent les dents
chancelantes, font en général le tartre,
les coups, les efforts violens, ou quelque vice confidérable de la maffe du
fang. Si l'on reconnoît que ces caufes
proviennent de la maffe du fang vicié,
il faut avoir recours aux remédes gé-
néraux, & en même tems travailler au
rafermiffement des dents.

Les dents chancelantes feront rafermies par des tours de fil d'or trait, plus
ou moins fin, felon la longueur & la
groffeur des dents que l'on veut attacher, & fuivant l'intervale qui fe trouve d'une dent à l'autre.

Par exemple, lorfque les dents font
déchauffées & les gencives afaiffées, &
que les intervales font larges, il faut

que le fil d'or foit plus gros ; au lieu
que pour celles qui font plus courtes ,
moins larges , moins déchauffées , &
dont l'intervale fe trouve moins étendu, l'on fe fert d'un fil d'or plus fin.
(4) Quand il fe trouve quelque dent
plus chancelante l'une que l'autre, l'on
multiplie autour de celle-là les tours
de fil, autant qu'il eft néceffaire pour
la bien affermir. Comme on a befoin
de rendre ce fil très-fouple & très-ma-
niable, afin de s'en fervir commodément, on le fait rougir, ou recuire au
feu ; & lorfqu'il eft recuit, on le jette
dans un peu de vinaigre, pour lui re-
donner fa couleur, s'il la perduë. Quand
cela ne fuffit pas, on le met dans l'eau
feconde bien chaude, & à laquelle on
fait jetter un bouillon, puis on le retire. L'eau feconde eft l'eau commune mêlée avec un peu d'eau forte.

Je me fers ordinairement, pour rafermir les dents, de l'or le plus fin &
& le plus doux ; parce qu'il eft plus
fouple, moins fujet à fe rompre, &
qu'il conferve toujours fa couleur.

Pour exécuter cette opération, on
fait affeoir le fujet dans un fauteuil d'u-

(4) Voyez les Figures 2. & 3. de la Planche 28.

ne hauteur convenable, sa tête appuyée contre le dossier, le Dentiste étant devant la personne, ou à côté. Pour lors il passe le milieu de son fil dans l'espace de quelques unes des dents les plus solides & les plus voisines de celle qu'il faut assujettir. Ensuite il prend les deux bouts de ce fil, les fait passer, en les tenant toujours un peu ferme, de dedans en dehors, & de dehors en dedans, entre la dent solide & celle qui est chancelante. Lorsque ces deux bouts de fil d'or ont été croisez dans ce premier intervale, on continuë de même, en les croisant à chaque intervale, jusqu'à ce qu'on soit parvenu à celui des deux premiéres dents du côté opposé. Si l'intervale est trop serré près de la gencive, il faut l'élargir avec la lime, jusqu'à cette même gencive, étant absolument nécessaire que chaque intervale soit suffisant pour permettre l'entrée de ce fil: De là on revient passer de nouveau ce même fil par tous les endroits où on l'a déja passé, ce que l'on réitére jusqu'à trois, ou quatre fois, s'il est nécessaire. L'on affermit davantage la dent la plus ébranlée par un tour circulaire de plus, avec l'un des bouts des fils d'or, en répassant sur

chaque

chaque dent. Lorſqu'on eſt parvenu à
la derniére dent ébranlée, & que tous
les tours de ce fil ſont finis, on fait
avec chaque bout de ce même fil deux
tours de ſuite, en embraſſant celle-ci :
Après quoi on retord les deux bouts
de ce fil, on les coupe à une ligne ou
environ de la dent, les retordant de
nouveau avec les pincettes (a) à horloger, autant qu'il eſt néceſſaire, &
les engageant dans l'intervale, vis-à-
vis duquel on les a retordus. Si ce fil
d'or en le retordant trop fortement
pour l'arrêter, ſe caſſoit, il faut défaire le dernier tour de ce fil qu'on a fait
à la derniére dent, & retordre de nouveau les deux bouts.

A meſure que le fil d'or s'applique
ſur les dents, on doit l'arranger à fleur
de la gencive avec une ſonde mouſſe,
ou un des petits introducteurs, ou fouloirs, dont on ſe ſert pour plomber les
dents.

Il faut encore obſerver qu'on ne doit
approcher le fil d'or des gencives, qu'en
cas que les gencives ne ſoient pas conſumées, ou affaiſſées, & que les dents
ne ſoient pas par conſéquent beaucoup

(a) Voyez la Figure 1, de la Planche
17.

plus découvertes qu'elles ne le doivent être naturellement.

De cette maniére la fituation des tours de ce fil rend ces dents beaucoup plus fermes, que fi l'on avoit approché ce fil à fleur de la gencive ruinée ; car ces tours de fil d'or fe rencontrant trop bas, les dents en feroient bien moins affermies. Si les intervales font trop peu étendus du côté de l'extrêmité extérieure des dents, & qu'il foit impoffible d'y paffer le fil de la maniére que je viens de le dire, il faut l'introduire à chaque intervale, comme fi l'on vouloit enfiler une éguille. Avant que de placer le fil d'or, on doit encore obferver qu'il faut néceffairement faire avec la lime une petite coche, ou petit enfoncement à la partie extérieure de chaque dent qu'on veut rafermir, & où le fil d'or doit être appliqué. Cela empêche qu'il ne gliffe trop près de la gencive, qu'il ne fe relâche, & que la dent ne s'en échape dans la fuite. On ne doit pas craindre que ces coches foient capables de gâter les dents, elles ne périffent jamais par cet endroit.

Lorfque les dents font chancelantes jufqu'au point de tomber d'elles-mê-

mes, ou d'être ôtées aisément, si la
cavité de leurs alvéoles n'a point perdu
entiérement sa profondeur, on peut les
y remettre, après avoir percé chaque
dent par deux trous, l'un à côté de
l'autre à fleur de la gencive, lesquels
trous perceront à jour la dent par ses
parties latérales.

Si c'est aux dents de la machoire inférieure qu'on fait ces trous, on fait
une rainure à la dent, (a) pour loger
le fil d'or un peu au-dessus de ces mêmes trous dans toute sa circonférence :
Cette rainure sera plus ou moins large & profonde suivant l'épaisseur de la
dent. Si c'est aux dents (b) de la machoire supérieure, on fait la rainure
au-dessous des trous.

Avant que de replacer les dents
dont il s'agit, dans leurs alvéoles, on engage le milieu du fil d'or entre les deux
dents voisines les plus solides. Lorfqu'on est parvenu en croisant le fil
l'intervale de la premiére dent qui est
percée, on passe les deux bouts du fil
dans ces deux trous ; puis on loge la
dent dans son même alvéole, dans le-

(a) Voyez la Figure 2. de la Planche 17.
(b) Voyez la Figure 3. de la Planche
17.

L ij

quel on l'enfonce le plus qu'il est possible.

S'il y a plusieurs dents à enfiler, qu'elles soient voisines les unes des autres, on les enfile de suite avant que de les enfoncer; après quoi on embrasse la dent la plus voisine de la derniére de celles-ci avec le fil d'or pour aller gagner l'intervale le plus prochain, dans lequel on l'engage, en l'y croisant. On continuë de même d'embrasser les dents chancelantes jusqu'à la plus affermie, qui doit servir d'appui : De là on revient par plusieurs croisemens & tours de ce même fil à la dent solide par laquelle on a commencé. On réitére cette manœuvre autant qu'il est nécessaire, pour bien affermir ces dents; & on observe de multiplier plus ou moins les tours de ce fil, sur celles qui sont les moins affermies, en se servant de la rainure, pour les mieux assujettir. On arrête ce fil de même qu'il a été dit à l'occasion des dents chancelantes, qu'on rafermit sans les percer.

Quand la cavité de l'alvéole a perdu de sa profondeur, & que la dent est plus longue qu'il ne faut, on doit racourcir la dent par sa racine en la li-

mant , ou en la fciant ; afin que fon extrêmité extérieure fe trouve au niveau
de fes voifines. Comme ordinairement
on découvre la cavité de la racine de
la dent , pour peu qu'on la diminuë
par fa racine , il la faut remplir de
plomb , quand cela arrive.

S'il fe trouve que les intervales des
dents chancelantes foient plus larges
qu'ils ne doivent l'être naturellement ,
& que les croifemens des fils ne foient
pas fuffifans pour affermir chaque dent,
il faut mettre à chaque intervale trop
large , un petit coin en couliffe (a) fait
de dent de cheval marin. Chaque coin
ne doit point excéder l'épaiffeur des
dents : Il n'aura qu'environ une ligne
de hauteur , & fera proportionné d'ailleurs à l'intervale dans lequel on l'introduira.

Ces coins ont deux trous & deux
échancrures fur leurs parties latérales :
On loge dans ces échancrures les deux
parties latérales des deux dents qui laif-
fent un trop grand intervale , lequel
fe trouve alors rempli. Ces deux trous
fe font auprès des extrêmitez de ces
coins, ils fervent à donner paffage aux

(a) Voyez les Figures 5. & 6. de la Planche 17.

L iij

deux bouts du fil d'or, lorſqu'ils y ſont
parvenus.

Ces petits coins ſervent à aſſujettir
les dents : On les place dans la partie
de l'intervale la plus proche des gencives ; afin que la lévre les cache, qu'ils
ſoient moins apparens, & que le fil
d'or ne ſoit pas trop éloigné des gencives. Si ces intervales ſont très-grands,
on les remplit avec une dent artificielle ; & s'ils ſont encore augmentez par
la perte de quelques dents, pour réparer ce défaut, on y en loge d'artificielles (a) contiguës l'une à l'autre
par le talon, ou la partie qui doit être
poſée ſur la gencive, mais diviſées
pourtant depuis là juſqu'à leur extrêmité : Ou bien l'on peut encore remplir ce même intervale avec deux
dents humaines proportionnées à ſon
étenduë.

On ne ſe ſert de petits coins, que
dans le cas où l'on ne ſçauroit loger des
dents naturelles, ou artificielles dans
les intervales des dents. Leur uſage
n'eſt pas, comme l'on voit par toutes
ces circonſtances, pour occuper toute
la longueur de l'intervale : Ils n'ont
d'autre utilité que celle de rafermir les

(a) Voyez la Figure 4. de la Planche 17.

dents, en fervant d'appui immédiat à leurs parties latérales.

A l'égard de l'affermissement des dents de la machoire supérieure, il n'y a qu'à fuivre la méthode que je viens de propofer pour les dents de la machoire inférieure. Par cette méthode on rafermit, non-feulement les incifives & les canines, mais même encore les molaires.

S. M. Dionis (*a*) avoit connu les moyens que je viens de propofer pour le rafermiffement des dents, lorfqu'elles font chancelantes, je fuis perfuadé qu'il n'auroit pas confeillé de les ôter: Au contraire il auroit préféré à la maxime qu'il donne pour conftante, la méthode circonftanciée que je viens de décrire; puifqu'en la fuivant, on peut conferver les dents en leur place pendant le cours de la vie, & qu'on les rend capables de faire les mêmes fonctions qu'elles faifoient avant que d'être ébranlées. Le bon fuccès de cette méthode nous permet d'appeller du fentiment de cet Auteur; car il faut convenir que l'opinion d'un homme fi célébre a pû caufer la perte des dents

(*a*) A la page 522. de fon Traité des opérations de Chirurgie.

L iiij

de plufieurs perfonnes, aufquelles on
auroit pû les conferver : Au refte fans
m'arrêter davantage à détruire le fentiment d'un Auteur également refpe-
ctable par fes connoiffances & par une
expérience confommée, & dont la mé-
moire d'ailleurs eft en vénération, je
prétens feulement établir l'utilité de la
méthode que je propofe, fondée fur
mes expériences. J'ai crû être obligé
de m'étendre plus particuliérement
dans l'explication de cette méthode ;
d'autant mieux que perfonne avant
moi, n'a, comme je le crois, pratiqué
la maniére de rafermir les dents naturelles, de la façon que je l'enfeigne,
ni celle de les remplacer après les avoir
ôtées, ou lorfqu'elles font tombées.

*Explication de la Planche XVII.
qui contient la figure de plufieurs
Inftrumens, lefquels fervent à
affermir les Dents.*

LA *Figure I.* repréfente de petites
pincettes à horloger, qui fervent à
tordre le fil d'or dont on fe fert pour
rafermir les dents.

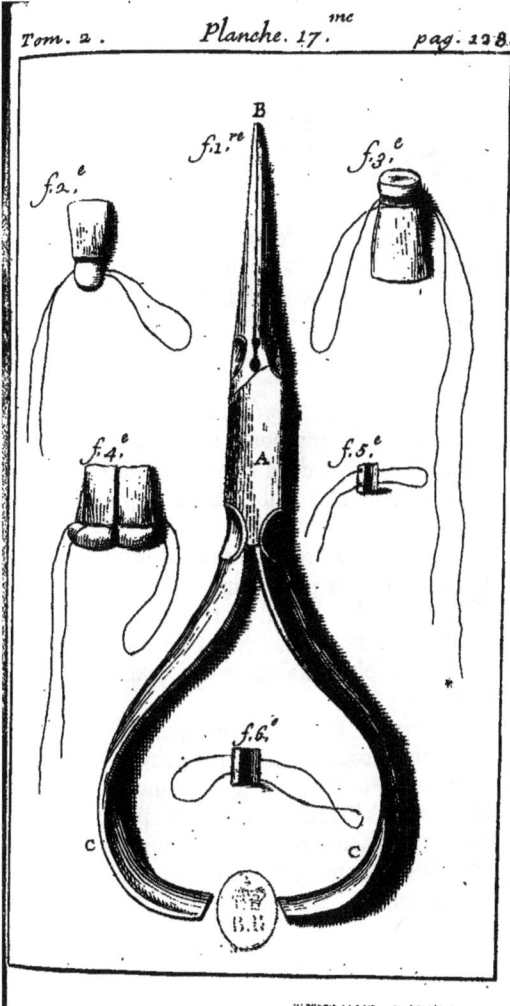

A.   Le corps de cet inſtrument.

B.   Son extrêmité antérieure.

C. C. Ses branches recourbées de dedans en dehors, & de dehors en dedans.

La Figure II. repréſente une des dents inciſives de la machoire inférieure percée au-deſſous de la rainure, & enfilée d'un fil d'or qui ſert à l'attacher à celles qui tiennent encore à la bouche.

La Figure III. repréſente une autre inciſive de la machoire ſupérieure, percée au-deſſus de la rainure, & enfilée d'un fil d'or qui ſert au même uſage.

La Figure IV. repréſente deux inciſives artificielles pour la machoire inférieure enfilées d'un fil d'or, ſervant à les aſſujettir dans le lieu où on les ſubſtituë à la place de celles qui manquent.

Les Figures V. & VI. repréſentent deux coins à couliſſe, ſervant à aſſujettir les dents lorſqu'elles ſont chancelantes, & qu'elles laiſſent des intervales entr'elles ſuffiſans pour les introduire : Ces coins ſont enfilez d'un fil d'or pour les aſſujettir aux dents voiſines.

CHAPITRE X.

Description & usage des Instrumens nommez Déchaussoir, Poussoir, Pincettes, ou Daviers, & Levier, qui servent à opérer pour ôter les Dents.

LES instrumens qu'on employe pour ôter les dents & leurs racines séparées, sont de cinq espéces; sçavoir, le déchaussoir, le poussoir, les pincettes, le levier & le pélican.

La première espéce est appellée déchaussoir; (*a*) parce qu'il sert à détacher les gencives du corps de la dent, ou des racines, lorsqu'il en est besoin pour les tirer : Cet instrument est fait en forme de croissant dans l'étenduë de sa partie tranchante, qui est plate & devient plus mince à mesure qu'elle approche de sa pointe : Sa lame est large d'environ deux lignes dans sa partie la plus étenduë, sa longueur d'environ dix lignes, tranchante dans toute son étenduë en sa partie concave : Sa partie convéxe forme un dos, qui en s'ap-

(*a*) Voyez la Figure 1. de la Planche 18.

prochant de la pointe, devient très-
tranchant : Sa tige eſt arrondie, piramidale & longue d'environ deux pouces : Elle ſe termine du côté du manche par une ſoie quarrée pour la mieux
engager. Ce n'eſt pas ſans raiſon que
je recommande, nonobſtant l'opinion
contraire de certains Auteurs, que cet
inſtrument ſoit d'un tranchant fin des
deux côtez vers ſa pointe : La raiſon
en eſt, qu'il fait non-ſeulement beaucoup moins ſouffrir, lorſqu'il ſépare
les gencives des dents, qu'il le feroit
s'il n'étoit pas tranchant des deux côtez, ou ſi ſon tranchant n'étoit pas
aſſez fin. Il arriveroit pour lors que
les gencives déchirées cauſeroient une
douleur violente dans l'opération, &
que la dent étant ôtée, ces gencives
auroient plus de peine à ſe réunir. Pour
éviter ces deux inconvéniens, je me
ſers du déchauſſoir tranchant des deux
côtez ; mais comme le même qui ſert
à déchauſſer les dents, quoique très-
propre à ouvrir différens abcès dans la
bouche, après avoir appuyé contre des
parties oſſeuſes, peut s'émouſſer, il
faut en avoir un ſemblable, qui ne
ſerve qu'à ouvrir les abcès, ou tumeurs
de la bouche. J'ai crû devoir m'éten-

dre fur ces circonftrances, plutôt que
de m'amufer à faire une plus ample
defcription d'un inftrument auffi fimple & auffi connu.

La feconde efpéce d'inftrument fe
nomme pouffoir : (a) Il fert à ôter les
dents, leurs racines, ou chicots, en
pouffant de dehors en dedans. Cet inftrument a une tige & deux extrêmitez:
Sa tige eft ronde, ou a plufieurs pans;
ce qui eft indifférent : Cette tige eft
longue d'environ deux pouces, plus
étenduë dans fa partie convéxe, que
dans fa partie concave : Sa partie concave eft unie du côté de fon extrêmité dentelée, & fa convéxité eft un peu
arrondie. A cette extrêmité il y a une
échancrure qui forme deux dents, par-
tageant la concavité & la convéxité en
deux moitiez, l'une droite & l'autre
gauche, prifes fur la largeur de l'extrêmité de fon demi-croiffant, ou de fa
coûbure : Cette extrêmité eft large
d'environ deux lignes. A l'extrêmité
oppofée il y a une mitte convéxe du
côté de fa tige, & plate du côté oppofé. Cette mitte fert à orner l'inftrument, & à le mieux affermir dans fon
manche au moyen d'une foie quarrée

(b) Voyez la Figure 2. de la Planche 18.

fuffifamment longue, que l'on cimente
avec du maftic dans la cavité du manche qui la reçoit : Ce manche doit être
en forme piramidale & beaucoup plus
gros par fon extrêmité oppofée à la
mitte : Il doit être arrondi, ou à plufieurs pans, de la longueur d'environ
deux pouces : Son gros bout doit être
à peu près arrondi en forme de poire :
La matiére la plus ordinaire dont on
fait ces fortes de manches, eft l'ivoire,
l'ébeine, ou quelqu'autre bois convenable.

Lorfqu'on veut fe fervir de cet inftrument, on l'empoigne de façon que
fon manche appuie fur le centre du dedans de la main : Le pouce & les autres
doigts l'embraffent ; tantôt on allonge
le pouce fur la tige, tantôt l'indicateur,
tandis que les dents de cet inftrument
appuyent fur la dent, ou fur le chicot
que l'on veut enlever. On pouffe la
dent, ou le chicot de dehors en dedans, baiffant le poignet. Lorfque c'eft
aux dents de la mâchoire inférieure
qu'on fait cette opération, on donne
un mouvement d'élévation avec le poignet, qui produit un effet à peu
près femblable à celui que les doigts
produifent en faignant, lorfqu'on exé-

cute la ponction & l'élévation.

Lorfqu'on fe fert du pouffoir aux
dents de la machoire fupérieure, l'on
tient & l'on appuie de même cet inftrument, en fléchiffant le poignet de
bas en haut, & l'on produit ainfi le
même effet. On peut, fi l'on veut, ajouter fur la face convéxe de cet inftrument, une efpéce de crochet tourné à
contre-fens, femblable à l'extrêmité
dentelée du pouffoir : Ce crochet fert à
tirer en dehors de la bouche les racines, ou les dents qu'on ne peut enlever, en pouffant de dehors en dedans.

Il y a encore un autre crochet fimple, (*a*) dont les dimenfions font à
peu près de même que celles de l'inftrument précédent. Ce crochet ne différe de cet inftrument, que par fa partie antérieure, qui eft formée par un
bizeau, dans la face duquel on a pratiqué une goutiére, qui s'étend depuis
la face fupérieure de la tige jufqu'à
l'intervale des deux petites dents. Le
crochet fimple dont nous parlons, foit
en bizeau, foit à furface convéxe, eft
préférable au double ; parce que le
double inftrument à crochet eft plus

(*a*) Voyez la Figure 3. de la Planche 18.

embaraſſant en opérant, & qu'il ne
ſçauroit ſervir à ceux dont la bouche
ne peut s'ouvrir facilement, ou à cauſe des brides, ou de quelqu'autre in-
diſpoſition. Ainſi un crochet plus crochu étant néceſſaire pour tirer les
dents, lorſqu'il s'agit d'opérer de dedans en dehors, au lieu de mettre le
pouſſoir & le crochet ſur la même tige, il eſt à propos que chacun de ces
deux inſtrumens ait ſa tige particuliére, & ſon manche particulier; de ſorte qu'on ne doit ſe ſervir que du pouſſoir, ou crochet ſimple, dont l'un eſt
employé, comme nous l'avons dit,
pour pouſſer de dehors en dedans, &
l'autre pour attirer de dedans en dehors.

Ces deux inſtrumens doivent être
d'un bon acier, modérément trempé.
Leurs dents ſeront aſſez pointuës;
parce qu'il faut qu'elles entrent & s'engagent en quelque maniére en opérant
dans le colet, dans la racine, ou dans
le chicot de la dent que l'on veut ôter.
Comme la dent n'eſt point émaillée
dans ces parties-là, les dents de cet
inſtrument la pénétrent ſuffiſamment;
ce qui ne contribuë pas peu à rendre
l'extraction de la dent, ou du chicot

qu'on veut ôter , plus facile & plus
certaine.

Quand on ôte les racines des dents
molaires du côté droit de la machoire
inférieure , & qu'elles font trop couvertes des gencives , le pélican ne pouvant
agir fur elles , après qu'on a placé la
perfonne fur un fauteuil , on fait avec
la pointe du déchauffoir une incifion
longitudinale , ou cruciale à la gencive ,
jufqu'à la racine que l'on découvre par
cette incifion ; & fi l'on connoît par
le moyen de cette incifion , que le bord
intérieur des racines des dents foit entiérement détruit , on doit fe fervir du
pouffoir. Lorfque les racines ne tiennent pas beaucoup , la perfonne étant
affife fur une chaife baffe , le Dentiste
étant placé à fon côté droit , tient l'inftrument de fa main droite , ayant fon
pouce & fon doigt indicateur au long
de la partie convéxe du pouffoir : Il pofe l'extrêmité antérieure de cet inftrument fur la furface extérieure des racines qu'il veut ôter : Avant que de les
pouffer du côté de la langue , il paffe
fon bras gauche par-deffus la tête du
fujet , il place fon pouce gauche entre
les racines & la langue , afin d'empêcher cette partie d'être touchée par
l'inftrument,

l'inftrument, le doigt indicateur appuyant fur la face extérieure des dents,
qui font entre les incifives & les racines qu'il veut ôter, & les autres doigts
portant fous le menton pour l'affermir :
Le Dentifte pouffe alors l'inftrument,
autant qu'il eft néceffaire, pour faire
fortir les racines.

Quand il s'agit de faire la même opération au côté gauche de cette machoire, on paffe du même côté, en ôtant
fon bras gauche de deffus la tête du fujet, pour y paffer le bras droit, qui
fait alors la même fonction que faifoit
auparavant le bras gauche de l'autre
côté : On peut faire la même opération, fi l'on veut, fans changer de place, il fuffit d'être ambidextre, & de
changer l'inftrument de main.

Lorfqu'il eft queftion d'opérer aux
incifives & aux canines avec le pouffoir,
on fe met à fon choix dans la fituation
la plus commode : On fait affujettir la
tête du fujet fur le doffier : On fait agir
le pouffoir de dehors en dedans, comme on a dit ci-deffus. Après avoir ôté
les dents, ou leurs racines, il faut laiffer un peu faigner la gencive & faire
laver la bouche du malade avec de l'o-
xicrat un peu tiéde : Il faut preffer en-

fuite avec le pouce & le doigt indicateur les parois des gencives ; foit qu'elles foient écartées, ou non. Par ce
moyen on diminuë le vuide, que la
dent laiffe après fa fortie.

Les racines qui ne tiennent pas beaucoup, qui ont de la prife du côté de la
langue, ou qui n'ont pas été détachées
avec le pouffoir, doivent être attirées
en dehors avec le crochet recourbé deftiné à cet ufage, le Dentifte étant pour
lors placé à côté, ou devant la perfonne.

Les racines, ou chicots des dents de
la machoire fupérieure feront ôtées avec
le pouffoir, de même que celles des
dents de la machoire inférieure, en
faifant à chaque côté ce que nous avons
dit de faire à celles d'en bas.

Il eft à propos, lorfque ces racines
paroiffent un peu difficiles à ôter, que
le Dentifte paffe derriére le fujet, pour
lui affujettir la tête contre fon eftomac:
Après quoi il doit faire les fonctions néceffaires pour opérer en chaque machoire fuivant la méthode qu'on vient
de donner.

S'il arrivoit, après s'être fervi du
pouffoir, ou de quelque autre inftrument, que la racine fût encore atta-

chée à quelque portion du fond de l'alvéole, & qu'elle y fût comme perduë,
il faudroit achever de l'ôter avec les
pincettes en bec de Gruë, ou de Corbeau.

Lorſque les racines, ou les dents,
tiennent trop, pour être ôtées en les
renverſant avec le pouſſoir, ou avec les
autres inſtrumens, de la maniére que je
viens de le rapporter, on peut les ôter
avec le pouſſoir, en obſervant les circonſtances qui ſuivent. On fait aſſeoir
celui ſur qui on doit opérer, ſur une
chaiſe très-baſſe : Le Dentiſte ſe place
derriére; puis étant élevé au-deſſus du
ſujet, il affermit ſa tête contre ſa poitrine, il poſe le pouſſoir ſur la face extérieure des chicots, ou de la dent, il
fait enſorte que le pouſſoir réponde en
ligne directe au point d'appui ſur lequel
la tête ſe trouve poſée : Après cela tenant l'inſtrument de ſa main gauche, il
tient de ſa main droite une livre de
plomb en maſſe, dont la face extérieure eſt un peu concave & garnie de
drap. Avec cette maſſe de plomb, (a)
il frappe ſur le manche du pouſſoir, &
d'un ſeul coup, s'il eſt poſſible, il jette
la racine, ou la dent du côté de la

(a) Voyez la Figure 1. de la Planche 28.

M ij

langüe : Il doit obferver de bien retenir le poulſoir, pour éviter qu'il n'of-
fenſe quelque partie de la bouche. Cette maniére d'ôter les dents, ou les racines féparées de leur corps, eſt la même, ſoit que l'on opére ſur l'une, ou
ſur l'autre machoire.

Lorſqu'il y a quelques dents ſur la
ſurface intérieure, ou extérieure des autres dents, c'eſt-à-dire, quelques ſur-
dents, qui n'ont pû être arrangées par
aucuns moyens, & ſi elles nuiſent aux
fonctions de la bouche, ou qu'elles
ſoient cariées, douloureuſes, ou difformes, il faut néceſſairement les ôter.
Si elles ſont ſur la ſurface intérieure
des autres dents, on les ôte avec le
poulſoir, ou avec les pincettes droites ;
mais lorſque la carie ſe trouve du côté
extérieur des autres dents, c'eſt-à-dire,
à l'endroit où il faut poſer le poulſoir,
on doit abandonner cet inſtrument,
pour ſe ſervir du pélican. On commence par limer la partie latérale des
deux dents voiſines qui ſont à côté, afin
d'élargir, ou d'augmenter l'intervale,
pour faciliter le moyen de tirer de dedans en dehors la dent cariée & mal
arrangée. Lorſqu'une dent eſt poſée
contre la ſurface extérieure des autres

dents, on fe fert du pélican, ou des
pincettes droites, s'il y a de la prife,
pour tirer cette dent, ou ce chicot.

Pour ôter avec le pouffoir celles qui
font fur la furface intérieure des autres
dents, & qui ne tiennent pas beaucoup,
on n'a que faire d'employer la maffe de
plomb : Le Dentifte fe met devant, ou
au côté droit du fujet, s'il veut travailler à la machoire inférieure, ou il fe
met derriére, s'il s'agit de la machoire
fupérieure.

Lorfque les dents tiennent fi fort
qu'on eft obligé de fe fervir de la maffe
de plomb, le Dentifte fe place derriére
la perfonne, obfervant ce qui vient
d'être dit pour les autres.

Lorfque ces fortes de dents ont de
la prife, foit qu'elles foient fituées fur
les furfaces extérieures des autres dents,
foit qu'elles foient fituées fur les furfaces intérieures des mêmes dents,
on peut les ôter avec les pincettes droites, pourvû qu'elles ne tiennent pas
trop.

Si l'on fe fert des pincettes droites,
pour ôter les dents, & que les dents,
qu'il s'agit d'ôter, foient du côté droit,
ou au-devant de la machoire inférieure,
le Dentifte fe place derriére le fujet,

tenant l'inftrument de fa main droite :
Il ferre la dent, & éléve l'inftrument
en devant, en donnant un tour de
poignet : Il enléve de cette façon la
dent qu'il s'agit d'ôter. Pour ôter les
dents du côté gauche, il tient l'inftrument de fa main gauche. Lorfqu'il opére à la machoire fupérieure, il eft fitué
du côté droit, ou devant le fujet,
ayant un genou à terre, s'il en eft befoin. A l'égard des dents qui font fituées fur la furface extérieure des autres, il ne peut les ôter qu'avec le pélican, lorfqu'elles tiennent beaucoup :
La façon de les ôter ne différe point
de celle dont nous parlerons dans la
fuite.

En fuivant la méthode que je viens
de décrire, on ôte, fans rien craindre,
les dents qui font hors de rang, & qui
font placées fur la furface extérieure,
ou fur la furface intérieure des autres
dents.

L'inftrument de la troifiéme efpéce
eft nommé pincette, parce qu'il pince
& preffe le corps de la dent qu'on veut
ôter. Quelques unes de ces pincettes
font courbes, d'autres font droites : Il
y en a auffi en façon de bec de perroquet, dont la machoire fupérieure eft

plus étenduë, & se recourbe de haut
en bas : L'inférieure moins étenduë se
recourbe de bas en haut. Il y a au contraire d'autres pincettes, dont les machoires sont à côté l'une de l'autre, se
recourbant d'abord toutes deux de haut
en bas, & de dehors en dedans.

De ces pincettes recourbées, il y en
a encore qui le sont en façon de bec de
Gruë, ou en bec de Corbeau. Le davier ordinaire est celui qui est fait en bec
de Perroquet, dont l'extrêmité de chaque machoire a deux dents formées par
une échancrure : A la face concave de
la machoire inférieure de cet instrument, il faut observer de rendre la cavité encore plus grande & plus profonde, pour mieux loger & embrasser
la convéxité du corps de la dent. Il faut
que dans cet endroit-là cet instrument
soit en façon de chagrin, ou dentelé,
afin que l'instrument ne glisse pas sur la
dent. Toutes ces pincettes, tant courbes, que droites, seront à jonction pas-
sée, leurs branches jointes ensemble par
le moyen d'un clou rivé des deux côtez
à rivure perduë, & d'une grosseur suffisante pour résister avec force dans le
tems que l'instrument agit. Ce clou
sert d'axe & de point d'appui, tandis

que la réfiſtance ſe rencontre du côté
de la dent que les machoires de l'inſtrument embraſſent; & que la puiſſan-
ce doit agir vers l'extrêmité oppoſée de
ſes branches.

Les pincettes, ou daviers, dont les machoires ſont courbes de haut en bas, &
réciproquement recourbées de dehors
en dedans, doivent avoir deux petites
dents à l'extrêmité de chaque machoire.
Ces dents ſont ſéparées par une petite
goûtiére : Elles doivent auſſi être dentelées dans leur ſurface intérieure juſqu'à l'extrêmité de leurs dents, de l'é-
tenduë de deux ou trois lignes : La ſurface intérieure des machoires des pincettes droites doit être diſpoſée de
même.

La ſurface intérieure des machoires
des pincettes en bec de Gruë, ou de
Corbeau, doit avoir une goûtiére un
peu plus ample, que celle des précédentes.

Les deux ſortes de daviers, dont
nous venons de parler, ſervent à ôter
les dents de différentes eſpéces. Les
pincettes droites ſervent ſurtout à ôter
les inciſives & les canines. Les pincettes en bec de Gruë, ou de Corbeau,
ſervent pour ôter certaines racines profondes,

fondes, déja ébranlées, & qu'on ne
peut ôter avec les autres inſtrumens.

Ces ſortes de pincettes, ou daviers,
ſont ſi connus & d'un uſage établi depuis ſi longtems, qu'il me paroît ſu-
perflu de m'étendre davantage ſur leur
ſtructure. Il ne me ſeroit pas difficile,
ſi je voulois entrer dans un plus grand
détail, de donner une deſcription exacte & circonſtanciée de chacun de ces
inſtrumens, (a) & de chacune de leurs
parties ; mais je la regarde comme inutile : Il me paroît ſeulement qu'il n'eſt
pas hors de propos de faire remarquer
par quelle raiſon je rejette les reſſorts
que l'on ajoute ordinairement à cet
inſtrument, pour faciliter l'ouverture
de ſes branches. Outre que le reſſort
eſt ſouvent incommode, il arrive que
par ſa vertu élaſtique, il diminuë la
force de la main qui empoigne les
branches de l'inſtrument pour opérer.

La quatriéme eſpéce d'inſtrument
qui ſert à ôter les dents, ſe nomme élé-
vatoire, ou levier. (b) Cet inſtrument
reſſemble en quelque maniére au trai-
toir, ou chien, dont les Tonneliers ſe
ſervent, pour engager les cerceaux au-

(a) Voyez les Planches 19. & 20.
(b) Voyez la Figure 1, de la Planche 11.

Tome II. N

tour de la futaille. Il eſt compoſé de
quatre piéces, ſçavoir d'une tige, d'un
écrou en maniére d'olive, d'une branche courbée en crochet & d'une vis.
La tige ſe diviſe en pluſieurs parties,
ſçavoir en ſa partie ronde vers ſon extrêmité antérieure & en ſa partie tournée en vis, près de laquelle il y a une
mitte, qui ſépare la vis d'une ſoie.
Cette ſoie s'aſſujettit dans le manche
de cet inſtrument au moyen d'une ro-
ſette ſur laquelle elle eſt rivée. : Ce
manche eſt fait en forme de poire : La
tige de cet inſtrument oppoſée au manche, eſt cilindrique, & coupée un peu
obliquement par ſon extrêmité : Cette
extrêmité a dans ſon milieu une goutiére ſuivant ſon obliquité : Les faces
obliques ſituées ſur les côtez de cette
goutiére, ſont dentelées : L'écrou en
olive eſt percé ſuivant ſa longueur, &
par ce moyen il ſe monte ſur la tige,
en s'engageant dans ſa vis : Il s'éléve
dans un endroit de la ſurface extérieure, une éminence plate par ſes parties
latérales, percée dans ſon milieu &
arrondie dans ſa circonférence : La
branche eſt courbée à l'extrêmité antérieure, & depuis ſa courbure juſqu'à
l'extrêmité poſtérieure elle eſt droite,

ayant une face plate inférieure, qui
s'étend depuis sa courbure, jusqu'à la
même extrêmité postérieure de cette
branche : Toute la circonférence oppofée à cette face, peut être arrondie, ou
à plusieurs pans : L'extrêmité de la face intérieure du crochet a une échancrure, qui sépare la même extrêmité en
deux dents pointuës : La même surface
est un peu dentelée : L'extrêmité poftérieure de la branche se trouve plus
large & plus épaisse, que ne l'est le refte de son étenduë, elle est applatie
fur les côtez, & arrondie du côté du
dos, & du côté du crochet : Elle a
une féparation dans son milieu, qui
fert à loger l'éminence de l'écrou : Ses
parties latérales applaties font percées,
& le trou de la partie latérale gauche
est placé à l'écrou, pour retenir la vis
lorfqu'elle a passé dans le trou qui est
de l'autre côté & dans celui qui est à
l'éminence de l'écrou. De cette affemblage il réfulte une charniére, qui af-
femble la branche à crochet avec l'é-
minence de l'écrou. Pour affembler
cette branche avec la tige, il n'y a
qu'à faire passer la tige dans l'écrou
percé à jour : Tournant enfuite de gauche à droite, la vis s'engagera plus ou

moins dans l'écrou, suivant que l'on tournera plus ou moins dans un sens, ou dans un autre; & par ce moyen l'extrêmité de la branche recourbée s'éloignera, ou se rapprochera de l'extrêmité antérieure de la tige.

Les dimensions de cet instrument, sont les suivantes. La longueur de la tige, y compris sa soie, est d'environ quatre pouces : Sa partie arrondie, depuis l'extrêmité antérieure jusqu'à sa partie tournée en vis, est d'environ un bon pouce : Sa partie tournée en vis est longue aussi d'environ un pouce, sa soie d'environ deux pouces, & son manche de même, l'écrou en olive d'environ six lignes, sa branche à crochet d'environ deux pouces quatre lignes y compris sa courbure.

Il y en a qui font un assez grand usage de cet instrument; mais comme le point d'appui se trouve trop éloigné de la résistance; que d'ailleurs l'extrêmité antérieure de la tige appuie contre la partie extérieure de la dent qu'on veut ôter, tandis que le crochet de la branche est porté sur la face intérieure de cette dent, il arrive que la tige & le crochet se trouvant horizontalement opposés, cet instrument est aussi pro-

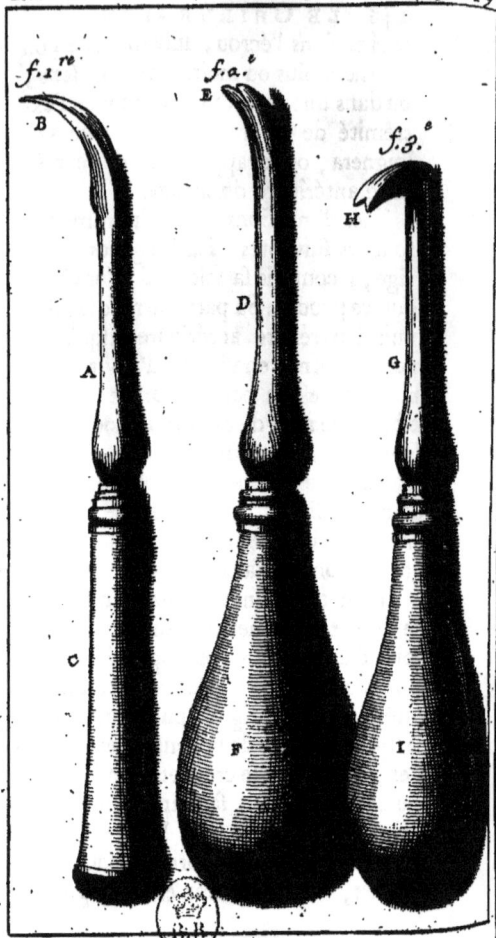

prè à casser une dent, qu'à l'ôter : Je
sçai que M. Dionis le louë beaucoup,
& dit qu'il a été inventé de son tems :
Il ajoute qu'il n'a vû personne s'en
servir, que feu M. Dubois Chirurgien
Dentiste de Louis XIV. Pour moi je
ne m'en sers que fort rarement, & seulement pour ôter les dents chancelantes, ou peu affermies, ce que le davier
seul peut faire avec plus de sûreté.

*Explication de la Planche XVIII.
qui contient la figure de trois
Instrumens qui servent à ôter les
Dents.*

L A *Figure I.* représente le déchaussoir qui sert à séparer les gencives
des dents, vû latéralement.

A. Sa tige.

B. Son tranchant, & sa courbure
pointuë.

C. Son manche.

La Figure II. représente le poussoir
qui sert à ôter les dents en poussant de
dehors en dedans, vû de façon que
sa courbure & ses deux petites dents
sont apparentes.

N iij

D. Sa tige.

E. Son extrêmité antérieure & recourbée, munie de deux efpéces de
dents, féparées l'une de l'autre par une
échancrure.

F. Son manche en forme de poire.

La Figure III. repréfente le crochet
le plus recourbé, qui fert à tirer de
dedans en dehors les dents, ou chicots, vû latéralement.

G. Sa tige.

H. Sa courbure très-recourbée,
munie de deux efpéces de dents affez
pointuës, & divifées l'une de l'autre
par une efpéce d'échancrure, ou goutiére.

J. Son manche.

---

*Explication de la Planche XIX.
qui contient la figure de deux Inftrumens pour ôter les Dents.*

LA *Figure I.* repréfente le davier,
vû de façon qu'on apperçoit les
courbures de fes machoires & fes deux
branches.

A. Le corps de cet inftrument.

B. B. Les extrêmitez dentelées

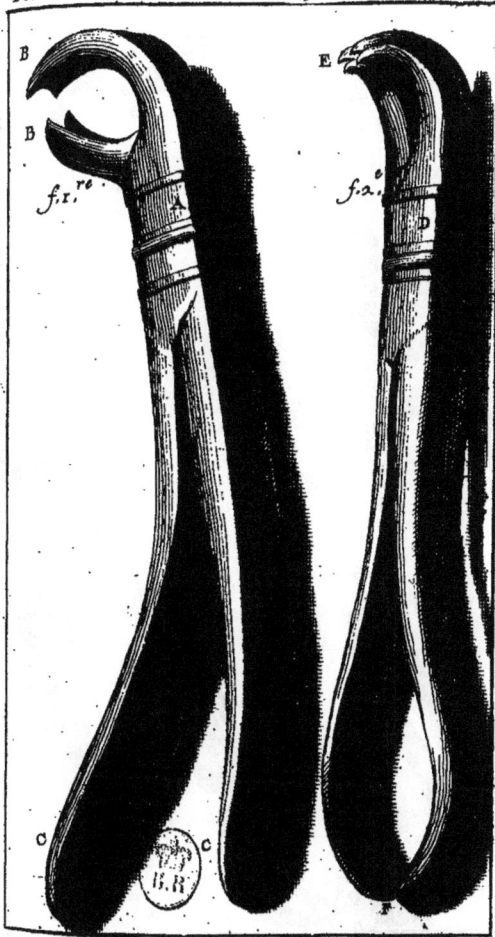

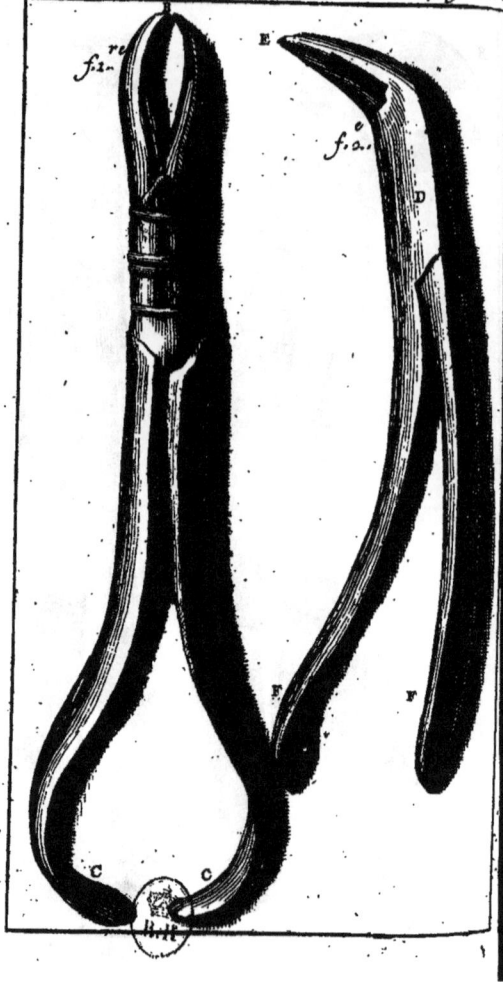

& recourbées de chacune de fes machoires.

C. C. L'extrêmité la plus étenduë de fes branches, qui fert de manche à cet inftrument.

La Figure II. repréfente un autre davier, ou pincette, dont les machoires font recourbées de haut en bas, de droit à gauche & de gauche à droit, qui fert à ôter certaines dents pour des cas particuliers, vû dans toute fon étenduë, & de façon qu'on apperçoit les courbures de fes machoires & fes quatre dents.

D. Le corps de cet inftrument.

E. Son extrêmité antérieure recourbée & dentelée.

F. Son extrêmité poftérieure, ou fes branches qui fervent de manche.

Explication de la Planche XX. qui contient la figure de deux Inftrumens pour ôter les Dents.

L A *Figure I.* repréfente les pincettes droites vûës latéralement, qui fervent à ôter certaines dents.

A. Le corps de cet inftrument.

N iiij

B. Son extrêmité antérieure, à laquelle on remarque la courbure de ses deux machoires & la dentelure de la surface intérieure.

C. C. Son extrêmité postérieure, ou ses deux branches qui servent de manche.

La Figure II. représente les pincettes en bec de gruë, ou de corbeau, vûës latéralement, qui servent à ôter les racines des dents, ou chicots.

D. Le corps de cet instrument.

E. Les deux machoires fermées, recourbées, pointuës & dentelées en dedans.

F. F. Les deux branches de cet instrument qui servent de manche.

CHAPITRE XI.

Description circonstanciée d'un nouveau pélican, & les imperfections de ceux dont on se servoit auparavant.

LA cinquiéme & derniére espéce de ces instrumens est nommée pélican. Cet instrument sert à tirer en dehors les dents, ou les chicots. Les uns font faire le pélican d'une façon, les autres d'une autre. Celui que je m'en vais décrire, eft conftruit d'une maniére qui n'a point encore paru, & j'ofe dire qu'on peut s'en fervir avec plus de fûreté & de facilité, que de tous ceux qu'on a employez jufqu'à préfent.

Le pélican dont il s'agit, doit être en premier lieu confidéré de plufieurs façons, par rapport aux différens ufages qu'on en doit faire, fuivant la différente fituation des dents, tant à la machoire fupérieure, qu'à l'inférieure.

Si nous confidérons ce pélican propre à ôter les dents plus ou moins éloignées, & plus ou moins groffes du côté droit de la machoire inférieure, & capable en même tems de les ôter au côté gauche de la machoire fupérieure, n'ayant pour lors qu'une feule branche à crochet, nous le devons regarder comme fimple. Si nous le confidérons comme capable de produire le même effet, ayant encore une feconde branche à crochet, tournée dans le même fens par rapport à fes courbures ; mais appliquée fur le corps de cet inftrument à l'oppofite de la premiére ; nous le devons regarder comme répété, double, ou jumeau fur un même corps.

Si nous confidérons ce pélican par rapport à l'ufage qu'on peut en faire au côté gauche de la machoire inférieure, & au côté droit de la machoire fupérieure, nous le regarderons comme femblable à celui qu'on vient de décrire, excepté que les courbures de fes deux branches, & celles des demies rouës feront tournées dans un fens différent, quoique d'ailleurs elles foient les mêmes ; & pour lors c'eft un fecond pélican jumeau de celui auquel il reffemble. Tout cela établit quatre pélicans femblables, montez deux à deux fur deux corps différens, quoique d'ailleurs conformes, & ne différant entr'eux que par les divers fens de la courbure de leurs branches, par les différens fens de leurs demies rouës, & par les divers ufages qu'ils produifent en opérant fur les dents aux deux côtez de l'une, ou de l'autre machoire ; tantôt en tenant cet inftrument avec la main droite au côté droit, & avec la main gauche au côté gauche. La fimilitude qui fe rencontre entre ces pélicans, aux circonftances près que je viens de rapporter, fait qu'il fuffit d'en décrire un feul, pour donner une idée parfaite de la ftructure de tous les autres, & de leur ufage en particulier.

Le pélican fimple (*a*) eft celui qui n'a qu'une feule branche coudée, & une feule demie roüe. Il eft compofé d'un corps, ou d'une piéce de bois, d'un effieu, d'une goupille, d'une branche, d'un petit crochet en forme de fer à cheval & d'une vis; le tout d'acier.

Le corps de cet inftrument, (*b*) doit être d'un bois ferme & folide, tel que le bois de buis, de cormier, &c. de la longueur d'environ cinq pouces, de l'épaiffeur d'environ dix lignes, & de la largeur, dans fa plus grande étenduë, d'environ un pouce: Dans les dimenfions de cet inftrument, il y a plufieurs chofes à confidérer: Son corps proprement pris, comprend le centre & la partie moyenne de fa longueur: Sa furface latérale gauche eft convéxe; cette convéxité fert à deux fins; 1°. Pour rendre l'inftrument plus propre à être empoigné; 2°. Pour le fortifier davantage dans l'endroit où il eft percé d'un trou très-confidérable, qui fert à recevoir l'effieu & à le fortifier. Pour donner encore plus de force au corps de cet inftrument, on

(*a*) Voyez la Planche 23.
(*b*) Voyez la Figure 2. de la Planche 21.

prend deux lames de fer, ou de léton,
fuffifamment épaiffes & larges : On
les engage en dedans & en dehors,
fuivant la longueur du manche, fans
qu'elles excédent le niveau de fa furface : On les y affujettit par quatre
goupilles rivées à rivures perduës, perçant de part en part : Son extrêmité
antérieure doit être regardée comme
la partie qui fert de point d'appui fur
les dents & fur les gencives, en opérant, & la poftérieure comme le manche de cet inftrument.

A l'extrêmité antérieure eft placée
une efpéce de demie roüe ovale qui lui
eft contiguë : Cette demie roüe eft
plate dans fes côtez, large d'environ
dix lignes, élevée d'environ cinq à fix
lignes, & épaiffe d'environ deux lignes:
Cette demie roüe eft prife dans l'extrêmité antérieure de la tíge, ou corps de
cet inftrument : Là elle eft fituée de
telle façon, qu'elle incline un peu obliquement de dehors en dedans, & de
haut en bas : L'extrêmité gauche de
l'ovale, que fa circonférence décrit,
excéde la furface latérale gauche d'environ deux lignes ; tandis que celle
qui lui eft oppofée, eft quafi à niveau
de la furface extérieure de l'extrêmité

du corps de cet inſtrument : La ſurface plate inférieure de cette demie rouë
eſt enfoncée d'environ une ligne, près
du bord oblique de la face inférieure
du corps de cet inſtrument : La même
ſurface de la demie rouë inclinée,
comme nous l'avons dit, excéde un peu,
du côté de la circonférence, le niveau
de la ſurface inférieure de l'arbre, ou
tige du corps de cet inſtrument. Toutes ces diſpoſitions ſervent à porter la
demie rouë du côté du crochet de la
branche recourbée, tandis que par ſes
courbures cette branche s'éloigne d'elle : Ces courbures ſervent encore à faire porter la demie rouë, dont la circonférence n'eſt que très-peu convéxe,
ſur pluſieurs dents à la fois, en inclinant du côté des gencives, & même
appuyant en partie ſur elles.

Sur toute la circonférence de cette
demie rouë, on ajoute un ou deux
morceaux de peau de bufle proportionnez à ſon épaiſſeur : On les attache
avec de la colle forte, & pour mieux
fortifier cette demie rouë, on colle
auſſi ſur ſes ſurfaces plates, un ou deux
morceaux de taffetas, ou de toile fine.
On met par-deſſus le tout un linge,
qu'on arrête proprement par une liga-

turé de fil à l'endroit de la jonction de
la demie rouë au corps de cet inftrument, & pour la propreté on change
de tems en tems ce linge.

A la face fupérieure de cet inftrument eft pratiquée une entaille prife
dans l'épaiffeur de fon corps, qui fe
portant obliquement de dehors en dedans, en s'étendant davantage, fe termine par un demi cercle, au-de-là du
centre de la furface fupérieure

Cette entaille eft profonde dans cet
endroit d'environ deux lignes, un peu
moins du côté de la demie rouë ; &
cela pour écarter davantage la furface
fupérieure de la demie rouë de la furface inférieure de la branche à crochet.
Ces furfaces fe trouvent d'ailleurs éloignées l'une de l'autre par un vuide
d'environ deux lignes, qui régne entre
la furface de l'entaille, & la furface
fupérieure de la demie rouë. Au centre du corps de cet inftrument, il y a
un trou d'environ quatre lignes de diamêtre : Ce trou perce d'outre en outre :
Il eft d'environ cinq lignes de diamétre : Il fert à loger un effieu, (*a*) qui
s'affujettit par fon milieu dans ce mê-

(*a*) Voyez la Figure 1. de la Planche
22.

me trou, au moyen d'une goupille, (a) qu'on place dans une engrainure pratiquée dans l'entaille suivant
sa longueur, & qui s'introduit ensuite
dans un trou pratiqué dans le corps de
l'essieu. Il faut observer que l'essieu,
dont le corps doit avoir un diamétre
proportionné à ce trou, est plus gros
dans un endroit, que dans l'autre; c'est
pourquoi on l'arrête avec la goupille
par la partie la plus étroite de son
corps.

La partie de cet essieu qui excéde
l'entaille, sert à recevoir la branche recourbée, en faisant la fonction de pivot. Il reçoit aussi un crochet qui sert
à arrêter la branche par une engrainure
près de sa tête, ou de son exrêmité : La
longueur de cet essieu, lorsqu'il doit
servir à arrêter deux branches, est en
tout d'environ un pouce; celle de son
corps servant de piédestal, d'environ
cinq lignes & demie; celle de chaque
tige, ou pivot, (car il en doit avoir
deux, lorsqu'il sert à recevoir deux
branches à un pélican double) doit
être d'environ deux lignes; son diamétre d'environ trois lignes d'épaisseur; l'excédant de la longueur de cet

(a) Voyez la Figure 1. de la Planche 22.

effieu eft employé pour les deux gor-
ges, ou rainures, & pour les têtes qui
les couvrent. Chaque rainure eft profonde dans toute fon étenduë d'environ une demie ligne, & large d'autant.

La branche recourbée (a) fe divife
en trois parties, en tige, en extrêmité
antérieure, ou crochet, & en extrêmité poftérieure, ou annulaire. Sa tige
eft quarrée : Elle a une furface fupérieure percée en forme d'écrou, pour
recevoir la vis qui foutient le crochet
en fer à cheval, (b) une furface inférieure, & deux latérales. Cette tige eft
épaiffe d'environ deux lignes, large de
trois du côté de fon extrêmité poftérieure, & de deux lignes vers la premiére recourbure. La longueur de cette tige eft depuis l'anneau jufqu'à la
première recourbure, pour l'ordinaire,
d'environ un pouce & dix lignes : Le
refte de cette tige, ou branche, s'employe à fe recourber en différens fens,
& à former fon crochet. La première
courbure fe porte de droit à gauche,

(a) Voyez les Figures 3. & 4. de la Planche 22.
(b) Voyez les Figures 5. & 6. de la Planche 22.

la

la feconde de dedans en avant, & de gauche à droit; & la troifiéme, en fe courbant de haut en bas, forme le crochet.

La premiére courbure eft d'environ fept lignes d'étenduë hors d'œuvre; la feconde a la même étenduë, & la troifiéme eft d'environ fix lignes.

A la face intérieure du crochet, il y a une goutiére, qui régne dans toute fon étenduë, & dont les bords font dentelez jufqu'à l'extrêmité du crochet par de petites traces, ou fillons traverfez faits à la lime: Une échancrure divife l'extrêmité de ce crochet en deux petites dents égales: Son extrêmité poftérieure, ou annulaire, eft plate, arrondie par fa circonférence, & percée dans fon centre d'outre en outre par un trou d'environ trois lignes de diamêtre. L'épaiffeur de cet anneau eft d'environ deux lignes du côté de la furface plate, & il a la même épaiffeur du côté de la furface circulaire.

Il faut remarquer que fi l'on monte une feconde branche à crochet fur le corps de ce même pélican, elle fera recourbée dans le même fens; mais appliquée à la face & à l'extrêmité oppofée à celle que la premiére branche occupe.

Tome II. O

On obfervera la même circonftance
pour la fituation de la feconde entaille
qui la doit recevoir.

On obfervera encore qu'au pélican
qui fert à ôter les dents du côté gauche de la machoire inférieure, & du
côté droit de la machoire fupérieure,
les courbures de la branche doivent
être tournées à celui-ci dans un fens
oppofé, c'eft-à-dire, de gauche à droit,
& de droit à gauche, excepté la derniére, qui fera dans les unes & dans
les autres de ces branches recourbées,
toujours de haut en bas, formant ainfi le crochet de leur extrêmité antérieure.

La branche recourbée eft arrêtée
dans l'entaille en fa partie annulaire
par le petit crochet en fer à cheval,
qui s'engage dans la rainure de la partie de l'effieu, qui fert de pivot. Ce
crochet a de plus une queuë formée par
une petite lame percée d'un trou à fon
extrêmité, pour donner paffage à une
petite vis, (a) qui l'affujettit dans le petit écrou pratiqué à la furface fupérieure de la tige de la branche à crochet.
La longueur de cette queuë, ou lame,

(a) Voyez les Figures 7. & 8. de la Planche 22.

eſt d'environ dix lignes, ſon épaiſſeur
d'environ une demie ligne, de même
que celle de ſon fer à cheval, qui en
ſe logeant dans la rainure du pivot, entre ſa tête & la ſurface plate de l'anneau, aſſujettit la branche par ſa partie la plus étenduë dans la cavité demi-
circulaire de l'entaille, tandis que le
reſte de la branche ſe loge, en s'avan-
çant du côté de la demie roüe dans
l'entaille. De cette façon l'inſtrument
ſe trouve monté, & en état d'agir,
l'extrêmité poſtérieure tenant lieu de
manche, quoiqu'on y ait monté une
ſeconde branche, & qu'on y ait pratiqué une ſeconde demie roüe ; & alternativement le Dentiſte ſe ſervant de
l'autre branche, le premier pélican ſervira de manche à l'autre.

Le tout ainſi diſpoſé, on peut, à ſa
volonté, ôter, ou remettre toutes ſortes de branches à cet inſtrument, pourvû que d'ailleurs chacune ſoit garnie
d'un petit crochet en fer à cheval ;
pourvû auſſi qu'elles ayent leur anneau
proportionné à la groſſeur du pivot ;
que de même la circonférence de l'anneau ſoit proportionnée à l'étenduë de
la partie circulaire de l'entaille qui la
doit recevoir, ſans que la ſurface ſupé-

O ij

rieure de la branche, excéde le niveau
de la furface fupérieure du corps du
pélican; & que le fer à cheval foit proportionné à la rainure, qui doit le recevoir.

En fuivant les circonftances que je
viens d'indiquer, on multipliera ces
pélicans jufqu'au nombre de quatre,
qui fe réduiront à deux pélicans doubles; lefquels feront propres & convenables à exécuter tout ce qui fe peut
pratiquer avec le pélican, bien mieux
que ne le feroient enfemble tous ceux
que l'on a inventez, rectifiez, & mis
en ufage jufqu'à préfent.

Chaque branche du pélican recourbée à crochet, doit être d'un bon acier:
ces branches feront polies & unies,
fans aucun autre ornement, tous leurs
angles mouffes, & ceux de leurs recourbures obtus, afin de ne point incommoder les lévres, ou les jouës.

On fait ces branches plus ou moins
longues, proportionnant la longueur
des recourbures à celles de la tige,
ainfi que la groffeur du crochet, qui
eft plus grande dans les plus grandes
branches, & plus petite dans les plus
petites. Il faut obferver que la tige de
chaque branche ait toujours par fa par-

tie postérieure & par sa tige une dimension égale, & qu'on ne doit diminuer leur volume, que vers leur extrêmité antérieure.

La premiére de ces circonstances sert à rendre toutes sortes de branches propres à tourner sur le même pivot, & à se placer dans la même entaille. La seconde circonstance fait que diversifiant les proportions antérieures des branches, on en aura par ce moyen, dont le crochet sera proportionné à tirer certaines dents, ou racines, & d'autres à tirer des dents & racines d'un différent volume & d'une différente figure : En un mot pour suppléer à tous les cas que l'on peut rencontrer dans l'extraction des dents, les branches feront plus ou moins longues par leurs recourbures, selon que l'on voudra éloigner plus ou moins de la demie roüe la derniére courbure que forme le crochet.

Quant à la trempe de ces branches, elles doivent être très-modérément trempées, un peu plus vers les dents du crochet, afin qu'elles soient moins cassantes; mais il faut pourtant qu'elles ayent une force suffisante, pour ne pas plier dans l'effort, & afin que les dents du crochet ne s'écrasent pas, & qu'elles ne viennent pas à se fausser.

Quoique le pélican, dont je viens de donner la description, ait assez de rapport à ceux dont on se sert ordinairement, il ne laisse pas d'en être différent : Ce qu'on reconnoîtra en examinant bien sa construction ; & encore mieux lorsque l'usage fera voir la différence avantageuse de ses effets.

Dans celui-ci les entailles affermissent les branches dans leur action ; avantage qui ne se rencontre pas dans les pélicans, dont on s'est servi jusqu'à présent ; parce qu'il faut à ceux-là envelopper la branche de linge, ou d'autre matiére semblable, pour l'affermir avec son corps, & que nonobstant cette précaution, elle est souvent peu ferme ; ce qui rend par conséquent son action moins sûre.

Les demies rouës se trouvent un peu plus basses que l'extrêmité des crochets, afin qu'elles appuyent en partie sur la gencive, & beaucoup moins sur les dents, que ne font les demies rouës des autres pélicans, ces derniéres étant sujettes à enfoncer, ou à ébranler les dents ; parce qu'elles ne portent pas en partie sur la gencive & en partie sur la dent, comme le font celles que je propose.

La convéxité de l'ovale de la demie roüe du pélican dont je parle, répond par sa pente à l'extrêmité de la face intérieure du crochet ; ce qui fait que sa puissance agit mieux. La garniture molette de la convéxité empêche que la gencive ne soit froissée, ni contusionnée ; & lorsque la demie roüe est posée sur la gencive, comme nous l'avons dit, la lévre se trouve logée à la partie inférieure de la demie roüe, sur la face opposée aux entailles.

Il y a des pélicans, qui au lieu de demie roüe convéxe, ont une piéce ajoutée & mouvante, en forme de demi-croissant, d'environ un pouce de longueur & d'environ deux lignes de largeur : Cette piéce est concave à sa face antérieure, & lorsqu'elle est montée, sa concavité pose contre plusieurs dents, qui doivent lui servir d'appui, tandis que le pélican agit. Cette piéce ajoutée doit être fixe ; mais elle ne l'est pas toujours sur le même appui, pendant que le corps de l'instrument sur lequel elle est montée a la liberté de se mouvoir de droite à gauche, & de gauche à droite, sans que l'extrê-

mité engagée dans la charniére, qui
la joint à la demie rouë en croiſſant,
puiſſe ſe tranſporter d'un lieu à un autre ſans déplacer ce croiſſant ; ce qui
produiroit un mauvais effet : L'écartement, que ce mouvement produit,
agiſſant dans l'endroit du pivot, avance, ou recule la branche. Pendant
qu'il produit cet effet, il arrive ſouvent un inconvénient qui en produit
un autre, & qui conſiſte en ce que ce
croiſſant attaché par le moyen de la
charniére à l'extrêmité antérieure de la
tige, ſe trouve ſouvent déplacé, lorſque le corps de cet inſtrument décrit
une ligne oblique, en ſe portant de
gauche à droite , & de droite à gauche :
Il réſulte de là, que le croiſſant étant
déplacé, il ne ſe rencontre plus de réſiſtance, & que par conſéquent la puiſ-
ſance ne peut plus agir. D'ailleurs il
n'eſt pas poſſible de ſe ſervir de cet inſtrument dans pluſieurs cas, qui quoique particuliers, ne laiſſent pas d'être
aſſez ordinaires ; ce qui fait que cette
eſpéce de demie rouë, ou de croiſſant,
étant concave par ſa face antérieure,
ſi les deux, ou trois dents voiſines de
celle qu'on veut ôter manquent, l'on
ne peut plus appuyer ce croiſſant ſur les
dents

dents voisines de la bréche, de même
que l'on appuie la demie rouë de mon
pélican. Lorsqu'il s'agit d'ôter la derniére, ou l'avant derniére des dents,
ou quelque autre qui est restée seule,
après la perte de plusieurs autres du même côté, la demie rouë en croissant,
ne pouvant point s'appuyer sur les gencives, il arrive que ces pélicans ordinaires deviennent inutiles dans ces
deux derniers cas, comme dans plusieurs autres.

En inclinant & courbant de haut en
bas les demies rouës de mon pélican,
je l'ai rendu propre à servir en toutes
sortes d'occasions, observant les circonstances que j'ai dites. Ce n'est qu'a-
près plusieurs expériences dont le succès a heureusement répondu à mes intentions, que je lui donne la préférence sur tous les autres pélicans. Par
les raisons que je viens d'exposer, il est
aisé de comprendre les inconvéniens
auxquels les pélicans ordinaires sont
sujets.

Les courbures des branches du pélican dont je me sers, facilitent beaucoup l'extraction des dents ; parce qu'elles les tirent dans un sens horizontal &
presque vertical, en même tems & de

Tome II. P

dedans en dehors, quoique les dents
foient éloignées, pourvû que l'on fça-
che d'ailleurs manier cet inftrument;
au lieu qu'il n'eft pas poffible de bien
tirer de l'alvéole une dent éloignée,
avec les branches droites, fans rifquer
d'intéreffer les dents qui font à côté,
& fans gêner beaucoup les commiffures des lévres.

La commodité de la premiére courbure fert à loger la commiffure des lévres fans les fatiguer, quoiqu'on éloigne
le crochet de la demie roüë. On s'apperçoit par ce feul ufage, que les branches droites n'ont point ces avantages;
car elles gênent confidérablement les
commiffures, lorfqu'on eft obligé d'é-
loigner le crochet de la demie roüë:
D'ailleurs elles ébranlent, ou renver-
fent fouvent les dents, qu'on veut conferver dans leur place, en portant obliquement fur elles celles que l'on ôte.

Pour profiter des avantages que mon
pélican peut produire, il faut en avoir
deux femblables, montez chacun de
deux branches recourbées, à la différence près que ces branches foient recourbées dans un fens différent, de
même que les demies roüës, pour ôter
les dents des deux côtez des deux ma-

choires : L'un fert pour le côté droit de
la machoire inférieure, & le côté gauche de la machoire fupérieure ; l'autre
au contraire fert pour le côté gauche
de la machoire inférieure, & le côté
droit de la machoire fupérieure : Les
longues branches fervent aux dents
éloignées, & les courtes à celles qui
approchent des incifives.

Il faut remarquer que le pélican qui
fert au côté droit de la machoire inférieure, ne peut fervir au côté gauche
de la machoire fupérieure, qu'en le
changeant de main. De même celui qui
fert au côté gauche de la machoire inférieure, ne peut fervir au côté droit
de la machoire fupérieure qu'en le
changeant auffi de main.

L'on pourroit encore faire un pélican double (*a*) qui ferviroit à ôter les
dents en tous les endroits de l'une &
de l'autre machoire ; pourvû que les
branches & les demies rouës fuffent
tournées & courbées dans un fens oppofé, c'eft-à-dire, que lorfque la demie rouë & la branche feroient tournées à une extrémité de droit à gauche,
la demie rouë & la branche de l'extrémité oppofée fuffent tournées de gau-

(*a*) Voyez la Planche 24.

P ij

che à droit. Celui-ci me paroît plus
commode ; mais comme le crochet d'u-
ne de ſes branches tourneroit du côté
du dedans de la main, tandis qu'on
opéreroit avec l'autre, & qu'il pourroit incommoder en opérant, je me
ſuis déterminé à donner la préférence
aux autres.

Je conſeille d'en avoir deux, chacun monté de deux branches, dont la
courbure ſoit tournée dans l'un, en chaque branche de droit à gauche, (a) &
dans l'autre de gauche à droit, (b) de
même que je l'ai dit dans ce chapitre ;
parce qu'il ſe peut trouver deux, ou
trois dents à tirer à la même perſonne, & qu'elles peuvent n'être pas du
côté où cet inſtrument pourroit les tirer ſeul. Le Dentiſte ayant dans ſes
deux mains les deux pélicans montez
de branches convenables par rapport
à leur proportion & à celle des dents
qu'il doit ôter, il lui eſt facile de tirer
pluſieurs dents de ſuite, ſans quitter
la bouche du malade ; au lieu qu'on ne
peut le faire avec ceux dont je viens
de parler, lorſque les dents ſont placées aux deux côtez de l'une, ou de

(a) Voyez la Planche 25.
(b) Voyez la Planche 26.

l'autre machoire, à moins que de fufpendre l'extraction de la feconde dent,
quand on en a ôté une, afin d'avoir
le tems de changer de branche ; ce qui
eft impatientant & incommode, tant
pour le Dentifte, que pour ceux qui
fe trouvent dans la fâcheufe néceffité
de fouffrir ces opérations.

CHAPITRE XII.

Les ufages du pélican qui fert à
ôter certaines Dents, qu'on ne
fçauroit tirer auffi facilement
avec tout autre inftrument.

DE tous les inftrumens qui fervent
à ôter les dents, un pélican tel
que celui que je décris, me paroît être
le plus utile : Son effet eft plus promt,
plus affuré que celui de tous les autres,
quand on le fçait bien manier ; fans
quoi le pélican, quelque parfait qu'il
puiffe être, eft le plus dangéreux de
tous les inftrumens qui fervent à ôter
les dents : En obfervant les circonftances requifes, nous ôtons par fon moyen
quantité de dents, & quantité de racines que nous ne pourrions pas ôter,

s'il n'avoit pas la perfection que je lui
ai donnée.

Si l'on se sert du pélican, le malade
étant situé d'une façon convenable, on
observera avec attention les circonstances suivantes.

Lorsqu'on ouvre la bouche de quelqu'un pour lui ôter une dent, il faut
observer de ne pas trop éloigner la machoire inférieure de la supérieure ; parce que négligeant cette précaution, on
s'expose à causer une luxation à cette
partie, comme il arriva à Angers à une
Religieuse de sainte Catherine, suivant
le rapport de la Religieuse même & des
autres Religieuses du même monastere:
Le Chirurgien en fut si effrayé, qu'il
ne sçût comment s'y prendre pour y
remédier ; ce qui obligea d'avoir recours à un autre Chirurgien plus expérimenté que celui-là.

Les racines & les dents qui tiennent
beaucoup, & qui ont de la prise du côté de leur surface intérieure, sont tirées avec le pélican. La manœuvre
qu'on pratique pour tirer les racines en
particulier avec cet instrument, ne différe point de celle qui convient pour
ôter les dents entiéres. On observe que
la position de la demie roüe & du cro-

chet ne doit point différer en l'un & en
l'autre côté dés machoires, qu'autant
qu'il eſt néceſſaire d'éloigner, ou d'approcher la demie rouë du crochet, à
proportion que la dent qu'on veut ôter
eſt éloignée des inciſives , & celles-ci
des molaires.

Pour affermir la branche contre le
corps de cet inſtrument, on éloigne le
crochet de la demie rouë, & on met
entre la branche & la feuillure , ou entaille, un petit morceau de papier roulé : Si la branche s'en écartoit, on l'y
arrêteroit avec un petit lacet, dont on
entoureroit l'inſtrument.

Les derniéres molaires de la machoire inférieure ſont quelquefois très difficiles à ôter, à cauſe de leur éloigne-
ment, & de l'épaiſſeur de l'os en cet
endroit : Il y a même des cas, où il
eſt impoſſible d'en venir à bout avec
le pélican ; ſurtout lorſque le nombre
de trente-deux dents eſt complet , à
cauſe du peu de priſe que le crochet
du pélican trouve quelquefois ſur la
couronne de ces ſortes de dents. Lorſqu'elles percent, ſouvent il arrive des
accidens ſi fâcheux, qu'on eſt obligé
de les ôter de quelque maniére que ce
ſoit.

P iiij

Il y a de grosses molaires, qui sont encore très-difficiles à tirer, lorsqu'elles ont plusieurs racines, & qu'elles sont adhérentes, écartées, ou barrées. Quand elles sont écartées, elles rompent, ou dilatent l'alvéole; parce que le colet de la dent est plus menu que le corps, & que leurs racines sont trop écartées les unes des autres par leur extrêmité.

Pour remédier à la fracture de l'alvéole, lorsqu'on a tiré une pareille dent, il faut presser les gencives avec le pouçe & le doigt indicateur : On rapproche ainsi les parties qui sont divisées, ou rompuës, lesquelles se rétablissent bientôt d'elles-mêmes, les fibres de cet os étant peu serrées.

S'il arrive que quelques portions des parois osseux de l'alvéole, soient écartez, ou ayent souffert un déplacement total, on doit absolument ôter ces portions d'alvéoles, parce qu'elles ne peuvent pas se réunir. En ce cas, il faut les regarder comme un corps étranger & nuisible. Quant aux piéces osseuses, qui sont encore attachées par quelqu'une de leurs parties, il faut les rétablir dans leur lieu naturel avec une sonde, ou avec quelqu'autre instrument convena-

ble , qu'on introduit pour cet effet
dans l'alvéole. Après avoir rétabli les
alvéoles , on comprime les gencives
suffisamment pour les rapprocher.

Les dents, dont les racines sont barrées, sont plus dangéreuses à ôter , que
celles qui sont écartées ; parce que cette substance spongieuse de laquelle nous
avons parlé ailleurs , se trouvant ren-
fermée dans l'espace de leurs racines ,
il est impossible de les tirer , sans emporter cette portion spongieuse , ou
sans rompre les racines de la dent qu'on
veut ôter : Voilà ce qui a donné occasion à l'erreur du peuple, qui croit
que ces sortes de dents ont une barre ,
qui prend de l'une des racines à l'autre.

Si les dents qui ont leurs racines crochuës , emportent , ou écartent certaines portions de l'alvéole , cela n'arrive
que parce que les dents ont plus de
force , que la portion de l'os qui s'oppose à leur sortie : Si au contraire les
dents sont plus foibles que les alvéoles,
elles se cassent , & leurs racines restent
dans les cavitez de l'alvéole où elles
sont enchassées.

Ce ne sont pas seulement les dents
barrées, qui sont difficiles à ôter , il y

en a de figurées par leur racine , &
de recourbées en divers fens, de maniére qu'il n'eſt pas poſſible de les ôter,
fans s'expoſer aux mêmes inconvéniens , quelque parfait que ſoit l'inſtrument dont on ſe ſert , & quelque
précaution que prenne le Dentiſte le
plus adroit.

Il y a des dents adhérentes aux alvéoles , & avec les parois deſquels
elles ſe trouvent confonduës, & intimement unies. Ces dents ne peuvent
être ôtées, qu'une portion de l'os maxillaire , & même de la cloiſon des alvéoles , ne les ſuive, à moins que la
dent ne ſe caſſe. Ce qu'il y a de plus
fâcheux en cela , c'eſt qu'avant que
d'opérer on ne peut nullement diſtin-
guer cette fâcheuſe diſpoſition , & que
d'ailleurs , quand on la reconnoîtroit,
on n'en tireroit aucun autre avantage,
que celui de faire un pronoſtic déſa-
vantageux au ſujet , & capable de l'intimider. On ne peut dans un cas ſemblable ſe mettre à couvert de la violence que l'on a été obligé de faire
malgré ſoi , qu'en faiſant connoître à
la perſonne à qui on a tiré de pareilles
dents, qu'il n'a pas été poſſible de les
lui ôter autrement , lui faiſant com-

prendre que ce ne font que les circonftances fâcheufes qui rendent ces fortes
d’opérations laborieufes & fujettes à cet
inconvénient.

Pour ôter avec le pélican les racines, ou les dents molaires & canines
du côté droit de la machoire inférieure,
on fait affeoir le fujet fur une chaife
baffe : Enfuite le Dentifte fe met derriére, & il appuie la tête du fujet contre
fa poitrine pour l’affermir : Il porte le
doigt indicateur de la main gauche
fur la furface extérieure des dents de
cette machoire, le doigt du milieu fur
le menton, l’annulaire, & l’auriculai-
re deffous, entre la fymphife & l’angle droit inférieur de la machoire inférieure : Il tient l’inftrument de la
main droite : Il pofe fa demie rouë fur
la gencive & les dents les plus proches
des racines, ou de la dent qu’il veut
ôter. Après cela, il pofe le crochet du
pélican fur la partie moyenne de la furface intérieure de la dent qu’il doit
enlever, ou il le defcend plus bas. S’il
n’y a point de prife pour affermir ce
crochet dans cet endroit, & aider fon
action, le Dentifte pofe le pouce de
la main gauche deffus, & le doigt indicateur à côté, ou bien il fait fervir

le doigt indicateur à abaisser la lévre,
& tirant & élevant le tout un peu de
droit à gauche, il fait sortir ainsi les
racines, ou la dent de l'alvéole. Les
dents semblables du côté gauche de
cette machoire, seront tirées de même, en tenant l'instrument de la main
gauche, faisant agir la main droite de
la même manière que l'on a fait agir la
gauche de l'autre côté.

Pour ôter les incisives de cette machoire, le Dentiste doit être placé devant le sujet, tenant l'instrument de sa
main droite, ou de sa main gauche, s'il
est nécessaire. Ensuite il pose le crochet
& la demie rouë du pélican, comme
il vient d'être dit, tenant les dents voisines avec le doigt indicateur & le pouce de la main opposée à celle qui tient
l'instrument, pour assujettir la machoire dans les mouvemens qu'il faut faire
pour ôter la dent.

A l'égard des racines, ou des canines & molaires du côté droit, ou du
côté gauche de la machoire supérieure,
le manuel est le même que pour celles
de l'inférieure; parce qu'il faut du côté
droit, ou du côté gauche, tenir l'instrument de la main du même côté que se
trouve la racine, ou la dent qui doit être

ôtée, & porter le pouce de la main oppofée à celle qui tient l'inftrument, fur la partie inférieure de la furface extérieure du crochet : Le doigt indicateur fe pofe également fur la furface extérieure, mais au-deffus du crochet, afin que ces deux doigts conduifent & pouffent le crochet dans fon action. Lorfque les dents qu'on veut ôter, ne font pas des plus éloignées, on affermit le menton avec les autres doigts ; au lieu que quand elles le font, on ne peut porter que le pouce, fur la partie inférieure du crochet.

Si l'on veut ôter les incifives de la machoire fupérieure, le fujet étant affis fur une chaife baffe, le Dentifte eft fitué derriére lui, & affermit fa tête, comme il a été dit. Pour ôter celles du côté droit, il tient l'inftrument de fa main droite, appuyant le pouce & l'indicateur de fa main gauche fur le crochet, pour faciliter la fortie de la dent ; le refte des doigts de cette main portant deffus & deffous le menton, pour l'affujettir. Lorfqu'on veut tirer les dents du côté gauche, on obferve les mêmes circonftances, changeant feulement les fonctions de l'une & de l'autre main.

S'il arrive qu'une dent se casse sous l'instrument, il faut faire tout son possible pour ôter ce qui en reste. S'il y a en cela trop de difficulté, il faut différer l'opération, en attendant que la disposition devienne plus favorable, à moins qu'une hémorragie produite par l'artére qui se trouve toujours dans le canal de chaque racine d'une dent, ne fournisse trop de sang, & que cette hémorragie n'ait pû être arrêtée par les moyens indiquez dans la suite de ce chapitre, ou à moins que la douleur ne nous y oblige; parce qu'avec le tems ces racines se découvrent de dessous les chairs en se détachant peu à peu de l'os de l'alvéole qui les comprime; ce qui fait qu'elles sont alors plus aisées à ôter, & que le déchirement n'est pas si considérable.

S'il y avoit des secrets pour tirer les dents avec autant de facilité, que les Opérateurs des carrefours & places publiques, tâchent de le persuader au peuple, je conviens qu'on ne pourroit assez les payer, puisqu'on épargneroit beaucoup de douleur à ceux qui ont le malheur d'être attaquez du mal de dents, & d'en être violemment tourmentez: La connoissance que j'ai des

dents & des maladies qui les affligent,
m'a toujours fait croire, que ces sortes
de gens n'avoient qu'une méthode propre à fasciner les yeux du public: La
peine que j'ai prise, pour tâcher de découvrir le mystére de ces affronteurs,
m'a éclairci & mis entiérement au fait
de leur supercherie : Toute leur adresse
consiste à gagner quelques pauvres
malheureux, qui se fourrent parmi la
populace attentive au récit des promesses de l'imposteur empirique : Les
feints malades à gages, se présentent
à divers tems, & le prétendu Opérateur, qui tient dans sa main une dent
toute prête envéloppée dans une membrane très-fine avec du sang de pou-
let, ou d'un autre animal, introduit
sa main dans la bouche du feint malade,
& y laisse la dent qu'il tenoit cachée :
Après quoi il n'a qu'à toucher, ou faire semblant de toucher la dent avec
une poudre, ou une paille, ou avec
la pointe de son épée : Il n'a même,
s'il veut, qu'à sonner une clochette à
l'oreille du prétendu patient, qui écra-
se pendant ce tems-là ce qu'on lui a
mis dans la bouche : On le voit aussi-
tôt cracher du sang & une dent ensan-
glantée, qui n'est pourtant que la dent

que l'impofteur, ou le fuppofé malade
avoit introduite dans fa bouche. Si
dans la foule quelqu'un trompé par ce
ftratagême, fe préfente pour fe faire
tirer une dent, la poudre, la paille,
&c. n'étant plus de mife, l'Opérateur
ambulant trouvera bien vîte une dé-
faite : Il ne manquera pas de fuppofer,
que la fluxion eft trop forte; qu'il faut
patienter encore quelques jours, ou
bien que cette dent eft une dent œillére, qu'il ne faut point tirer; parce
que ces fortes de dents, &c. font, comme ces Empiriques le prétendent, re-
latives à l'œil, qui feroit, difent-ils,
bientôt perdu, fi on les ôtoit. Si ces
affronteurs avoient bien appris la partie de la Chirurgie qu'ils aviliffent par
une impudente pratique & une igno-
rance groffiére; s'ils avoient étudié l'a-
natomie, ils auroient connu, que les
nerfs qui vont aux canines, fortent de
la même fource, que ceux des autres
dents, & que l'œil n'a pas plus de
communication avec les dents qu'ils
appellent œilléres, qu'avec les autres.

Il y a autant de dents œilléres pour
ces prétendus Dentiftes, qu'il y a de
dents dans la bouche; car pour peu
qu'ils

qu'ils en rencontrent qui leur paroissent
difficiles à ôter, ils rengainent bien vîte
leur épée, avec la pointe de laquelle ils
se vantoient de les ôter, & remettent
ainsi dans le fourreau tous les coups
adroits, dont ils font parade dans les
Provinces, & à Paris sur le Pont-neuf,
théâtre ordinaire de ces imposteurs,
qui ayant alarmé les malades par cette
fausse opinion des dents œilléres, les
assurent après cela que moyennant une
certaine somme, ils ne laisseront pas
de les guérir, & qu'ils ont pour leur
mal, un reméde immanquable, dont
ils possédent eux-seuls le secret : Les
malades qui ont la foiblesse de les croire, se trouvent à la fin les dupes de leur
pratique téméraire, aussi-bien que de
leur mauvaise théorie.

Afin de détromper le vulgaire au sujet des dents œilléres, je me sens obligé d'avertir que j'en ai tiré un grand
nombre, sans qu'il soit arrivé aucuns
des accidens dont on se laisse ordinairement intimider, même sans m'être
apperçu, qu'il arrive plus d'accidens à
ces sortes de dents-là, qu'aux autres.
Les Praticiens & les Auteurs de bonne
foi ont observé la même chose.

Pour éviter la fracture de l'alvéole,

dans le cas où les dents ont leurs racines longues & adhérentes, il faut les
ébranler feulement avec le pélican ; ce
qui fe fait comme fi l'on vouloit les
ôter. Lorfqu'on a ébranlé une dent à
la machoire fupérieure, on achéve ,
fans fortir de fa place, l'opération avec
le davier. Si le davier ne convient
pas, on paffe devant le fujet, & on
a recours aux pincettes droites, pour
tirer la dent de haut en bas.

Si l'on a ébranlé quelque dent à la
machoire inférieure avec le pélican
dans le deffein de l'ôter, après l'avoir
ébranlée, on l'ôte avec le davier, en
la tirant de bas en haut. Si les incifives
ne peuvent fe tirer avec cet inftrument,
il faut paffer du côté gauche de la perfonne, & porter le bras droit par-deffus fa tête, pour tirer la dent avec les
pincettes droites.

On ne doit pas ignorer que les dents,
après avoir été ôtées de leurs alvéoles,
peuvent reprendre, étant remifes fur
le champ dans leur place, quand même elles feroient cariées ; pourvû qu'elles le foient légérement, & qu'on ait
la précaution, après qu'elles feront de
nouveau unies à l'alvéole, d'en ôter
toute la carie, & de les plomber : Elles

pourroient même, en cas de besoin, être transférées d'une bouche dans une autre, & y reprendre avec la même facilité que celles qui font faines. Dans ces fortes de tranfports de dents, on doit toujours préférer la dent parfaitement faine.

Il ne faut pas que l'on regarde comme une fable le tranfport d'une dent avec fuccès d'une bouche dans une autre, non-feulement parce qu'il y a d'anciens Auteurs qui le propofent, tel qu'Ambroife Paré & plufieurs autres; mais encore parce qu'on voit par des expériences journalières, que des dents tranfplantées d'un alvéole dans l'alvéole d'une bouche différente, fe font confervées plufieurs années fermes & folides, fans recevoir aucune altération, & fervent à toutes les fonctions aufquelles les dents font propres; jufques là qu'il s'en eft vû réfifter à la violence du mercure après la falivation, tandis que leurs voifines en étoient ébranlées, quoique naturelles. A plus forte raifon les dents remifes dans leurs alvéoles naturels doivent tenir & durer longtems; à moins que quelque accident ne les attaque, de même qu'il pourroit attaquer les dents les plus fai-

nes, & qui n'ont jamais été déplacées;
c'eſt pourquoi il ne faut point négliger, lorſque la dent n'eſt point trop
gâtée, de la remettre dans ſon alvéole, lorſqu'on l'a ôtée par mépriſe, ou
que la violence de la douleur nous y
a obligé; puiſque l'on peut par là guérir le malade, & lui rendre ſa dent.
Cette opération réuſſit fort bien aux
inciſives & aux canines, & bien ſouvent aux petites molaires, lorſqu'il n'y
a pas trop d'écartement.

Elle a réuſſi tant de fois, que je ſuis
étonné, qu'il y ait encore aujourd'hui
des Auteurs & des Praticiens qui la
prétendent impoſſible : On peut voir
au chapitre 30. du Tome premier quel
eſt le ſuccès que j'ai eu dans de ſem-
blables opérations : Ce qui ſe trouve
fort oppoſé au ſentiment du célèbre
M. Dionis. Cet Auteur ſuit en cela l'o-
pinion de M. Verduc (a) qui tient que
de tels faits ſont apocriphes, & qu'il
n'eſt pas poſſible de rafermir dans les
alvéoles les dents remiſes & tranſplan-
tées. Je ſuis d'autant plus ſurpris que
ces deux Auteurs ſe récrient de la ſor-

(a) Il étoit Maître Chirurgien à Paris,
célèbre Anatomiſte, & Auteur de pluſieurs
livres de Chirurgie.

te, à l'occasion d'une dent que M. Carmeline (*a*) avoit ôtée & remife fur le champ avec fuccès, que ce fait étoit conftant, rapporté & vérifié par M. Carmeline. Le cas étant devenu affez commun, j'efpére qu'à l'avenir on n'aura pas de peine à le croire.

Les dents qu'on remplace pour l'ordinaire, font les incifives, les canines & les petites molaires; parce que ce font celles qui fervent le plus à la prononciation & à l'ornement de la bouche. Il eft important d'obferver pour y bien réuffir, que la perfonne à qui on fait cette opération, foit d'une bonne fanté; que l'alvéole & les gencives dans lefquelles on veut remettre une dent, n'ayent point trop fouffert de déchirement dans l'extraction de la dent qu'on doit remplacer; que la perfonne ne foit pas d'un âge trop avancé, & que les gencives & l'alvéole ne foient point trop affaiffées.

Outre ces circonftances, il faut encore que la dent étrangére que l'on veut tranfplanter d'une bouche dans une autre, foit de la même efpéce & proportionnée à celle qui eft gâtée,

(*a*) Il étoit Maître Chirurgien à Paris, & célébre Dentifte.

qu'on veut ôter & remplacer. Cette proportion doit être plus exacte entre la racine & l'alvéole qui doit la recevoir, qu'au reste de la dent. En un mot il faut que les proportions de ces deux parties soient assez justes, pour que les liqueurs & le suc nourricier qui doivent s'y porter, les puissent unir, les fortifier & les rendre aussi solides qu'il arrive ordinairement aux dents que l'on a ôtées & remises sur le champ dans leur même alvéole.

Si l'on veut transplanter une incisive, ou une canine d'une bouche dans une autre; il faut que la personne à qui on veut mettre la dent étrangère, ait encore dans sa bouche la dent ou la racine de la dent pareille, non-seulement pour pouvoir considérer la place, mais aussi la grosseur, la longueur & la figure du corps de la dent qu'on veut substituer; ce qu'on doit observer autant qu'il est possible : En ce cas on commence par tirer la dent, qui doit remplacer celle dont il s'agit ; car si l'on ôtoit l'autre auparavant, le sang se coaguleroit dans son alvéole ; ce qui pourroit par la suite empêcher l'union de la dent qu'on y veut introduire : Si pourtant après avoir ôté la dent qui doit

être remplacée, celle qu'on a tirée la
première ne se trouvoit pas propre, &
qu'il falût en tirer une autre, il faudroit en ce cas ôter avec une fausse tente ébarbée le sang qui se seroit coagu-
lé dans l'alvéole, où l'on veut replacer
la dent. On ôte ces dents avec précaution, crainte de casser l'une ou l'autre; c'est pourquoi il ne faut point tirer tout d'un coup celles qu'on doute
être adhérentes; mais il faut les tirer
peu-à-peu: Lorsqu'elles sont suffisamment ébranlées avec le pélican, on
achéve de les tirer avec les pincettes
droites, ou avec le davier. Pour mieux
ménager la gencive de la mauvaise
dent, ou racine que l'on veut ôter &
remplacer, il faut auparavant déchaus-
ser la dent, ou la racine avec un déchaussoir bien tranchant.

La dent qui doit faire place à celle
qu'on a dessein de remettre, ne doit
être ôtée que dans l'instant qu'on veut
la remplacer. Lorsque la dent, qui a
été ôtée la première, est mise dans sa
place, on l'assujettit aux dents voisines
avec le fil pendant douze à quinze
jours, & même plus s'il est nécessaire.
Avant que de tirer ces sortes de dents,
on doit en mesurer & compasser les

proportions autant qu'il eft poffible ;
& fi la dent que l'on veut remettre,
fe trouvoit trop large, ou trop longue,
on peut en diminuer le corps avec la
lime avant que de la tirer & de la remettre.

Il y a une autre maniére de remettre des dents humaines, ou naturelles,
que je n'ai encore vû pratiquer que par
un Dentifte de Province, dont j'igno-
re le nom. Cette maniére eft fingu-
liére, & pourroit bien être bonne,
furtout quand les perfonnes font encore jeunes & d'une parfaite fanté,
que les alvéoles & les gencives ne font
point trop affaiffées, & que la racine
de la dent qu'on veut ôter, eft affez
longue, pour que celle qu'on lui fera
fuccéder fe trouve logée & établie de
façon à durer longtems.

Si quelqu'un a une dent incifive, ou
une canine qui foit cariée jufqu'au
point d'être noire, douloureufe, &
même rompuë, & que l'on veuille s'en
défaire, il faut l'ôter avec toutes les
précautions néceffaires, pour que la
gencive, ni l'alvéole n'en foient point
trop intéreffez, c'eft-à-dire, qu'il n'y
ait point trop de déchirement à ces
deux parties. Enfuite on choifira une

pareille

pareille dent humaine : Il est indifférent qu'elle soit ou récemment, ou depuis longtems tirée. On l'ajustera de manière qu'elle soit proportionnée en tous sens, autant qu'il sera possible, à celle qu'on veut remplacer : On y fera des coches, ou de petites entailles, d'environ une bonne ligne de largeur & d'une demie ligne de profondeur, sur trois ou quatre endroits de sa racine : Cela fait, on introduira cette dent dans l'alvéole où étoit la mauvaise ; elle y sera assujettie au moyen d'un fil de soie, dont on fera plusieurs tours circulaires & croisez sur cette dent & sur celles qui lui sont voisines, en passant & repassant le fil dans leurs intervales, sans néanmoins que les gencives en soient trop incommodées : Après que cette dent aura été ainsi placée, & qu'elle sera restée en cet état pendant vingt-cinq, ou trente jours, on ôtéra le fil de soie, & elle se trouvera rafermie dans l'alvéole, qui serrant de tous côtez la racine de cette dent, aura pû pousser des accroissemens dans les coches, ou entailles qu'on y aura faites. C'est ainsi que cette dent pourra rester incrustée & subsister pendant un temis considérable,

Pour en augmenter la ſtabilité & la
durée, on peut, avant que de la met‑
tre en place, la percer d'une de ſes
parties latérales à l'autre, en y faiſant
deux petits trous de chaque côté très‑
près de la gencive, pour donner paſſa‑
ge à un fil d'or d'une groſſeur conve‑
nable qu'on introduira dans l'interva‑
le d'une ou de deux dents voiſines,
où il ſera aſſujetti & arrêté, en le tor‑
dant par les deux bouts, qu'on pren‑
dra enſemble avec les pincettes à hor‑
loger. Ce dernier conſeil que je don‑
ne, me paroît plus ſûr que tout le re‑
ſte, & je ſuis très convaincu que la
dent tiendra beaucoup mieux par le
moyen que je propoſe.

Après avoir tiré une dent, ou une
racine, ſes vaiſſeaux ſanguins, ou ceux
de l'alvéole fourniſſent quelquefois une
hémorragie qui, quoique petite en ap‑
parence, ne laiſſe pas ſouvent d'être de
durée, d'effrayer le malade & les aſ‑
ſiſtans, & d'embaraſſer le Dentiſte,
s'il ne ſçait pas y remédier.

Si l'hémorragie eſt produite par la
rupture des racines, en voulant ôter la
dent, & qu'on ſoit aſſuré qu'elle vienne
du rameau d'artére, qui portoit aupa‑
ravant la nourriture à la dent, il faut

examiner d'où le fang fort, & mettre
fur le vaiffeau le ftiptique, ou le cautére actuel : Quand on ne voit point
l'extrêmité du vaiffeau, il faut néceffairement ôter les racines de la dent, fans
quoi l'hémorragie fubfifteroit toujours.
Les ftiptiques, qu'on employe pour l'u-
ne & pour l'autre de ces hémorragies,
font, ou l'eau alumineufe, l'eau ftiptique de Rabel, ou celles dont voici les
compofitions, & qui ne font pas moins
efficaces.

Prenez du vitriol d'Angleterre, ou
de la couperofe la plus verte, une livre,
& de l'eau-de-vie une pinte : Mettez le
vitriol dans un grand creufet, ou pot
de terre, couvert d'un tuileau, ou à
fon défaut dans un plat de terre un
peu grand & non verni, couvert d'un
autre plat de la même grandeur : Enfuite mettez le vaiffeau dans un feu de
roüe recouvert de charbon allumé : En-
tretenez le feu pendant cinq à fix heures, afin que le vitriol fe déflegme, &
qu'il devienne rouge comme du fang :
Après quoi retirez le du feu pour le
laiffer refroidir & le mettre en poudre : Cette poudre fera mife dans un
grand matras, & par deffus on verfe-
ra l'eau-de-vie, laquelle ne doit aller

qu'à la moitié du matras à caufe de la
fermentation de ces drogues : Le matras étant bien bouché, on le met pendant vingt-quatre heures fur les cendres chaudes, qui feront pour cet effet
dans un grand plat, que l'on mettra
fur un fourneau, ou réchaut garni de
feu capable d'entretenir une chaleur
douce & tempérée : On aura foin de
remuer de tems en tems le matras, &
lorfqu'on le retirera, on le laiffera re-
pofer, pour verfer la liqueur à clair
dans des bouteilles, qu'on tiendra bien
bouchées. Pour fe fervir de cette liqueur
on en imbibe plufieurs petits tampons
de charpie, qu'on met les uns fur les autres dans la cavité qui fournit le fang,
& l'on applique par-deffus un plumaceau imbibé. Si l'alvéole & les gencives ont fouffert du déchirement, on
affermit le tout pendant un quart d'heure avec le doigt indicateur & avec le
pouce, & on preffe les deux côtéz de
la gencive. Lorfque ces parties n'ont
point été déchirées, ni écartées, on
met fur le plumaceau une ou deux petites compreffes ; afin que le malade
venant à fermer fa bouche, le tout foit
comprimé par les dents de la machoire
oppofée, ou par la gencive, s'il ne fe

trouve pas de dents vis-à-vis.

Quand l'hémorragie eſt grande ,
après avoir imbibé ces bourdonnets de
la liqueur, on les roule dans de la poudre d'éponge brûlée , & on les laiſſe
dans la cavité de l'alvéole juſqu'à ce
qu'ils tombent d'eux-mêmes. Le malade ne doit manger que quelques heures après l'application de ce reméde ,
& il ne doit rien faire qui ſoit capable
de l'émouvoir, ou de l'échauffer.

J'ai toujours préféré ce ſtiptique à
tout autre ; parce qu'il fait ordinairement ſon effet dans une ſeule application. On peut cependant ſe ſervir avec
beaucoup d'utilité de celui que M. Lémery donne dans ſon Cours de Chy-
mie , page 504. dont voici la compoſi-
ſition.

Prenez du colcothar, ou vitriol rouge ; qui reſte dans la cornuë après qu'on
en a tiré l'eſprit & l'huile, cinq drag-
mes ; de l'alun de Rome & du ſucre
candi , de chacun demie once ; de l'u-
rine d'une jeune perſonne , & de l'eau
de roſe, de chacun quatre onces ; de
l'eau de plantain ſeize onces. Agitez
le tout enſemble longtems dans un
mortier ; puis renverſez ce mêlange
dans une bouteille: Il faudra verſer par

inclination la líqueur, quand on voudra s'en fervir.

En certains cas, qui à la vérité ne
font pas ordinaires, l'hémorragie eft
occafionnée, ou par l'extraction de
quelque dent, dont le volume, ou
dont l'écartement des racines eft fort
grand, ou parce que les alvéoles font
adhérentes aux racines des dents à un
tel point que la dent & l'alvéole ne font
plus qu'un même corps : Alors il fe fait
des éclats, ou des déperditions de fubftance, non feulement de l'alvéole,
mais encore de la gencive ; ce qui peut
occafionner des hémorragies prefque
infurmontables ; parce que la diftribu-
tion des vaiffeaux varie fouvent dans
le corps de l'homme. On en a vû mou-
rir par de femblables accidens ; c'eft
pourquoi il eft bon de fçavoir tous les
moyens qui peuvent fervir à y remédier, & les caufes qui ont rendu quelquefois inutiles les applications dès af-
tringens, des ftiptiques, du bouton de
vitriol, & même du cautére actuel &
potentiel. L'inutilité de tous ces remédes dépend du défaut de compreffion, ou de ce qu'elle n'eft pas affez
longtems continuée : ces fortes de remédes ne pouvant produire que très-

imparfaitement leur effet, fans le fecours de la compreffion ; parce que les
impulfions réïtérées, qui fe produifent
continuellement dans les artéres, à
l'abord des colomnes de fang actuellement déterminées à s'y porter par chaque contraction, qui fe produit dans le
cœur & dans l'artére même, chaffent
& expulfent tout ce qui n'eft pas capable de leur réfifter. De là vient le peu
d'effet des ftiptiques dans certains cas,
& la néceffité de la compreffion dans
l'application de tous les remédes qu'on
met en ufage, pour arrêter les hémorragies. C'eft pourquoi on ne fçauroit
affez recueillir les obfervations qui ont
du rapport au cas dont nous parlons,
ni ramaffer trop de circonftances, pour
les mettre en pratique dans les différentes occafions qui fe préfentent à l'im-
prévû.

Il furvient quelquefois des fluxions
aux gencives & aux jouës, après qu'on
a ôté une dent ; foit que cela vienne
d'une difpofition qui s'y rencontroit auparavant, foit que l'ébranlement, ou
l'écartement de l'alvéole, qui eft arrivé
par la fortie de la dent, l'ait produite.
Il faut y remédier, en faifant ufer au
malade de rafraîchiffemens convena-

bles, & en le faifant faigner, fi la fluxion eft grande. D'ailleurs on aura recours, s'il eft néceffaire, aux topiques déja propofez en femblables occafions.

Si l'on obferve réguliérement tous les moyens que j'ai donnez pour la confervation des dents, on évitera fouvent d'être réduit à la fâcheufe néceffité de les détruire. Ce n'eft qu'avec regret que je me détermine à ôter des dents, non pas par rapport à la violence de l'opération, qui n'eft jamais fi confidérable, que les douleurs qu'elles caufent, ni par rapport aux fuites fâcheufes qui peuvent en arriver; mais j'héfite, j'élude & je différe à les ôter par le grand cas que j'en fais, & à caufe de l'importance de leur ufage. Si chacun avoit les mêmes égards, on conferveroit autant de dents, que l'on en détruit mal-à-propos, & on n'auroit pas tant de mépris pour ceux qu'on appelle Arracheurs de dents, dont quelques-uns à la vérité ne méritent qu'un tel titre, tandis que bien d'autres méritent celui de Confervateurs de dents; puifqu'ils les confervent, non-feulement autant que les régles de l'art le peuvent permettre, mais encore qu'ils employent leur génie, en imitant la

nature, à réparer les défauts qui res-
tént à une bouche, lorsque l'ouvrage
de cette même nature vient à manquer.
On ne sçauroît refuser à ces derniers le
titre de Chirurgiens Dentistes ; puisqu'ils pratiquent exactement dans toute son étenduë une partie de la Chirurgie, qui certainement n'est qu'esti-
mable par elle-même, & qui n'a jamais
pû devenir méprisable que par l'abus
qu'en ont fait certaines gens qui s'en
sont emparez, qui l'ont pratiquée sans
jamais avoir acquis les connoissances
nécessaires & suffisantes, & qui ont
trompé & rebuté le Public. De-là il
est arrivé que le vulgaire qui n'est pas
toujours capable de faire une juste esti-
mation du mérite, a confondu l'homme de bonne foi avec le fourbe, l'expérimenté avec l'ignorant, & qu'enfin on a méprisé le Dentiste & sa profession, qui sans de tels inconvéniens
auroit toujours été considérée autant
que plusieurs autres parties de la Chirurgie, qui ne sont ni plus utiles, ni
plus importantes à la conservation de
l'homme.

Explication de la Planche XXI.
qui contient les figures du levier
& du corps du pélican qui fer-
vent à ôter les Dents.

LA *Figure I.* repréfente l'inftrument
nommé levier , vû latéralement
dans toute fon étenduë.

A.   La tige.

B.   La goutiére fituée à l'extrêmité antérieure de cette même tige.

C. C.   La vis de cette tige.

D.   Son manche.

E.   Un écrou roulant fur la vis
de cette tige.

F.   Sa branche.

G.   Son crochet recourbé &
muni de deux petites dents formées au
moyen d'une goutiére.

H.   La vis fur laquelle eft monté le crochet.

La Figure II. repréfente le corps du
pélican détaché de fes branches & contigu aux deux demies rouës , vû par fa
furface fupérieure dans toute fon étenduë.

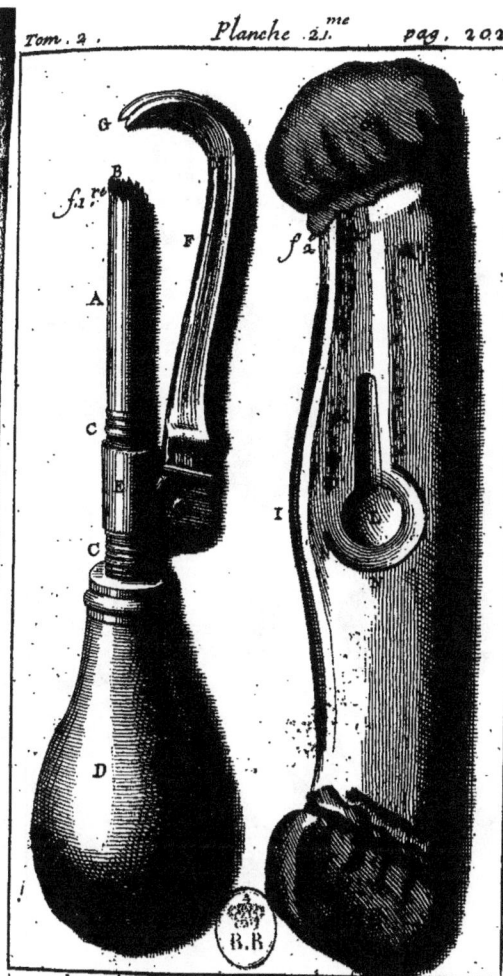

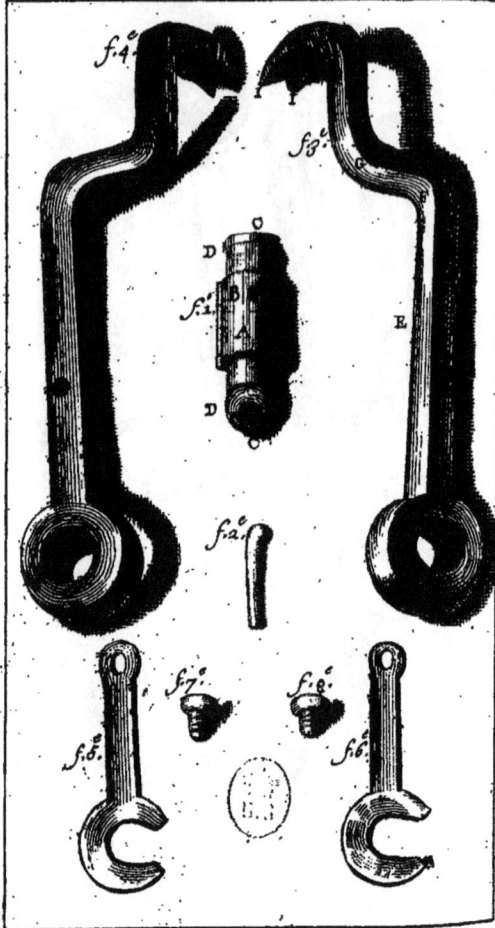

I. Le centre, ou sa partie la plus étenduë en largeur, & la plus convéxe.

K. K. L'entaille.

L. Le trou qui doit recevoir l'effieu.

M. L'engrainure pratiquée dans l'entaille qui sert à loger une goupille qui affermit l'effieu.

N. N. N. La circonférence arrondie de l'entaille.

O. O. Chaque demie rouë garnie d'un linge.

P. P. Le lien qui affujettit le linge qui enveloppe chaque demie rouë.

Explication de la Planche XXII. qui contient la figure de plufieurs piéces du nouveau pélican, démontées & féparées les unes des autres.

LA Figure I. repréfente une piéce nommée effieu, laquelle doit être engagée dans le corps du pélican en maniére d'axe, fes deux extrêmitez fervant de pivot, cette piéce vûë de

façon qu'on apperçoit diftinctement
fon trou, fon engrainure & toutes fes
parties.

A.   La partie la plus faillante
de cet effieu.

B.   Le petit trou qui reçoit la
goupille qui fert à l'affermir.

C. C. Les deux extrêmitez de
cet effieu faifant fonction de pivot.

D. D. La rainure recevant le crochet en fer à cheval, lorfque les branches font montées.

La *Figure II.* repréfente une goupille qui affujettit l'effieu dans fa fituation.

La *Figure III.* repréfente la branche
du pélican, recourbée de droit à gauche, vûë par fa furface fupérieure &
par l'une de fes furfaces latérales.

E.   La partie droite & la plus
étenduë de cette branche.

F.   La premiére recourbure.

G.   La deuxiéme recourbure.

H.   La troifiéme recourbure.

I. I. Les dents, la goutiére &
les dentelures de la face interne de la
recourbure qui forme le crochet.

K.   Un petit écrou fitué à la
furface fupérieure de la branche.

L.   La partie annulaire de la

branche qui fert à l'affujettir & à tourner autour du pivot de l'effieu.

La Figure IV. repréfente la branche du pélican, recourbée de gauche à droit, & ne différant de la première dans aucune de fes parties, hors qu'elle a fes courbures tournées de gauche à droit, à la différence de la première, qui les a tournées de droit à gauche.

Les Figures V. & VI. repréfentent deux crochets en fer à cheval femblables entr'eux.

Les Figures VII. & VIII. repréfentent les vis qui fervent à attacher chaque crochet en fer à cheval fur chaque branche, lefquels crochets étant ainfi montez, affujettiffent chaque branche avec le pivot de l'effieu.

*Explication de la Planche XXIII.
qui contient la figure d'un pélican
simple composé d'une seule branche retournée de droit à gauche,
l'extrêmité opposée à la demie
roüe qui sert de manche, vû
antérieurement dans toute son
étenduë.*

A. Représente la partie moyenne
& antérieure du corps du pélican simple.

B. Sa demie roüe.

C. Son manche.

D. Sa branche montée & logée
dans l'entaille, assujettie par le crochet en fer à cheval, avec le pivot de
l'essieu.

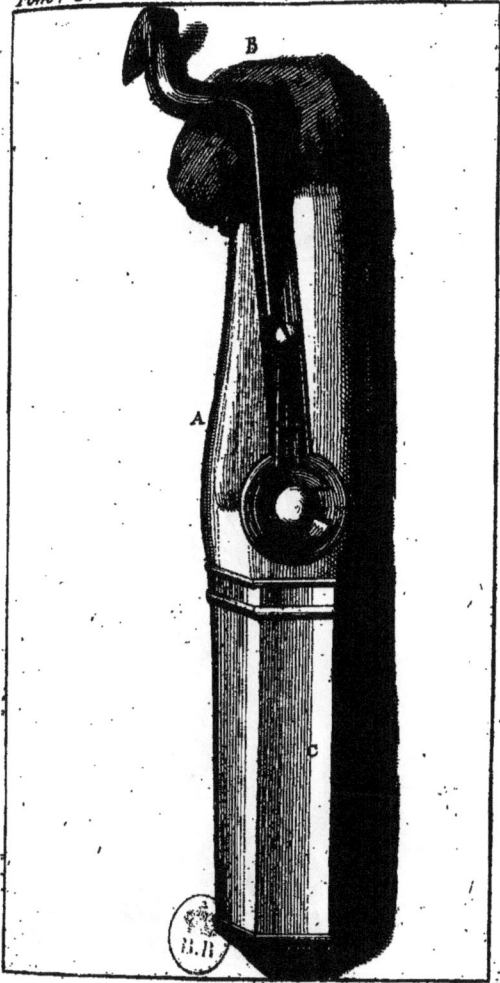

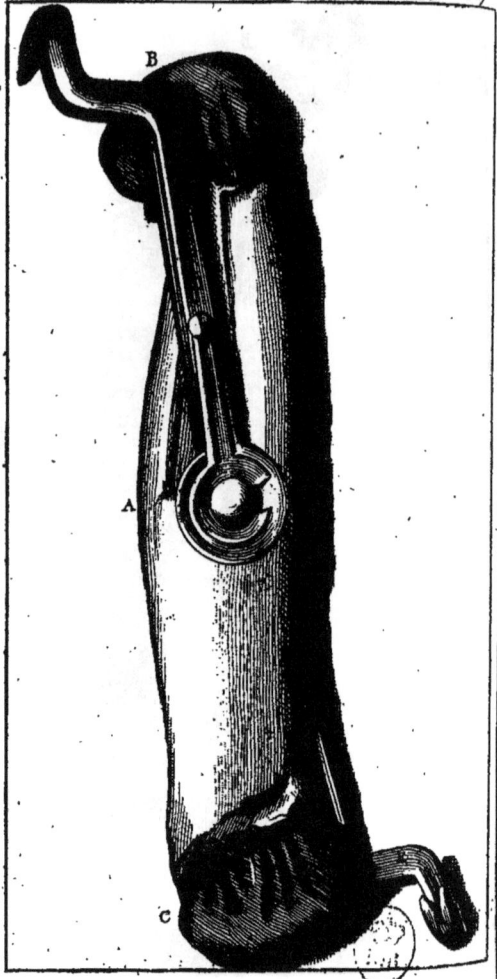

Explication de la Planche XXIV.
qui contient la figure d'un pélican
à deux branches tournées en dif-
férens sens, vû dans toute son
étenduë.

A. Repréſente le corps de ce pélican.

B. La demie rouë tournée de droit
à gauche.

C. La demie rouë tournée de gauche à droit.

D. Sa branche tournée de droit à
gauche, qui ſert au côté droit.

E. Son autre branche tournée de
gauche à droit, qui ſert au côté gauche.

Explication de la Planche XXV.
qui contient la figure d'un pélican
double, lequel fert au côté droit
de la machoire inférieure & au
côté gauche de la machoire fupé-
rieure, compofé de deux bran-
ches, & une plaque de plomb
propre à fervir en cas d'hémorra-
gie caufée par les Dents.

L*A Figure I.* repréfente un pélican
monté de deux branches avec
deux demies rouës tournées de droit
à gauche, vû dans toute fon étenduë.

    A.   Le corps de ce pélican.

    B. B.   Ses deux demies rouës.

    C. C.   Ses deux branches recour-
bées de droit à gauche.

La Figure II. repréfente une plaque de plomb propre à contenir & à
affujettir l'appareil en cas d'hémorragie, à l'occafion de l'extraction des
molaires, particuliérement lorfque
leurs racines trop écartées, ou adhérentes aux alvéoles, caufent un déla-
brement aux alvéoles & aux gencives.

                          D,

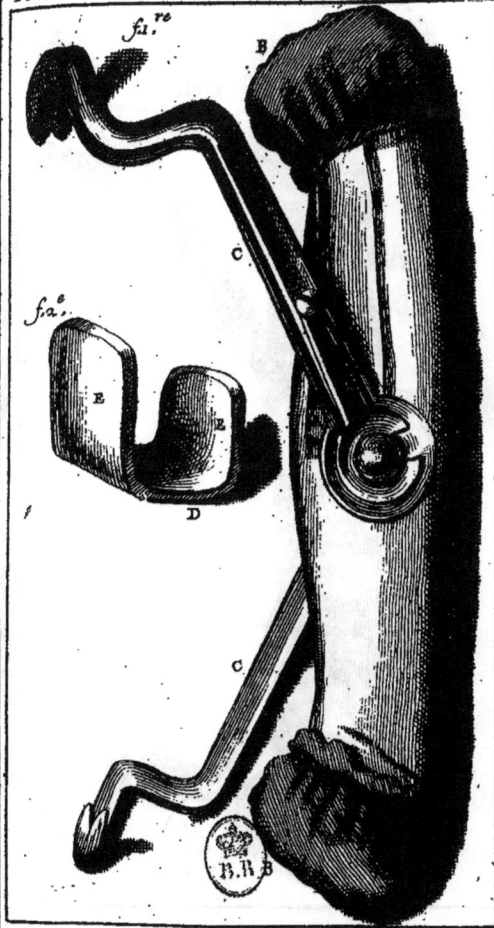

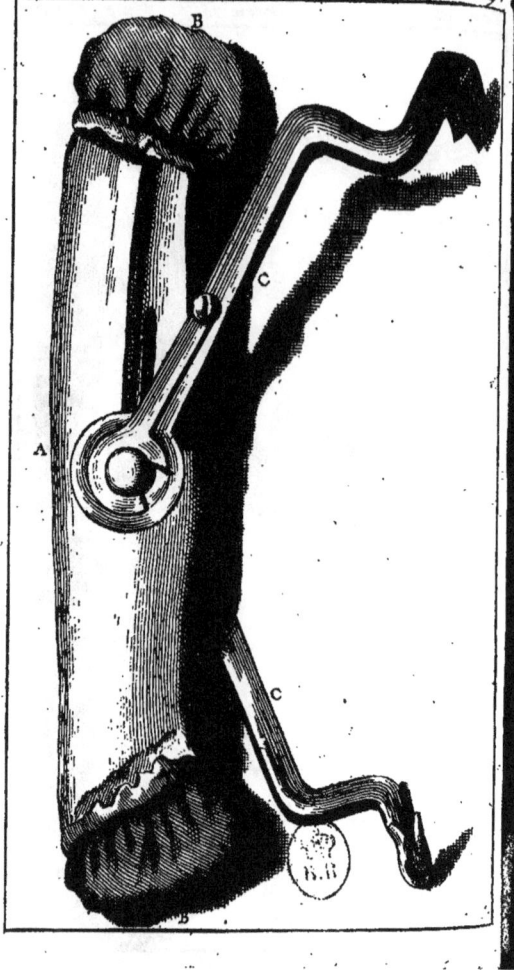

D.   La partie de cette plaque qui appuie fur la couronne des dents qui la compriment.

E. E.   Les joüës de cette plaque qui embraffent l'appareil.

Explication de la Planche XXVI.
qui contient la figure d'un pélican
double, qui fert au côté gauche
de la machoire inférieure, &
au côté droit de la machoire fu-
périeure, compofé de deux bran-
ches, vû d'un feul côté dans
toute fon étenduë.

A. Le corps de ce pélican.
  B. B. Ses deux demies roüës in-
clinées de gauche à droit.

C. C.   Ses deux branches recourbées de gauche à droit.

Explication de la Planche XXVII.
qui contient des figures de Dents
extraordinaires.

L*A Figure I.* repréfente une groffe
molaire fupérieure, dont les racines font au double plus écartées les
unes des autres, que le colet n'eft large. Une dent ainfi conformée, ne peut
être ôtée fans faire éclater l'alvéole.

La Figure II. repréfente une aütre
molaire fupérieure, dont les racines
font encore plus écartées les unes des
autres refpectivement à fon colet : Une
dent femblable ne peut être ôtée que
l'alvéole ne fe fracture.

La Figure III. repréfente une derniére molaire de la machoire inférieure,
dont les racines font recourbées l'une
fur l'autre, fe joignant prefque enfemble, étant d'un plus grand volume que
le corps : Cette difpofition eft caufe
que ces fortes de dents font très difficiles à ôter, fans que l'alvéole s'éclate.

La Figure IV. repréfente une groffe
molaire de la machoire inférieure, dont
les racines fe raprochent en fe recourbant beaucoup l'une vers l'autre, &

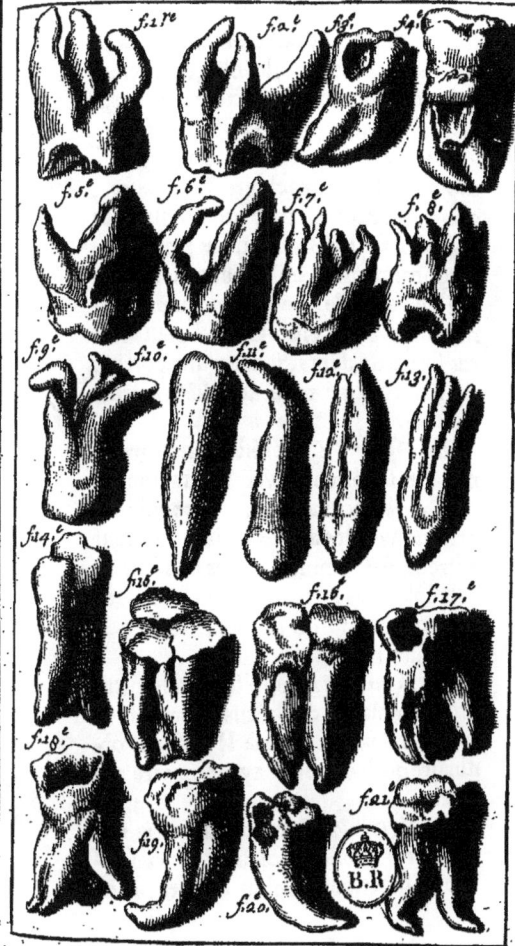

sont intimement adhérentes à la cloison mitoyenne de l'alvéole ; de-là vient qu'une dent de cette nature ne peut être ôtée sans que la cloison la suive.

La Figure V. représente une grosse molaire de la machoire supérieure , dont les racines sont non-seulement écartées les unes des autres ; mais encore intimement adhérentes à la cloison de l'alvéole, ne faisant qu'un même corps avec elle : On ne peut ôter ces sortes de dents, sans qu'une portion de l'alvéole ne reste attachée à leurs racines.

La Figure VI. représente une grosse molaire supérieure avec une racine recourbée en forme d'arc, se réunissant presque avec les autres racines vers leur extrêmité & embrassant les cloisons de l'alvéole : Ces sortes de dents fracassent l'alvéole quand on les ôte, ou se cassent elles-mêmes.

La Figure VII. représente une autre grosse molaire de la machoire supérieure à quatre racines : Il n'est pas ordinaire que ces dents ayent quatre racines.

La Figure VIII. représente une des dernières grosses molaires de la machoire supérieure à cinq racines : Il est extraordinaire de voir des dents à cinq racines.

La Figure IX. repréſente une petite molaire de la machoire ſupérieure à trois racines recourbées en dehors en forme de crochet & en différens ſens : Une dent ſemblable ne peut être ôtée ſans faire éclater l'alvéole.

La Figure X. repréſente une dent canine de la machoire inférieure, de longueur & de groſſeur extraordinaire, ôtée à un jeune homme de vingt ans.

La Figure XI. repréſente une autre canine de la machoire ſupérieure, très-longue, par rapport à la longueur ordinaire de ces dents, & dont la racine eſt recourbée.

La Figure XII. repréſente une canine de la machoire ſupérieure à deux racines : Les canines n'en ayant qu'une, il n'eſt pas commun d'en voir de mêmê.

La Figure XIII. repréſente une canine de la machoire ſupérieure à trois racines ; ce qui eſt encore plus rare.

La Figure XIV. repréſente une petite molaire de la machoire inférieure à trois racines : ce que l'on ne voit que rarement.

La Figure XV. repréſente une groſſe

molaire à trois couronnés ; ce qui eſt très-rare & très-remarquable.

La Figure XVI. repréſente une molaire à deux couronnes, ayant une autre dent placée dans la voûte de ſa racine ; ce qui eſt tout-à-fait rare & ſingulier.

La Figure XVII. repréſente une groſſe molaire de la machoire inférieure à trois groſſes racines ; ce qui n'eſt pas commun, les molaires de la machoire inférieure n'ayant ordinairement que deux racines.

La Figure XVIII. repréſente une autre groſſe molaire de la machoire inférieure à quatre racines ; ce qui ne ſe rencontre que rarement.

La Figure XIX. repréſente une des dernières molaires de la machoire inférieure, ayant les racines courbes & recoquillées : Une dent de cette eſpéce eſt difficile à ôter.

La Figure XX. repréſente une autre dernière molaire de la machoire inférieure, n'ayant qu'une racine très-recourbée.

La Figure XXI. repréſente une des molaires de la machoire inférieure à deux racines recourbées en différens ſens.

*Explication de la Planche XXVIII.
qui contient la figure de la masse
de plomb, du fil d'or, & de
deux lames de plomb.*

LA *Figure I.* représente une masse
de plomb pour frapper sur le manche du poussoir, lorsqu'on ôte certaines dents, ou chicots de dehors en dedans.

    A. Partie de sa convéxité.

    B. Sa concavité.

La Figure II. représente un fil d'or d'une grosseur assez considérable, recourbé en ligne spirale.

La Figure III. représente un autre fil d'or moins gros que le précédent.

La Figure IV. représente une lame de plomb, pour assujettir les dents en dedans.

La Figure V. représente une autre lame de plomb, pour assujettir les dents en dehors.

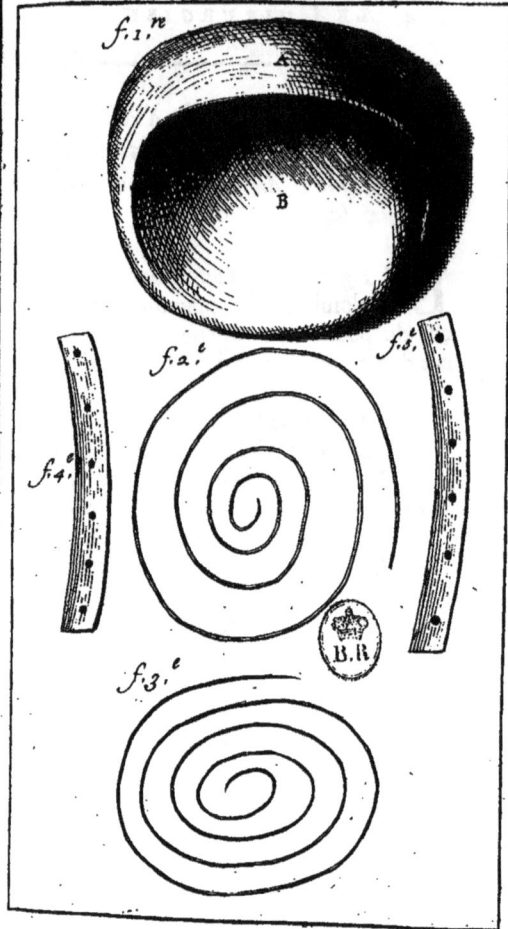

CHAPITRE XIII.
Des Dents artistement figurées pour remplacer celles qui manquent.

LORSQU'ON veut mettre une dent (*a*) artificielle, il faut qu'elle ait à peu près la longueur, l'épaisseur & la largeur de la dent naturelle, qui en occupoit la place : Il faut aussi que la partie, qui en est comme la racine, ou le talon, soit ajustée de manière, qu'elle pose également sur la gencive, qui recouvre l'alvéole.

Pour faire des dents artificielles, on employe ordinairement des dents humaines, des dents d'hipopotame, ou cheval marin, des dents de bœuf, même l'os de ses jambes, les défenses de vache marine, & le cœur de l'yvoire le plus fin & le plus beau.

Les dents humaines & celles de cheval marin sont à préférer à toute autre matière; parce qu'elles ont leur émail, & qu'elles résistent davantage à l'action des corps qui les touchent, & que par conséquent elles durent plus longtems,

(*a*) Voyez la Figure 1. de la Planche 34.

& confervent une couleur beaucoup plus belle, que tout autre matiére, dont on pourroit fe fervir en pareil cas.

Les dents de bœuf étant couvertes de leur émail, peuvent auffi être préférées à toute autre matiére, dans le cas où l'on ne peut avoir des dents humaines affez larges & même affez blanches, pour remplir la place d'une autre dent.

Quand on veut mettre une dent humaine à la place d'une autre dent, il faut faire enforte que le corps de cette dent foit bien proportionné à l'efpace dans lequel on le veut mettre, & à la couleur des dents voifines. Cela fait, on lime de fa racine ce qu'elle a de trop, & on remplit de plomb fa cavité.

Quand cette dent que l'on veut employer eft trop longue, trop large & trop épaiffe, on diminuë de fa longueur, beaucoup plus par fa racine, que par l'autre extrêmité. Pour cet effet on la fcie, on la lime, & on diminuë fon volume fur un grais, ou fur une pierre à émoudre, pour la réduire à la proportion & à la figure convenable. L'on peut auffi avoir de petites meules faites

faites exprès, dont on peut se servir,
pour fabriquer très-promtement toutes sortes de dents, ou des dentiers
artificiels.

Les dents des animaux qu'on peut
substituer aux dents naturelles, doivent
.être de même réduites dans une dimension convenable, si elles sont d'un volume trop grand.

Lorsque l'intervale qui doit recevoir la dent postiche, est plus large
qu'il ne doit être, en conséquence de
ce qu'il se trouve réuni aux larges intervales qui se rencontroient entre la
dent perduë & celle qui reste ; ou lorsque la carie, en ruinant les parties latérales des dents voisines, aura rendu
cet intervale d'une trop grande étenduë, il faut observer que l'assiette, ou
le talon de la dent, qui doit être posé sur
la gencive, soit de la largeur de l'intervale, & que le reste diminuë, pour
la rendre conforme à la dent naturelle, & qu'elle soit en simétrie avec sa
pareille.

Après avoir limé la racine de la dent,
& mis du plomb dans la cavité, on
fait à la dent postiche un petit trou,
qui passe par le milieu de ses parties
latérales, en traversant la largeur de la

dent, & qui fe conduit à niveau des gencives des dents voifines naturelles : Si ce trou ne fuffit pas, on en fait deux à côté l'un de l'autre : Ces trous fervent à donner paffage aux deux bouts d'un fil de foie, ou commun, qui y paffent féparément, quand il y a deux trous : Lorfque le fil a paffé, fon milieu forme une anfe, qui s'engage dans l'interyale le plus étroit des deux dents folides & voifines : On prend enfuite le bout intérieur de ce fil, & on le paffe par-deffus la furface intérieure de la dent naturelle, qui fuit l'artificielle, pour le faire entrer dans l'intervale qu'elle forme avec fa voifine : On noué après cela le bout de ce même fil avec l'autre bout, qui eft au-devant, en cas qu'il ne faille pas pourfuivre, & attacher une autre dent artificielle avec ce même fil.

Pour attacher les dents poftiches, il faut avoir recours au fil de lin retors en trois, & doublé enfuite en deux, ou trois, ou à la foie doublée de même. Afin que la gencive ne foit point incommodée ni de l'un, ni de l'autre, on les cire à plat fans les retordre de nouveau, & auffi-tôt qu'ils font ufez, ou rompus, on en remet d'autres en

leur place. On doit s'imaginer qu'il est
des cas où ces fils doivent être employez de même, & d'autres cas où
l'on peut les employer tout simples,
sans être redoublez : Cela dépend de
la nécessité plus ou moins grande &
de la volonté de ceux qui s'en servent ;
c'est-à-dire, que lorsqu'il y a plus ou
moins de dents de suite à attacher, on
doit plus ou moins multiplier les fils.

Il y a des Dentistes qui conseillent,
pour attacher les dents postiches, de
se servir de cordonnet de soie écruë ;
mais comme ce cordonnet est très-ru-
de, j'ai observé qu'il faisoit des impres-
sions considérables sur les dents où il
étoit appliqué, & que même il les
avoit coupées totalement, ou en partie ; c'est pourquoi je conseille de ne
point s'en servir, & d'avoir recours
au fil de lin, ou à la soie cirée dont je
viens de parler. Si néanmoins les gencives & les racines sur lesquelles on
veut mettre des dents naturelles, ou
artificielles, se trouvoient assez dures,
ou assez fermes, pour qu'elles ne pus-
sent pas s'affaisser trop par l'appui des
dents postiches, le fil d'or sera plus
convenable pour les attacher que le
fil commun, ou la soie cirée ; parce

qu'alors , elles reſtent affermies &
ſtables, ſans que l'on ſoit obligé de
les ôter, & ſans que le fil d'or puiſſe
intéreſſer les gencives, & les autres
dents. Le fil d'or trait, dont on ſe ſert
pour les dents, doit être fait d'or de
Ducàt. Celui qui eſt deſtiné pour attacher les dents poſtiches, ſera préparé
de même que celui dont j'ai parlé pour
rafermir les dents chancelantes au chapitre IX. de ce Volume. Il n'y a de
différence qu'en ce que celui-ci qui
doit ſervir pour attacher les dents poſtiches aux dents naturelles qui reſtent
encore dans la bouche, doit être plus
gros : On en employe de plus ou moins
gros ſuivant les circonſtances qui ſe
rencontrent.

Quoiqu'il y ait un eſpace à l'une,
ou à l'autre machoire de deux, trois,
ou quatre dents (a) &c. qui manquent,
on peut en remettre d'humaines à la
place, pourvû qu'on ſe ſerve de dents
pareilles à celles qui ſont de moins, &
qu'on les ajuſte exactement entr'elles &
ſur la gencive. Alors il n'y a qu'à percer ces dents chacune d'un, ou de deux
trous un peu larges, l'un au-deſſus de

(a) Voyez les Figures 2, & 3. de la Planche 34.

l'autre, suivant le volume des dents.
Ces trous doivent être percez d'une
des parties latérales à l'autre ; de maniére qu'ils se répondent les uns aux
autres, & que les dents gardent entre
elles le même niveau qu'avoient celles
dont elles doivent occuper la place.
On passe dans ces trous deux fils d'or,
ou d'argent (*a*) d'une médiocre force, qui enfilent de suite toutes ces
dents : Après les avoir introduits, on
les rive par les deux bouts ; puis on
finit d'ajuster les racines des dents ainsi assemblées, si elles en ont besoin,
afin qu'elles s'arrangent également sur
la gencive.

La piéce étant ajustée, si elle n'est
que de deux, ou trois dents, &c. on
y fait de nouveau un petit trou, qui perce chaque dent d'une partie latérale à
l'autre, à fleur des gencives des dents
naturelles voisines. Cela étant exécuté, on passe dans ce trou les deux
bouts d'un fil commun, ou de soie
cirée, dont l'anse se passe, & le nœud
se fait, comme on l'a déja enseigné
dans ce chapitre.

Les piéces qui sont composées de

(*a*) Voyez les Figures 5. & 6. de la Planche 34.

cinq ou fix dents naturelles (*a*) détachées de leurs alvéoles, font autrement percées que les piéces précédentes : Pour les arrêter fur la gencive, il
faut faire deux trous à côté l'un de
l'autre à chaque furface latérale de
l'affemblage, près de la furface qui doit
s'appliquer fur la gencive : Ces trous
font percez à jour à la face intérieure
de ce même affemblage, à quelque diftance l'un de l'autre. Le trou qui s'approche le plus de la furface extérieure, fait un plus long trajet que fon
voifin ; ainfi le trou, dont l'entrée eft
plus intérieure, fort vers l'intervale,
qui fépare les deux premiéres dents de
chaque côté de cette piéce, tandis que
l'autre va jufqu'à celui qui eft entre la
deuxiéme & troifiéme dent. On paffe
par la fortie des trous de chaque extrêmité de la piéce, les deux bouts
d'un fil ciré, qui fe noüent de chaque
côté entre les dents naturelles & folides les plus voifines.

Lorfque les dents humaines poftiches affemblées dans cette piéce, fur-
paffent le nombre de celles dont je
viens de parler, on doit, outre ce qui
a été dit, appliquer fur la face inté-

(*a*) Voyez la Figure 4. de la Planche 34.

rieure de cet affemblage (*a*) une petite lame d'or, ou d'argent, (*b*) d'environ une ligne & demie de largeur,
& de l'épaiffeur d'environ une demie
ligne. Cette lame doit être percée vis-
à-vis la bafe de chaque dent, le plus
près de la gencive qu'il eft poffible. Ces
trous donnent paffage à des goupilles
d'or, ou d'argent rivées à rivure perduë d'un côté fur la lame, & de l'autre fur la furface antérieure de chaque
dent : Enfuite on pofe cette piéce fur
la gencive, & on l'arrête de même que
la précédente.

Cet affemblage ainfi ajufté fe trouve
en état de durer un tems plus confidérable que le précédent ; mais il coûte
beaucoup plus de peine & de dépenfe :
Il fe peut faire avec la lame feule, fans
être obligé de joindre les dents avec le
fil d'or, ou d'argent, dont nous avons
parlé ci-deffus ; parce qu'en faifant à
la face intérieure de chaque dent une
échancrure de la largeur & de l'épaiffeur de la lame, il eft aifé d'affembler
& de joindre le tout enfemble, en logeant la lame dans l'épaiffeur de cha-

(*a*) Voyez la Figure 8. de la Planche 34.
(*b*) Voyez la Figure 7. de la Planche
34.

T iiij

que dent, au moyen de cette échan--
crure pratiquée fur leur furface poſtérieure, du côté de leur baſe. On arrête la lame à chaque dent le plus près
qu'il ſe peut de la gencive, avec deux
petites goupilles d'or, ou d'argent,
l'une au-deſſus de l'autre, & rivées à
rivure perduë.

S'il ſe trouve une racine dans quelque cavité de l'alvéole, & qu'on veuille
couvrir cette racine d'une dent artificielle, on lime de cette racine ce qui
excéde la gencive, & même plus ſi on
le peut : Enſuite on ôte tout ce que
cette racine a de carié avec les inſtrumens convenables, & dont j'ai parlé.
Cela étant fait, on plombe le canal de
cette racine, & on ajuſte la baſe, ou
le talon de la dent naturelle, ou artificielle qu'on rapporte ſur la racine.
Il faut auparavant avoir fait à cette
dent, un ou deux trous qui ſervent à
paſſer les bouts d'un fil qu'on attache
aux dents naturelles voiſines, comme
on l'a dit ci-deſſus.

Quand la carie a trop conſidérablement élargi le canal de cette racine,
que ſes rebords ſont encore fermes &
ſolides, & qu'on a été obligé de la
plomber, on fait avec un petit poin-

çon (*a*) un trou le plus profond & le plus droit qu'il eſt poſſible au milieu du plomb bien affermi, ſans néanmoins que ce trou pénétre plus avant que le canal de la racine. On aſſemble la dent naturelle poſtiche avec la racine, par le moyen d'un tenon, tel que je vais le décrire.

Lorſque la carie a pénétré juſqu'à la cavité de la racine ſur laquelle on veut mettre à tenon (*b*) une dent naturelle, ou artificielle, le canal de cette racine étant encore aſſez long, tout ce qui ſe trouve de carié ayant été ôté, on élargit ce canal avec un équariſſoir, (*c*) inſtrument ainſi appellé par les Horlogers, qui eſt de figure piramidale, qui ſe termine en pointe, & qui forme quatre pans, dont chaque angle eſt tranchant. Il ſert aux Ouvriers à augmenter le diamêtre des trous. L'équariſſoir le plus grand des deux que j'ai fait graver, eſt long d'environ un pouce & demi, compris ſa ſoie : Son diamêtre dans ſa partie la plus étenduë eſt d'environ une ligne. Il va toujours en

(*a*) Voyez la Figure 3. de la Planche 33.
(*b*) Voyez la Figure 11. de la Planche 34.
(*c*) Voyez les Figures 1. & 2. de la Planche 33.

diminuant vers fa pointe, qui n'a qu'environ une demie ligne de largeur. C'eft-
là la dimenfion de chacune de fes faces. Cet équariffoir fert à augmenter
le canal des plus groffes racines des
dents; & pour les moyennes on fe fert
du moyen équariffoir.

Dans l'ufage de l'équariffoir il y a
deux circonftances à obferver, qui font
de prendre garde qu'il ne pénétre au-
de-là du canal, & que cet inftrument
ne foit trop trempé, de crainte qu'il
ne fe caffe dans le canal de la racine
de la dent, & qu'y reftant engagé, on
ne puiffe plus le retirer, ni par conféquent placer le tenon. On feroit obligé dans un tel cas de mettre en cette
place une dent attachée aux voifines,
laquelle feroit de moindre ufage, &
ne feroit pas fi commode. Quand cet
inconvénient n'arrive pas, on ajufte à
la dent, pour la mettre en place, un
petit tenon d'or, ou d'argent (a) de
la longueur & de la largeur du canal
de la racine & du canal de la dent humaine qu'on y veut mettre: Comme
le canal du corps de la dent fe trouve
toujours trop peu étendu, on doit augmenter celui-ci avec le foret, pour

(a) Voyez la Figure 10. de la Planche 34.

mieux engager le tenon par l'un de ses
bouts dans la dent humaine postiche.
Ce tenon doit être bien ajusté, & un
peu dentelé autour; afin qu'il s'en trouve plus affermi après avoir été introduit & mastiqué. Avant que de mettre
ce tenon dans la cavité de la dent,
elle doit être remplie de mastic en poudre : Ensuite on introduit ce tenon
dans cette cavité avec de petites pincettes d'horloger, (*a*) en chauffant ce
même tenon au feu de la bougie par
son extrêmité opposée. Il faut remarquer que pendant que le Dentiste
chauffe ce tenon, il doit tenir la dent
avec un linge pour ne pas trop sentir la
chaleur. Par ce moyen le mastic se fon-
dra, & facilitera l'entrée au tenon :
On peut aussi, & même pour le mieux,
percer le trou de la cavité de la dent,
jusqu'à sa surface intérieure, & y river le tenon après qu'il a été mastiqué. L'autre extrêmité du tenon, qui
doit être aussi dentelée, s'introduira
dans le canal de la racine. Pour cela
le Dentiste doit tenir la dent à tenon
avec les pincettes droites, & en tournant la dent de droit à gauche, & de
gauche à droit, en la poussant de for-

(*a*) Voyez la Figure 1. de la Planche 17.

ce, jufqu'à ce que le tenon y foit entiérement introduit, que le talon de
la dent porte en plein fur la racine, &
que cette dent foit fi bien affermie,
qu'elle ne faffe, pour ainfi dire, qu'un
même corps avec la racine.

Si malgré toutes les précautions que
l'on aura prifes pour faire entrer bien
jufte la partie du tenon qui doit être
placée dans l'ouverture du canal qu'on
aura fait à la racine, il arrive que le tenon fe rencontre trop petit pour y être
engagé de force, & pour y être ferme
& ftable, il faudra en ce cas faire derechef avec un couteau quelques dentelures de plus, à peu près femblables
aux dentelures, ou premiéres tailles
d'une lime. Ces dentelures font une
efpéce de morfil qui groffit ce tenon.
Si cela n'eft pas fuffifant, on entoure-
ra avec un peu de chanvre, ou de
lin, ou même de fil très fin l'extrêmité de ce tenon, pour l'engager enfuite à force dans le canal de la racine
de la dent. Ce tenon fait ici ce qu'une
cheville fait à deux planches qu'elle af-
femble l'une contre l'autre. Si les vaiffeaux qui entrent dans le canal de la
racine de la dent ne font pas détruits,
fi l'on perce au-delà de ce même ca-

nal, ou fi le tenon étant introduit,
excéde la longueur du canal qui doit
le recevoir, il ne manque pas d'arriver en cet endroit une douleur qui
eft quelquefois fuivie de fluxion & d'abcès. Pour lors on eft obligé d'ôter la
dent à tenon, fi la douleur & la fluxion font violentes ; afin de laiffer les
parties en repos, & de faciliter une
libre iffuë aux matiéres arrêtées, à
moins qu'on ne veuille s'affujettir à
fouffrir la fluxion pendant quelque
tems, après quoi il n'y a ordinairement aucun retour de douleur. La
dent & le tenon s'ôtent avec des pincettes droites, & fe remettent de même. Si l'on vouloit mettre une dent à
tenon fur une racine qui fût fenfible,
que les vaiffeaux fuffent apparents, ou
non, on pourroit, afin de détruire ces
vaiffeaux, appliquer auparavant le cautére actuel dans le canal de la racine,
& y introduire pendant quelques jours
un petit coton imbibé d'huile de canelle, ou de girofle.

Le maftic que j'ai propofé, pour arrêter le tenon dans la cavité de la dent,
doit être compofé de la maniére qui
fuit.

Prenez de la gomme-laque plate ,

deux onces ; de la térébentine de Veni-
fe la plus fine, demie once ; du corail
blanc en poudre très-fine, deux onces.
Faites fondre la gomme dans un vaiffeau de terre verni fur un feu médio-
crement chaud, & lorfque cette gomme fera fonduë, joignez-y la térébentine, & y mêlez exactement la poudre de corail : Quand ce mélange fera
fait, on le mettra en petits bâtons
qu'on pulvérifera pour s'en fervir au
befoin.

Lorfqu'on ne peut en pareille occafion élargir affez profondement le canal des racines des dents, fans s'expofer à en découvrir les parties fenfibles ;
lorfque ces racines font trop détruites,
ou qu'elles fe trouvent naturellement
trop courtes, & qu'il n'eft pas poffible
d'y faire entrer un tenon fuffifamment
long, pour affermir des dents femblables ; en ce cas on fait à la dent à tenon deux petits trous, qui percent d'u-
ne partie latérale à l'autre, pour fe rencontrer à fleur de la gencive après fon
application ; on paffe dans ces deux
trous les deux bouts d'un fil d'or, dont
l'anfe fe trouve engagée dans l'intervale de la dent naturelle la plus voifine
de l'efpace qu'on veut remplir ; on in-

troduit enſuite le tenon de la dent poſtiche dans le canal de cette racine ; enfin on engage les deux bouts du fil dans
l'intervale de l'autre dent voiſine, pour
y être arrêtez en les tordant , comme
on a dit en parlant du rafermiſſement
des dents.

Néanmoins ſi l'eſpace où l'on veut
mettre une dent ſemblable, ſe trouve
plus large qu'il ne doit être naturellement, il ne faut attacher la dent poſtiche , qu'à la dent qui ſe trouve la plus
voiſine de la racine ; afin de laiſſer un
intervale entre la dent poſtiche & la
dent, à laquelle cette dent poſtiche
n'eſt point aſſujettie : cela ſe pratique ainſi pour mieux imiter la nature.

Les dents & les piéces artificielles,
qui ſont attachées avec des tenons &
le fil d'or, tiennent mieux que toutes
les autres ; elles durent quelquefois
quinze à vingt ans, & même davantage, ſans ſe déplacer ; au lieu que le
fil commun & la ſoie dont on ſe ſert
ordinairement pour attacher toutes
ſortes de dents , ou piéces artificielles ,
ſont de peu de durée.

Il eſt à remarquer qu'on ne peut pas
placer facilement des dents à tenons ,

fi ce n'eft aux incifives & aux canines;
parce que les molaires ont plufieurs racines, dont les conduits varient fi di-
verfement, qu'il n'eft pas poffible de
les percer, fans intéreffer les vaiffeaux
qui les accompagnent, l'alvéole, ou
la machoire; au lieu que les incifives
& les canines n'ayant qu'une racine &
une cavité, l'opération en eft plus facile. Elle eft encore plus aifée à pratiquer aux dents de la machoire fupérieure, qu'à celle de l'inférieure; parce
que le corps de la racine des dents de
la machoire fupérieure a plus de volume que celui des dents de la machoire inférieure : D'ailleurs il eft plus ordinaire d'avoir occafion d'en placer à
la machoire fupérieure qu'à la machoire inférieure; parce que la carie détruit
plus fréquemment les dents de la machoire fupérieure que celles de la machoire inférieure.

CHAPITRE

CHAPITRE XIV.

Maniére de blanchir les os des jambes de bœuf qui servent ainsi préparez, à faire des dents, ou partie de dentiers artificiels.

AUSSI-TÔT que cet animal est tué ou peu de tems après, on décharne les quatre plus gros os des jambes : On les coupe par roüelles dans la partie la plus dure ; c'est-à dire depuis une des apophises jusqu'à l'autre : On ôte ensuite la moële de ces os, & on les met sur le feu dans de l'eau de riviére : Quand cette eau commence à bouillir, on y jette de la chaux vive, & on en continuë l'ébulition pendant un quart d'heure, afin de dégraisser entiérement ces os : On retire le tout pour le laisser refroidir : On ôte les os de cette eau : On les lave dans une autre eau, & on les fait sécher à l'ombre : Quand ils sont secs, on les fait tremper la nuit, & sécher le jour ; ce que l'on réïtére pendant douze ou quinze jours.

Si c'est dans le Printems, ou dans

l'Automne qu'on fait cette préparation, on met les roüelles de ces os sur une serviette mouillée qu'on pose sur l'herbe pendant la nuit, pour les exposer à la rosée. On peut encore, & même pour le mieux, laisser ces os exposez au Soleil; mais il faut les couvrir d'une autre serviette mouillée, pour empêcher que la trop grande chaleur ne les fende.

On ne se sert de ces os ainsi dégraissez & blanchis, pour faire des dents, ou des piéces artificielles, qu'au défaut de toutes les matiéres que j'ai indiquées dans le chapitre précédent. J'ai préféré ces matiéres à l'ivoire; parce que l'ivoire jaunit bien plutôt & conserve moins sa blancheur, que l'os de bœuf, sans en avoir la solidité. Les Ouvriers qui en employent beaucoup dans leurs ouvrages, m'ont communiqué la maniére de les blanchir, telle que je la viens de décrire.

Dans le choix de ces morceaux, ou roüelles d'os, il faut préférer les moins poreux. La partie de ces os qui est la plus éloignée de l'apophise, est toujours préférable par sa solidité, mais elle est la moins étenduë.

CHAPITRE VIII.

Description des Instrumens qui
servent à fabriquer les dents &
les autres piéces artificielles pro-
pres à réparer les défauts cau-
sez par la perte des dents na-
turelles.

CES instrumens sont le compas, (*a*)
l'étau, la scie, (*b*) la rape, la
lime, le gratoir, & le foret avec son
archet.

Les limes dont on se sert à cet usage sont de plusieurs sortes: Il y en a
de plates, en couteau, à trois quarts,
(*c*) en feuille de sauge, de demi-ron-
des, de rondes droites en queuë de rat,
& de rondes en queuë de rat tournées
en forme de cerceau. (*d*)

Nous nous servons de deux sortes
de rapes, l'une est plate, & l'autre est
demi-ronde: La demi-ronde peut néanmoins servir toute seule.

(*a*) Voyez la Figure 3. de la Planche 29.
(*b*) Voyez la Planche 31.
(*c*) Voyez la Figure 4. de la Planche 29.
(*d*) Voyez la Figure 1. de la Planche 29.

V ij

Le foret dont il s'agit, (*a*) ainfi appellé par les Ouvriers, eft compofé différemment de ceux dont on fe fert pour l'ordinaire à percer les dents, ou les piéces artificielles.

Ce foret a un chevalet fur lequel eft monté un arbre, qui porte ce même foret & fon cuivrot en forme de barillet, ou tambour de montre. Ce foret eft monté à une des extrêmitez de l'arbre, & l'autre extrêmité de cet arbre roule dans une cavité, qui pour cet effet eft creufée dans une efpéce de tenon de cuivre arrondi : Ce tenon eft paffé dans une efpéce de poupée, qui fe trouve à l'extrêmité fupérieure de l'une des branches du chevalet : Sur la face fupérieure de cette poupée il y a une vis, qui tombe fur le tenon de cuivre, dans lequel roule l'extrêmité de l'arbre, dont je viens de parler : Cette vis arrête & fait qu'on ôte le tenon de cuivre quand on veut.

L'autre branche du chevalet a une efpéce de machoire à charniére garnie de cuivre intérieurement : C'eft fur ce cuivre que roule la partie de l'arbre, qui fe trouve entre le cuivrot & le foret : Cette machoire à charniére fe fer-

(*a*) Voyez la Planche 30.

me par ſa partie oppoſée à la même
charniére, au moyen d'une vis qui
s'engage dans la branche du chevalet.

L'extrêmité de l'arbre où l'on engage le foret, eſt diviſée en deux piéces :
Ces piéces ſont de huit à neuf lignes
de longueur : L'une de ces piéces eſt
attachée à l'arbre au moyen d'une vis,
& par conſéquent en peut être ôtée
quand on le veut : L'autre eſt priſe
dans le corps de l'arbre même, & ainſi
n'en peut être ſéparée : La plus courte
de ces deux piéces a un tenon arrondi dans la partie inférieure de ſa face
intérieure : Ce tenon eſt en maniére
de cheville, pour s'engager dans un
trou proportionné à ſa groſſeur, qui
eſt à la partie inférieure de l'entaille
de la grande piéce : Sur cette grande
piéce eſt poſée la piéce qui eſt la plus
courte : Ces deux piéces unies enſemble ſont percées à jour, à une ligne près
de la cheville de la petite piéce : Ce
trou ſert à laiſſer paſſer une petite vis,
qui joint les deux piéces l'une contre
l'autre, & qu'on ſerre autant qu'il eſt
néceſſaire : L'éguille qui doit ſervir à
former le foret, ſe met entre les deux,
& elle s'y loge par une petite rainure qui régne tout le long du milieu de

l'intérieur, depuis le trou jusqu'à l'extrêmité.

On se sert pour l'ordinaire d'éguilles
à coudre de différente grosseur, pour
faire le foret ; & l'on casse la tête, ou
le chas de ces éguilles, pour y faire sur
une pierre du Levant où l'on met un
peu d'huile d'olive, une pointe plate
& tranchante, très-propre à servir à
l'usage auquel on l'a destinée.

Lorsqu'on veut se servir de ce foret,
on engage son chevalet dans un étau :
L'archet de cet instrument est fait de
baleine, & sa corde est une petite
corde de boyau.

A l'égard des limes, rapes, compas,
étau & scie, il n'est pas nécessaire
d'en faire la description ; parce que ces
instrumens ne diffèrent point de ceux
dont les Ouvriers se servent pour l'ordinaire.

Les gratoirs, ou espéces de rugines,
(*a*) ne font pas tout-à-fait semblables
à ceux des ouvriers, ni aux rugines dont
on se sert en Chirurgie : Il y a des gratoirs qui font droits, & d'autres cro-
chus : Les uns & les autres se montent
aux extrêmitez d'un manche d'ébéne,
ou d'une autre matiére, au moyen d'u-

(*a*) Voyez la Planche 32.

ne foie quarrée & maftiquée à l'ordinaire : Leur manche eft long d'environ
quatre pouces : Il eft de groffeur à pouvoir remplir fuffifamment la main, &
de figure de fufeau à plufieurs pans :
Il y a des gratoirs droits, qui raclent
des deux côtez dans le même fens, &
d'autres qui ne gratent que d'un côté
dans le fens oppofé.

Le premier gratoir a deux grandes
faces plates. Sur la circonférence de la
partie latérale droite de l'une & dans
l'épaiffeur des deux faces, il y a une
troifiéme petite face en forme de bifeau, qui forme un tranchant à la
circonférence de l'autre face. Cette
grande face oppofée a auffi une autre
petite face, qui régne tout le long de
fa partie latérale gauche : Lorfqu'on re-
tourne l'inftrument, cette face fe trouve à droit ; celle-ci & fa pareille vont
fe réunir au milieu de l'extrêmité de
l'inftrument, en formant une efpéce
d'angle de lofange un peu mouffe : Il
faut que l'inftrument foit tranchant
dans ce lieu-là.

Le fecond gratoir eft ovale, arrondi par fon extrêmité : Il a deux furfaces plates : Sur fon épaiffeur eft pratiqué un bifeau qui régne dans toute

la circonférence, par le moyen duquel
la plus grande des deux faces plates devient tranchante , & l'autre mouffe.
Ces deux gratoirs font montez fur un
même manche à plufieurs pans.

Le troifiéme gratoir eft crochu : Il
diffère par-là de la feconde efpéce , &
en ce que fon extrêmité fupérieure qui
eft un quatriéme gratoir , décrit un lofange à angle aigu par fa partie la plus
avancée. D'ailleurs fes grandes faces
font intérieures , & les deux autres font
extérieures par rapport au manche.
Toutes les proportions de ces inftrumens font arbitraires, & dépendent
du goût de ceux qui s'en fervent.

Explication de la Planche XXIX.
*qui contient quatre Inftrumens
qui fervent à fabriquer les piéces
ou dents artificielles.*

LA *Figure I.* repréfente la lime figurée en queuë de rat recourbée
en berceau.

La *Figure II.* repréfente un tourne-
vis.

La *Figure III.* repréfente un com-
pas

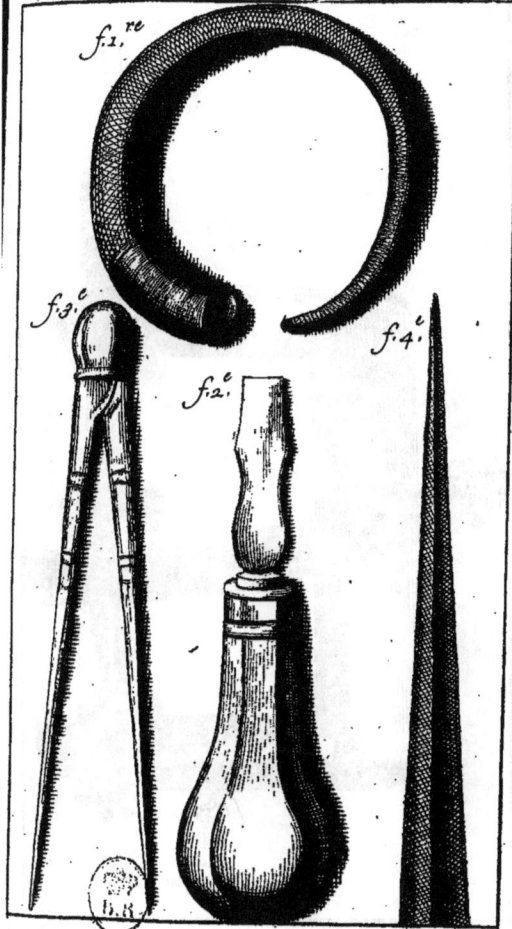

f.1.re

f.3.^e

f.2.^e

f.4.^e

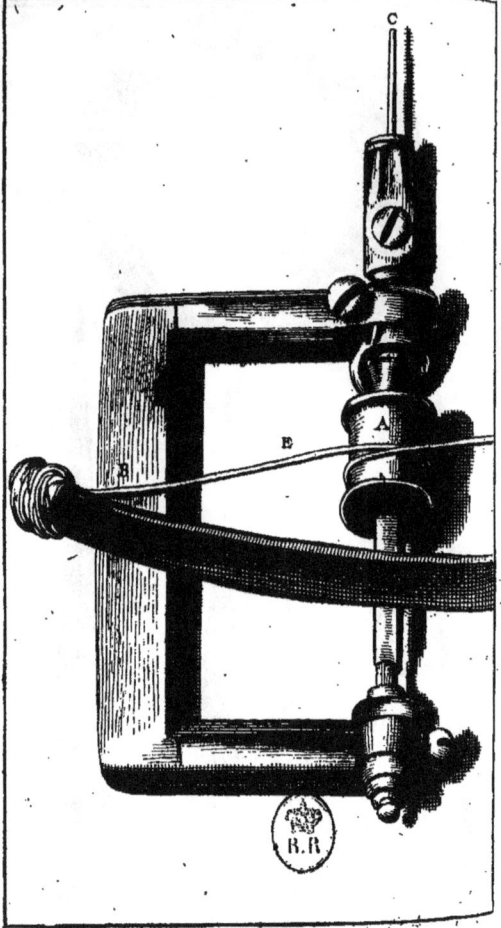

pas qui fert à prendre les dimenfions requifes pour fabriquer les piéces artificielles.

La Figure IV. repréfente une lime à trois quarts, qui fert à faire des échancrures aux piéces artificielles, vûë tronquée & fans manche. L'on n'a pû la faire voir autrement, l'étenduë de la planche ne l'ayant pas permis.

Explication de la Planche XXX. qui contient un inftrument qui fert à fabriquer les piéces artificielles.

CETTE figure repréfente le chevalet monté avec fon foret, & partie de fon archet tronqué, vû d'un feul côté dans toute fon étenduë.

A. Le cuivrot, ou efpéce de tambour qui fert comme de poulie à la corde de l'archet.

B. L'arbre du chevalet.

C. Le foret.

D. L'archet.

E. La corde de l'archet.

Explication de la Planche XXXI.
  qui contient un Instrument pro-
  pre à fabriquer les piéces artifi-
  cielles.

CETTE figure repréfente une fcie,
qui fert à fcier les piéces, ou dentiers artificiels.

    A. L'arbre de la fcie.

    B. Sa lame.

    C. La vis.

    D. L'écrou qui fert à tendre, ou
à détendre la fcie.

    E. Son manche.

Explication de la Planche XXXII.
  qui contient deux Instrumens qui
  fervent à fabriquer les piéces ar-
  tificielles.

LA *Figure I.* repréfente le gratoir
en lofange & celui qui eft en bifeau.

    A. Leur manche à plufieurs pans.

    B. Le gratoir en lofange.

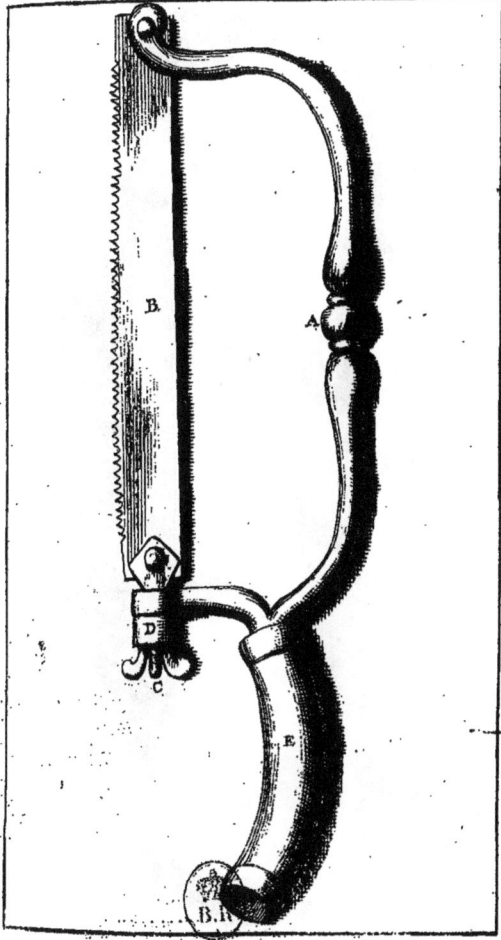

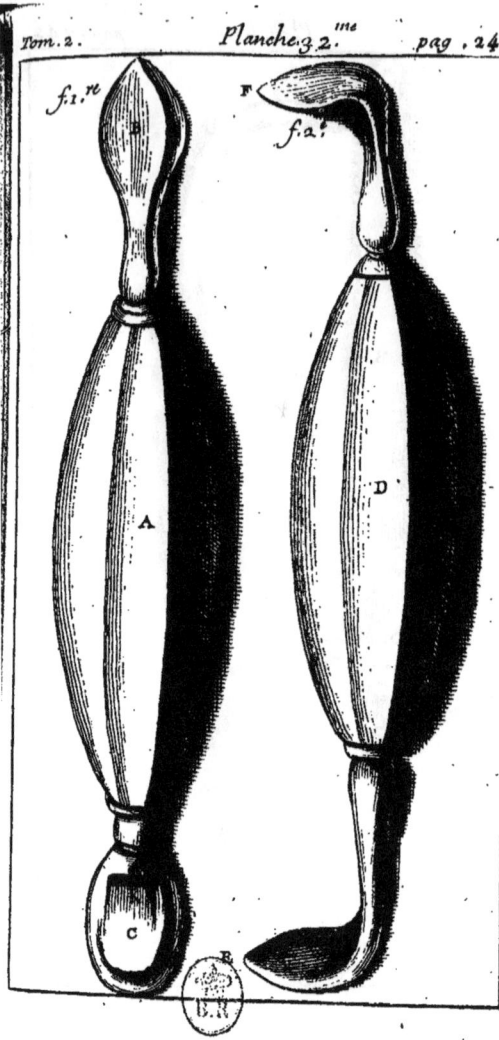

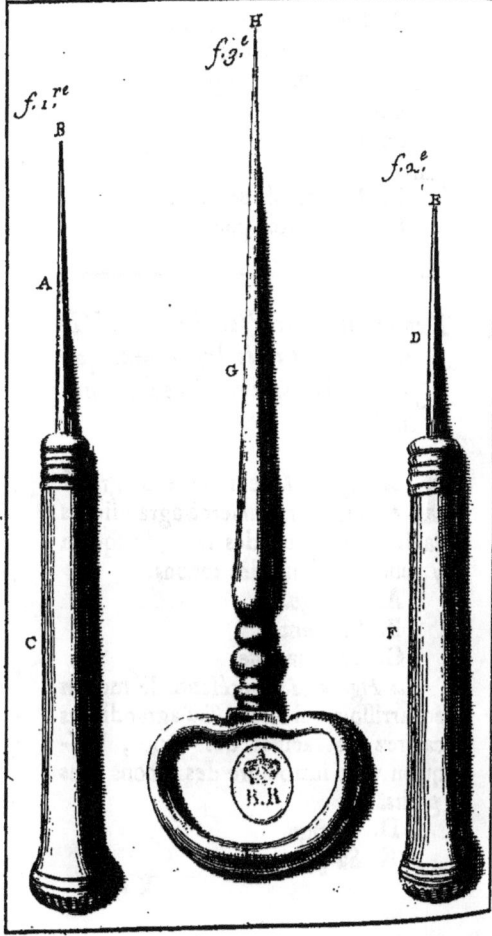

f. 1. ^re

B

A

C

f. 3. ^e

H

G

B.R

f. 2. ^e

E

D

F

C. Le gratoir en biſeau.

La Figure II. repréſente le gratoir pointu & le gratoir un peu arrondi par ſon extrêmité.

D. Leur manche auſſi à pluſieurs pans.

E. Le gratoir arrondi.

F. Le gratoir pointu.

Explication de la Planche XXXIII. qui contient trois Inſtrumens qui ſervent à mettre en place des dents artificielles,

LA *Figure I.* repréſente le grand équarriſſoir, qui ſert à agrandir les cavitez des racines des dents, lorſqu'on y veut introduire des tenons.

A. Sa tige.

B. Sa pointe.

C. Son manche.

La Figure II. repréſente le moyen équarriſſoir qui ſert auſſi à agrandir les cavitez des racines des dents, lorſqu'on veut introduire des tenons plus petits.

D. Sa tige.

E. Sa pointe.

X ij

F. Son manche.

La *Figure III*. repréfente un poin-
çon qui fert à percer le plomb introduit dans quelque racine de dent, dont
le canal eft trop délabré pour fervir à
recevoir un tenon, à moins qu'il ne foit
auparavant plombé.

G. Sa tige.

H. Sa pointe.

I. Son anneau fervant de manche.

CHAPITRE XVI.

*Ce qu'il faut obferver pour per-
cer, placer & attacher aux
dents naturelles, ou à quelqu'u-
ne de leurs portions les piéces
artificielles : Les dimenfions les
plus convenables de chaque partie qui fert à l'affemblage de
ces mêmes piéces.*

LORSQU'ON veut remplir un, ou
deux efpaces qu'occupoient plufieurs dents, on fait autant de piéces
artificielles, qu'il y a d'efpaces à remplir. Si ces piéces fe font de dents de

cheval marin, ou d'une autre matiére
convenable, il faut, comme nous l'a-
vons déja dit dans le treiziéme Chapitre de ce Volume, que ces piéces foient
proportionnées en toutes leurs dimenfions à la furface des gencives, & à la
longueur, groffeur & figure des dents
que l'on veut imiter. Il faut percer
chaque piéce d'un bout à l'autre, fi fa
courbure ne s'y oppofe point; enforte
que le trou de chaque piéce donne paffage aux deux bouts d'un fil, qui après
avoir fait l'anfe, s'engage comme les
autres fils dans l'intervale de deux dents
folides : On nouë ces fils par un nœud
bien ferme, tel que celui du Chirurgien.

Il faut percer d'une autre maniére
les piéces qui font trop courbées : (a)
On fait pour cela deux trous l'un à côté
de l'autre à chaque bout de la piéce.
Ces trous commencent fur les furfaces
latérales de la piéce auprès de la furface qui s'applique fur la gencive. Lorfque la piéce artificielle n'a que deux,
ou trois dents, ces trous ne font qu'une
ligne de trajet, en fortant vers le milieu de la face intérieure ; mais quand
cette piéce eft compofée de quatre, ou

(a) Voyez la Figure 1. de la Planche 35.

X iij

cinq dents, le trajet des trous eft de deux lignes : Leur fortie donne entrée aux fils qui attachent la piéce, de même qu'il a été dit en parlant des piéces faites de dents humaines.

Néanmoins fi pour attacher l'une des deux extrêmitez de cette piéce de dents artificielles, nous ne trouvons dans la machoire que les derniéres molaires, cette extrêmité doit être percée autrement : Au lieu de faire fortir les trous fur la face intérieure, on les fait fortir fur l'extérieure, ou bien on les perce d'un bout à l'autre, s'il ne s'agit que de la moitié, ou environ, d'un dentier artificiel : Ces trous donnent paffage aux deux bouts d'un fil, & fon milieu fait une anfe, qu'on engage de même que ces nœuds dans les endroits convenables.

Les piéces (a) qu'on veut placer à l'une, ou à l'autre machoire, qui n'a de chaque côté qu'une, ou deux groffes mõlaires pour être affujetties, doivent être percées de deux trous à chaque bout : Ces trous commencent fur les furfaces latérales de la piéce, auprès de la furface qui doit s'appliquer fur la gencive : Ils viennent par un trajet

(a) Voyez la Figure 1. de la Planche 35.

oblique de bas en haut, fortir à côté l'un de l'autre entre la deuxiéme & la troifiéme, ou entre la troifiéme & la quatriéme des dents formées fur cette piéce.

On introduit les deux bouts des fils par l'entrée des trous, & le milieu de ces fils fait une anfe qu'on engage entre les deux dents naturelles, fi elles font ftables l'une & l'autre; finon on l'avance jufqu'à la poftérieure, fi l'antérieure eft chancelante. Les deux bouts du fil fe noüent de chaque côté entre l'efpace des dents artificielles par où ils font fortis.

Quand il n'y a qu'une petite, ou une groffe molaire d'un feul côté de la machoire, capable de fupporter l'attache de la piéce des dents artificielles, il faut la percer de maniére que le point de l'attache la rende ferme & ftable, comme il vient d'être indiqué.

C'eft pourquoi fi la piéce des dents artificielles eft deftinée à fervir pour la machoire inférieure, on fait deux trous à côté l'un de l'autre, au bout qui doit toucher la dent naturélle. Ces deux trous commencent à une demie ligne, ou environ, près de la furface qui s'applique fur la gencive: Ils fortent à quel-

que diſtance l'un de l'autre ſur la face
intérieure de la piéce, à deux ou trois
lignes de leur entrée : Les bouts d'un
fil entrent par la ſortie des trous, & ſe
noüent ſur la dent comme les autres.

Une ſemblable piéce de dents artificielles deſtinée pour la machoire ſupérieure, doit être percée de deux trous
à côté l'un de l'autre. Ils commencent
par la face qui doit poſer ſur la gencive, à une demie ligne du bord de
l'extrêmité qui touche la dent naturelle, & ils ſortent un peu obliquement
ſur la face oppoſée à leur entrée. Le fil
qui ſert à aſſujettir cette piéce, ſe paſſe
& s'attache de même que celui qui ſert
à aſſujettir la piéce dont je viens de
parler.

S'il n'y a que la derniére groſſe mo-
láire d'un ſeul côté, à laquelle on puiſſe
attacher cette piéce, on fait ſortir
obliquement les trous de la piéce entre
le deuxiéme, ou le troiſiéme intervale des dents artificielles. Le fil entre
par les trous ſituez à l'extrêmité de la
même piéce, & ſon milieu fait une anſe, qui s'engage au delà de la dent naturelle pour l'embraſſer. Enſuite les
deux bouts de ce fil, en ſe joignant enſemble, ſe noüent dans l'intervale d'où
ils ſont ſortis.

Lorſque l'une, ou l'autre machoire n'a au-devant de la bouche, & même à un de ſes côtez, qu'une, deux, ou trois dents; ſoit qu'elles ſoient contiguës, ou qu'il y en ait quelq'une d'ôtée entr'elles, on y peut néanmoins mettre une piéce entiére de dents artificielles, (*a*) pourvû qu'on faſſe vis-à-vis de chaque dent naturelle des entailles pratiquées dans l'épaiſſeur de la piéce ſur ſa face extérieure, & que l'on forme à côté de ces entailles, des dents qui imitent les dents naturelles dont elles occupent la place.

La piéce artificielle étant ajuſtée, il faut la percer pour l'arrêter ſur la gencive, en l'attachant aux dents voiſines. Par exemple s'il n'y a qu'une dent naturelle, ou qu'il y en ait pluſieurs de ſéparées par la chûte de leurs voiſines, on fait deux trous à la ſurface plate de chaque entaille près de ſes encognures. Ces trous commencent dans l'entaille à la face extérieure de cette piéce le plus près de la gencive qu'il eſt poſſible: Ces mêmes trous, en s'approchant l'un de l'autre par un trajet oblique, ſortent à la face intérieure, & l'on introduit par leur ſortie les deux bouts d'un fil

(*a*) Voyez la Figure 2. de la Planche 35.

qui se noüent en devant, comme il va
être dit.

Les entailles qui doivent loger les
deux dents naturelles contiguës, ont
trois trous dont deux sont situez comme le sont ceux dont nous venons de
parler ; le troisiéme est situé au milieu,
& ces trous vont sortir à la face intérieure de même que les précédens :
Lorsqu'il se trouve trois , quatre , ou
cinq dents naturelles , &c. logées dans
une seule entaille, on multiplie les
trous de façon que pour trois dents
il y aura quatre trous, pour quatre
dents cinq trous, &c. L'entrée & la
sortie de ces trous doivent toujours être,
comme nous l'avons dit , & ces mêmes trous qui recevront des fils , serviront tous à assujettir la piéce artificielle.

Il faut passer dans les trois trous autant de fils qu'il y a de dents naturelles
placées dans l'entaille. On doit assujettir ce dentier artificiel par le moyen
des fils passez dans les trous pratiquez
dans ces piéces artificielles.

Les bouts de chaque fil seront passez
de dedans en dehors , de façon que
chaque trou du milieu donnera un passage commun au bout du fil voisin :

Ces fils passez de même embrassent chacun une dent : Ils sont serrez & noüez sur le corps de la dent, le plus près qu'il est possible de la gencive, entre les intervales de chaque dent naturelle : On réïtére deux fois le nœud du Chirurgien.

Pour mieux assujettir une piéce de dents artificielles semblable à celle dont nous venons de parler, supposé qu'elle puisse être attachée aux dents incisives de la machoire supérieure, il faut que les trous qui doivent donner passage au fil qui sert de lien pour cette piéce, soient percez de telle maniére, qu'ils décrivent une ligne oblique, depuis la surface intérieure de la piéce, jusqu'à la surface extérieure de la même piéce, dans l'endroit de l'entaille : Ces trous, montant de bas en haut, du dedans en dehors, se rencontrent du côté de l'entaille à fleur de la gencive, & du côté postérieur beaucoup plus bas ; ce qui fait faire au trajet des fils qui embrassent les dents de la piéce, dans l'intervale d'un trou à l'autre, la fonction de levier : Circonstance qui n'est pas indifférente, pour empêcher que les extrêmitez de la piéce ne fassent la bascule, & pour obliger la piéce de dents arti-

ficielles d'appuyer dans toute l'étenduë de sa surface supérieure contre la
surface inférieure des gencives supérieures.

S'il ne se rencontre dans l'une, ni
l'autre machoire, aucune dent convenable , pour y attacher une pièce composée de plusieurs dents arti-
cielles , & que l'on veuille assujettir une
piéce plus ou moins étenduë, sans l'attacher au corps des dents naturelles,
on pratique la méthode suivante.

On dispose les racines des dents,
le dentier & les tenons, à peu près
de même qu'il est enseigné dans le
Chapitre treiziéme de ce Volume &
dans ce Chapitre-ci. Pour lors on fait
des tenons en forme de vis piramidale (*a*) avec des têtes, qui ne soient
ni trop élevées, ni trop étenduës, &
qui soient proportionnées à la grosseur
du trou.

On perce la piéce artificielle (*b*) à
tenon, dans un ou plusieurs endroits,
suivant qu'elle est plus ou moins étenduë, & qu'il se rencontre des racines
propres à recevoir des tenons. Les trous
qui percent cette piéce sont disposez

(*a*) Voyez la Figure 3. de la Planche 35.
(*b*) Voyez la Figure 4. de la Planche 35.

de telle maniére, qu'ils répondent verticalement à ceux des racines des dents.
Ces trous font pratiquez dans l'épaiffeur de la piéce fuivant la direction des
dents. A chaque trou on fait une échancrure du côté qui doit recevoir la tête
du tenon, pour loger cette tête le plus
avant & le plus proprement qu'il eft
poffible, afin qu'elle n'excéde point la
furface de la piéce. Le tout ainfi difpofé, on introduit chaque tenon dans
un des trous du dentier artificiel, de
telle maniére que le corps du tenon,
après avoir traverfé le dentier, forte
par la furface du même dentier qui doit
s'appliquer fur la furface de la gencive
& de la racine de la dent. Il faut que
ce tenon excéde dans le lieu où il fort
de ce trou, la furface de ce dentier
d'une longueur fuffifante, pour pouvoir s'engager autant qu'il le faut dans
le canal de la racine qui doit le recevoir.

Si l'on veut, on fendra la tête de
ce tenon de même que la tête d'une
vis, pour engager ce même tenon, en
le tournant de droit à gauche, ou de
gauche à droit, avec un tourne-vis proportionné; fi mieux on n'aime engager ce tenon en le pouffant & en le

tournant à force avec des pincettes droites, & enfuite couper avec une lime, l'extrêmité extérieure, ou partie de la tête du tenon à fleur de la piéce artificielle. Par ce moyen ce dentier eft affermi, porte fur les gençives & fur les racines des dents, & dure un tems confidérable.

Pour percer cette piéce, ou dentier artificiel, qui doit être ainfi attachée par des tenons à tête, il faut, avant que de la percer, mettre dans chaque trou, ou canal des racines des dents, de petits bouts de plume. Ces bouts de plume doivent excéder le niveau de la gencive d'environ une ligne; afin qu'on ait la facilité de les en mieux retirer : On met autant de bouts de plume, qu'il y a de racines de dents difpofées à recevoir des tenons : On mouille fuffifamment le bout extérieur des plumes avec de l'encre à écrire : Cela étant fait, on préfente la piéce artificielle dans le même fens qu'elle doit être placée : On appuie cette piéce artificielle fur ces bouts de plume; afin qu'elle reçoive en la furface qui doit s'appliquer fur les gençives, une impreffion de l'encre appliquée fur ces bouts de plumes, qui

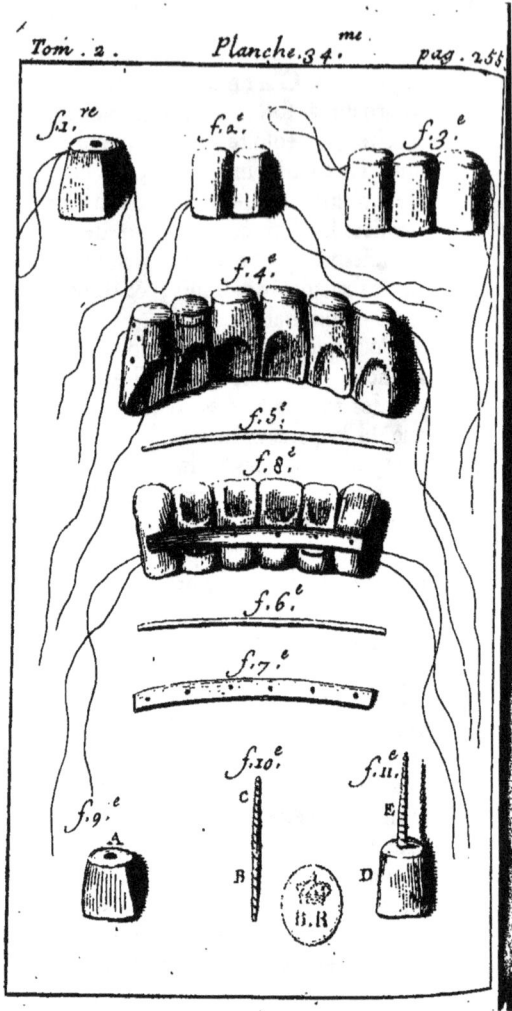

f.1. ^{re}   *f.2.* ^e   *f.3.* ^e

f.4. ^e

f.5. ^e

f.8. ^e

f.6. ^e

f.7. ^e

f.9. ^e   *f.10.* ^e   *f.11.* ^e

défigne au jufte le lieu où chaque trou
doit être percé dans la piéce. De cette façon ces trous répondent directe-
ment à l'orifice du canal de la racine
de chaque dent : Tout ceci eft effen-
tiel, pour que la piéce fe rencontre,
étant affemblée par ces tenons, dans
une jufte pofition avec les gencives &
les racines. On peut au lieu de bouts
de plume, fe fervir d'un peu de coton roulé, qui étant placé à l'entrée
du canal de la racine, produira le
même effet.

Tout ce que je viens de dire au fujet d'une, ou de plufieurs dents artificielles, ne différe point effentielle-
ment du manuel qu'il y a à pratiquer
en pareille occafion, à l'une ou à l'autre machoire.

*Explication de la Planche XXXIV.
qui contient plufieurs Dents,
ou piéces artificielles.*

LA *Figure I.* repréfente une dent
artificielle, enfilée d'un fil voltigeant.

La Figure II. repréfente deux dents
artificielles enfilées d'un fil voltigeant.

La Figure III. repréfente trois dents artificielles enfilées d'un fil voltigeant.

La Figure IV. repréfente une piéce de fix dents naturelles poftiches, affemblées par des goupilles d'or, ou d'argent, enfilées par deux fils voltigeans, laquelle piéce fert pour la machoire fupérieure, vûë par fa partie poftérieure.

Les Figures V. & VI. repréfentent des goupilles, ou gros fils d'or ou d'argent qui fervent à l'affemblage de cette piéce.

La Figure VII. repréfente la lame percée de plufieurs petits trous, laquelle fert à l'affemblage des dents naturelles poftiches.

La Figure VIII. repréfente un affemblage de fix dents naturelles poftiches attachées & arrangées par le moyen d'une lame d'or, ou d'argent, & enfilées par deux fils voltigeans, pour la machoire inférieure, vû par fa partie poftérieure.

La Figure IX. repréfente une dent à tenon, vûë par fa partie antérieure, & féparée de fon tenon.

A. Le trou par où cette dent reçoit le tenon.

La Figure X. repréfente un tenon
avec

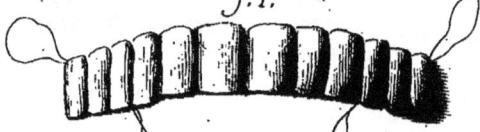

f. 1.re

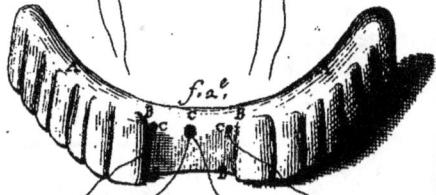

f. 2.^e

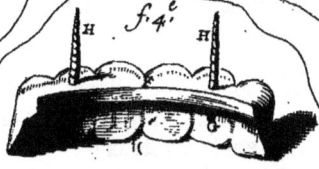

f. 4.^e

f. 3.^e

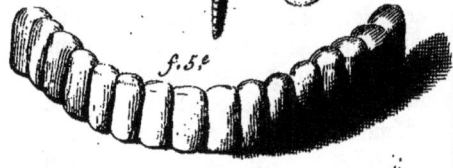

f. 5.^e

avec ses dentelures, séparé de la dent
à tenon.

B. La partie du tenon qui s'engage dans la dent.

C. La partie extérieure du tenon
qui s'engage dans le canal de la racine.

La Figure XI. représente une dent
à tenon assemblée avec son tenon.

D. La dent à tenon.

E. Le tenon.

Explication de la Planche XXXV,
qui contient plusieurs piéces,
ou dentiers artificiels.

LA *Figure I.* représente un dentier, ou piéce artificielle de douze dents enfilé par deux fils voltigeans
qui servent à l'attacher aux derniéres
dents des deux côtez de la machoire
supérieure.

La Figure II. représente un dentier
artificiel à entaille, laquelle entaille
est enfilée par deux fils, & sert pour
loger les deux grandes incisives qui restent seules à la machoire supérieure, &
ausquelles ce dentier doit être attaché.

A. A.　　Surface supérieure qui

doit être placée fur la gencive.

B. B. B. B. L'entaille qui fert à recevoir les deux grandes incifives qui tiennent encore à la bouche.

C. C. C. Les trois trous qui fervent à recevoir les fils voltigeans pour attacher & affujettir cette piéce aux deux dents naturelles.

La Figure III. repréfente un tenon à vis & à tête fenduë, qui fert à attacher une piéce de fix dents, lequel eft différent des tenons qui fervent à attacher des dents feules.

D. La tête de ce tenon.

E. Sa tige.

La Figure IV. repréfente une piéce ou dentier à tenons, vûë par fa partie poftérieure, & affemblée avec fes deux tenons.

F. La furface concave du talon qui porte fur les gencives, lequel talon eft percé pour engager les tenons.

G. G. Les têtes fenduës de ces deux tenons.

H. H. Les tiges de ces deux tenons.

La Figure V. repréfente une piéce entiére, ou dentier artificiel, qui fert à la machoire inférieure, vûë par fa

partie antérieure. Comme cette piéce
tient en place d'elle-même , elle ne
doit point être percée ni attachée.

CHAPITRE XVII.

La description & l'usage d'une ma-
chine artistement composée d'un
dentier supérieur complet assem-
blé par des ressorts à une piéce
d'or , ou d'argent , qui embrasse
par le moyen de deux demis cer-
cles & de deux anses les dents
de la machoire inférieure.

Quoiqu'a l'une & à l'autre machoire il n'y ait aucune dent , ni
aucune racine, on peut néanmoins y
mettre deux piéces entiéres de dents
artificielles.

Pour réussir à faire ces sortes de piéces, de maniére qu'elles tiennent sur
les gencives , lorsqu'elles y sont appliquées, il faut examiner les gencives
& leurs variétez ; afin de travailler les
deux piéces d'une maniére convenable
à pouvoir s'y assujettir exactement. On
doit encore considérer la figure & la

courbure qu'il faut donner à la face intérieure & à l'extérieure de chaque piéce artificielle, pour éviter que la langue, les gencives, & le dedans des
joüës en foient incommodez.

Si une piéce entiére de dents artificielles eft de quelque utilité à la machoire fupérieure, quand elle a perdu
toutes fes dents, elle eft encore beaucoup plus néceffaire à la machoire inférieure, lorfqu'elle eft dans un femblable état. Il femble même qu'on ne
peut fe paffer de cette piéce que très-
difficilement ; parce que le défaut des
dents de cette machoire empêche davantage la prononciation, & la maftication parfaite qui devroit, ce femble,
n'être point arrêtée, la gencive s'étant
endurcie : Les joüës & les lévres font,
par le défaut des dents inférieures,
comme perduës & enfoncées dans la
bouche : Il arrive de-là qu'on fe con-
tente fouvent de réparer les befoins
preffans de cette machoire, fans avoir
égard à ceux qui fe rencontrent à la
machoire fupérieure.

Pour garnir feulement la machoire
inférieure, il faut que la piéce de dents
artificielles (a) foit bien ajuftée; afin

(a) Voyez la Figure 5. de la Planche 35.

que la configuration de cette machoire
& les inégalitez des gencives, sur lefquelles elle prend fon affiette, puiffent
la maintenir dans cet état. Tandis que
cette piéce de dents artificielles eft engagée d'un côté entre la langue, & de
l'autre par la lévre inférieure & les
jouës, elle s'y trouve fi ftable, que fans
qu'elle fe dérange, la maftication fe
fait librement, & ne différe prefque en
rien de celle des dents naturelles. On
joüit de cet avantage, furtout quand
à la machoire fupérieure il y a des
dents naturelles à fa rencontre, & que
l'on eft accoutumé à fe fervir de cette
piéce de dents artificielles.

On ne peut ajufter de même à la
machoire fupérieure une piéce entiére
de dents artificielles feule; car pour
faire tenir cette piéce, il faut néceffairement, ou en mettre à la machoire
inférieure une femblable, ou que cette
machoire inférieure ait en tout, ou en
partie, des dents naturelles, qui puiffent foutenir & affermir la piéce mife
à la machoire fupérieure.

Ces circonftances m'ont engagé à inventer une machine, (a) qui étant conftruite de la façon que je l'ai imaginée,

(a) Voyez la Figure 1. de la Planche 36.

& telle que je vais la décrire , s'ajuste
à la machoire supérieure , de maniére
qu'elle peut servir aux mêmes usages
ausquels servent les dents naturelles.

Pour parvenir à la construction de
cette piéce , ou dentier artificiel à ressort , il faut examiner la quantité de
dents qui restent à la machoire inférieure , leur volume , leur situation , &
les dimensions des gencives , tant en
dehors , qu'en dedans ; afin qu'ayant
bien pris les mesures requises , l'on
puisse faire avec justesse la piéce qui
doit embrasser les gencives , tant an-
térieuremenr , que postérieurement , &
qui doit passer par-dessus les dents ,
en se joignant aux extrêmitez de l'un &
de l'autre demi cercle.

Ensuite on fait fabriquer deux lames
d'or , ou d'argent , larges d'environ
une ligne & demie & épaisses d'environ
un quart de ligne : Ces deux lames ainsi
fabriquées se recourbent sur leur face
la plus large pour en faire deux espéces
de demis cercles qu'on ajuste , l'un à
la face intérieure , & l'autre à la face
extérieure des gencives de la machoire
inférieure. La lame qui forme le demi
cercle extérieur , doit être plus longue
& coudée à ses deux extrêmitez , selon

la hauteur, & l'épaiſſeur des dents &
des gencives qu'elle doit embraſſer.
Cette lame s'avance pour monter par-
deſſus les dents, & elle ſe recourbe
dans l'endroit où ſa courbure doit
former un coude : Lorſque cette lame
a dans ſa continuation paſſé par-deſſus
la couronne des dents, on les fait deſ-
cendre toutes deux juſqu'à la gencive ;
& cela pour eſſayer ſi elles ſont conformes à la convéxité & à la concavité que forme la machoire dans toute
l'étenduë où elles doivent s'appliquer.
On attache enſuite les deux extrêmitez du demi cercle intérieur avec les
deux extrêmitez de la continuation du
demi cercle extérieur : On les unit enſemble en les ſoudant, ou en les attachant par des petits clous rivez à rivure perduë : Pour lors ces deux piéces forment dans ce lieu-là , de chaque
côté de la machoire, une anſe quarrée : Cette anſe embraſſe une des groſſes dents molaires par ſes parties latérales & ſupérieures, & elle porte ſur
elle de chaque côté de la machoire inférieure ; ces piéces étant ſoudées ſont
plus commodes & plus durables que
celles qui ſont attachées avec des clous
rivez.

Cette piéce ainſi diſpoſée ſert de point d'appui à la piéce ſupérieure, comme il va être expliqué.

On ajoûtera entre le coude & la courbure de l'anſe, une avance de chaque côté, & chacune de ces avances ſera unie à chaque extrêmité du cercle extérieur, en les ſoudant, ou en les attachant dans le même endroit avec des clous rivez à rivure perduë.

Cette avance eſt à peu près ronde depuis ſon attache juſqu'à ſon extrêmité : Elle eſt plus ou moins longue, ſuivant la diſtance qui ſe rencontre depuis l'extrêmité du demi cercle extérieur, juſqu'à la partie inférieure de l'apophiſe coronoïde & le corps des muſcles fermeurs des machoires. Il faut avoir égard à l'eſpace que le reſſort doit occuper dans ce lieu-là ; ce reſſort devant s'étendre bien plus loin que l'avance.

A l'extrêmité de cette avance, on doit pratiquer un rebord, qui excéde la groſſeur de l'avance d'environ un quart de ligne. Cette avance doit avoir une entaille, ou fente, dans le milieu de ſon épaiſſeur, d'environ une demie ligne de largeur, qui la diviſe en deux parties égales. Il y a un trou qui dans l'endroit

l'endroit où cette fente fe termine,
perce cette avance d'outre en outre.

Sur cette piéce ainfi conftruite, on
monte par des refforts celle qui doit
repréfenter les dents artificielles de la
machoire fupérieure : Il faut percer la
piéce avant que de la monter.

Quand on a proportionné la piéce
de dents artificielles à la gencive de la
machoire fupérieure contre laquelle elle
doit pofer, il faut laiffer à chaque extrêmité de cette piéce du côté de fa face
extérieure vne éminence aplatie, de
trois, ou quatre lignes de longueur,
& de deux d'épaiffeur. Cette éminence doit être de la largeur de la piéce.

Prefqu'au milieu de cette éminence
eft une entaille du diamêtre de celles
qu'on a faites aux avances de la piéce
inférieure.

Cette entaille ne doit être profonde
que de l'épaiffeur de l'éminence : Elle
doit commencer par un trajet un peu
oblique de bas en haut, & fuivre la direction de fa face extérieure.

Cette même entaille eft croifée par
une feconde entaille plus large & verticale : A l'extrêmité de cette deuxiéme eft un trou, qui commence à la
face fupérieure qu'on doit appliquer fur

la gencive, & qui fort par la face inférieure de la piéce : Enfuite on forme
fur cette même piéce les dents artificielles, dans l'ordre où elles doivent
être naturellement : Cela fini, on af-
femble cette piéce avec celle qui s'applique à la machoire inférieure par le
moyen de deux reſſorts d'acier, (a)
de l'épaiſſeur d'un quart de ligne, larges d'une ligne & demie, & longs d'environ treize à quatorze lignes.

Ces reſſorts s'engagent d'un côté
par une de leurs extrêmitez dans l'entaille des avances de la piéce inférieure, & par l'autre dans les entailles
obliques de l'éminence fupérieure.

L'extrêmité de chaque reſſort, qui
doit entrer dans l'entaille de chaque
avance de la piéce inférieure, doit dé-
border du côté de ſes parties latérales,
dans l'endroit de l'entaille qui doit le recevoir. Après que cette extrêmité a été
introduite, elle y eſt attachée avec un
fil qu'on paſſe dans le trou qui eſt au-
deſſous de l'entaille : On conduit enſuite ce fil pluſieurs fois autour de l'a-
vance, pour embraſſer une des extrêmitez de chaque reſſort qui y eſt engagée : Enſuite on repaſſe le même fil

(a) Voyez la Figure 4. de la Planche 36.

par le même trou auquel il a été déja
engagé, & derechef on fait faire à ce
fil plusieurs contours qui embrassent l'a-
vance & l'extrêmité du ressort que l'a-
vance contient. –On arrête les deux
bouts de ce fil par plusieurs nœuds ;
après quoi on pratique la même manœuvre à l'avance opposée de cette
piéce, pour y engager l'extrêmité de
l'autre ressort : Ces ressorts engagez de
même par les bouts inférieurs, sont
assujettis dans l'entaille oblique de l'é-
minence de la piéce supérieure, & arrêtez par le moyen d'un fil qui passe
au travers du trou qui est pratiqué à
l'angle de cette piéce, & dans l'entaille verticale; afin qu'il embrasse &
assujettisse l'extrêmité du ressort, au
moyen de plusieurs contours de fil réïtérez, & arrêtez par des nœuds : On
en fait autant, pour engager l'autre
extrêmité du côté opposé ; & pour
éviter que les ressorts ne se déplacent,
on fera une coche au ressort dans l'endroit où le fil passe.

Ces deux piéces ainsi assemblées s'é-
cartent assez l'une de l'autre par le
moyen de l'élasticité des ressorts, pour
pouvoir, étant ainsi disposées, suivre
les mouvemens de la machoire infé-

rieure, lorfqu'elle s'abaiffe, & que par conféquent la bouche s'ouvre : La flexibilité de ces mêmes reffors permet à la machoire de rapprocher, fans faire aucun effort, ces deux piéces l'une de l'autre, lorfque la bouche fe referme : Cette machine eft par conféquent propre à l'exécution de la maftication, à l'ornement de la bouche, & à l'articulation de la parole.

Avant que d'introduire cette machine dans la bouche, & de la mettre en place, il y a une circonftance à obferver, c'eft qu'il faut évuider avec une lime demi ronde le demi cercle antérieur de cette machine ; de telle maniére que ce demi cercle foit dans fon milieu un peu plus échancré par fa partie inférieure, que dans fes parties latérales : Cela doit être ainfi pratiqué, afin que ce demi cercle s'accommode mieux à la difpofition qui fe trouve entre la lévre inférieure & les gencives qui forment une élévation, & même une efpéce de filet en cet endroit.

Pour introduire cette machine route montée, & la mettre en place, on approche la piéce fupérieure de l'inférieure : Enfuite on fait entrer dans la bouche l'un des deux bouts, ou angles de la machine par l'endroit de la commissure des lévres : On y introduit de même l'autre bout par le côté opposé.

Lorsque la machine a passé les lévres, on la pousse doucement avec les doigts, pour la placer du côté supérieur sur les gencives supérieures, & du côté inférieur sur les gencives inférieures : On loge son demi cercle extérieur sur la face extérieure des gencives, ou un peu au-dessus du colet des dents, & entre la lévre inférieure & les jouës : Son demi cercle intérieur se loge sur la surface intérieure des gencives, ou au-dessus du colet de ces mêmes dents : Les deux anses qui unissent ces deux cercles ensemble, embrassent les premiéres grosses dents molaires, & portent sur elles.

L'avance de la piéce inférieure, & les contours que forment les ressorts d'une piéce à l'autre, se logent dans l'intervale qui se trouve aux parties latérales & presque postérieures de la bouche, prés & à côté des derniéres dents de la machoire inférieure. On peut ôter cette piéce de dents artificielles, & toute la machine ensemble aussi facilement qu'elle se met ; ce qu'on peut faire

Z iij

foi-même. Il n'y a point de nécessité absoluë de la déplacer, si ce n'est dans le cas où les ressorts sont usez, pour y en remettre d'autres; ce que chacun peut exécuter aisément : On ne se trouve pas souvent dans ce cas, surtout lorsque les ressorts sont d'une bonne trempe & bien construits.

Les Mécaniciens & les Dentistes n'avoient pû trouver jusqu'à présent une machine, qui fût d'un usage si nécessaire, & en même tems si commode. Cette machine contient non-seulement les qualitez de celles qui l'ont précédée sans en avoir les incommoditez, mais elle a plusieurs autres avantages qui la distinguent, & la rendent cent fois plus convenable. Je laisse à en juger à ceux qui se trouveront dans le cas de s'en servir, & à tous ceux qui s'appliquent à pratiquer la partie de la Chirurgie dont il s'agit.

Les Experts en cet Art, dans les épreuves qu'ils ont ci-devant faites d'un ratelier supérieur de dents artificielles, n'avoient pratiqué jusqu'à présent que des ressorts de baleine, qu'on attachoit avec du fil aux dents naturelles de la machoire inférieure : Cela étoit d'un grand embarras & de très-peu d'utilité ;

au lieu que ma machine conſtruite &
appliquée avec toutes les circonſtances
que je viens de détailler, ſupplée preſque à toutes les fonctions qui s'exécu-
toient auparavant par les dents naturelles : De plus cette piéce de dents
artificielles ſubſtituée à la place des
dents naturelles, peut nonſeulement
tromper les yeux par ſon aſpect, mais
même les perſonnes qui s'en ſerviront,
oublieront la perte de leurs dents naturelles, lorſqu'elles ſeront accoutu-
mées à s'en ſervir.

Pour conſerver plus longtems l'é-
laſticité des reſſorts que j'ai indiquez,
& les rendre plus durables, l'on peut
ajouter à chaque côté de chaque reſſort, une petite lame fort mince faite
de baleine : Cette lame ne doit pas être
plus longue que chaque reſſort, & ne
doit guéres être plus large.

S'il ne reſtoit à la machoire inférieure, que cinq, ou ſix dents, les demis
cercles de cette machine, auroient non-
ſeulement la même étenduë de ces
dents, mais encore ces demis cercles
s'étendroient de chaque côté un peu
au-delà des derniéres petites lames,
qui ſerviroient à les attacher enſemble,
de même que l'anſe ſert à attacher ceux

de la machine précédente; mais au
lieu que les anses sont élevées & recourbées dans celle-là, au contraire dans
celle-ci ces petites lames ne sont point
recourbées, & portent à plat sur les
gencives.

S'il se rencontroit encore quelques
dents isolées sur les côtez de la machoire inférieure, ces dents seroient em-
brassées par les deux demis cercles, &
par les petites lames qui assemblent ces
demis cercles. Les avances attachées
aux demis cercles, commencent à l'endroit des dernières dents de chaque
côté que les demis cercles embrassent :
Ces mêmes avances sont continuées
jusqu'à la même distance où l'on vient
de marquer qu'elles devoient s'étendre,
c'est-à-dire, jusqu'à pouvoir par le
moyen des ressorts se joindre à la pièce supérieure, & répondre à sa longueur. Le tout ainsi assemblé compose une machine (*a*) qui peut servir dans
certains cas, où la précédente ne ser-
viroit point.

Lorsque la machoire supérieure se
trouve dépourvûë de toutes ses dents,
on est obligé d'avoir recours à l'usage
de l'une, ou de l'autre des deux ma-

(*a*) Voyez la Figure 3. de la Planche 36.

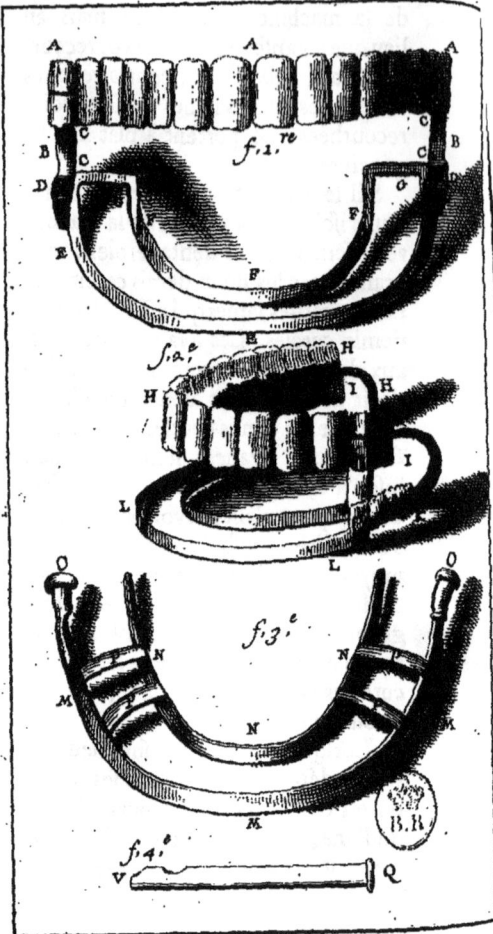

f.1.re

f.2.^e

f.3.^e

f.4.^e

chines que je viens de décrire, & que je substituë par plusieurs motifs à des piéces qui étoient plus embarrassantes, & même inutiles. Dans un pareil cas on peut faire encore un usage, même plus avantageux, des deux machines nouvelles, qui sont représentées aux Planches 41. & 42. de ce Volume.

***

Explication de la Planche XXXVI.
qui contient plusieurs dentiers
ou piéces artificielles.

L A *Figure I.* représente une piéce, ou machine pour la machoire supérieure, dont le ratelier est joint à deux demis cercles par deux ressorts, vûë antérieurement.

A. A. A.　　Le ratelier.

B. B.　　　Les deux ressorts qui assemblent cette piéce.

C. C. C. C. L'assemblage de ces ressorts avec la piéce supérieure & inférieure.

D. D.　　　Deux petites avances qui reçoivent ces ressorts par l'une de leurs extrêmitez.

E. E. E.　　Le demi cercle antérieur qui sert à embrasser les dents extérieurement.

F. F. F.　　Le demi cercle poſtérieur qui ſerṭ à embraſſer les dents intérieurement.

G. G.　　Les anſes qui ap-
puyent ſur les dents molaires, & qui
ſervent à aſſembler par chacun de leurs
bouts les deux demis cercles enſemble.

La Figure II. repréſente la même
machine, vûë de côté.

H. H. H.　　Le ratelier.

I. I.　　　Les courbures du reſſort.

K.　　　L'avance attachée au
demi cercle qui reçoit l'extrêmité du
reſſort.

L. L. L.　　Les deux demis cercles vûs latéralement.

La Figure III. repréſente une piéce
à deux demis cercles, faite de pluſieurs
lames, dont les avances ſont beaucoup
plus étenduës que celles des piéces précédentes, parce que cette piéce ne doit
être ſoutenuë que de cinq, ou ſix dents
conſécutives, & de deux ſéparées : On
fait voir cette piéce, ſans reſſort & ſans
être jointe à aucun ratelier, pour ne
pas répéter l'aſſemblage des deux figures précédentes, l'aſſemblage de celle-
ci étant le même.

M. M. M.　　Le demi cercle antérieur de cette piéce.

N. N. N.   Le demi cercle poſtérieur de cette piéce.

O. O.   Les avances du demi cercle antérieur qui ſervent à recevoir les reſſorts.

P. P. P. P.   Quatre petites lames qui embraſſent les dents & appuyent ſur les gencives, lorſque la piéce eſt en place, & qui ſervent à aſſembler le demi cercle externe avec l'interne.

La Figure IV. repréſente un des reſſorts qui ſert à l'aſſemblage de ces piéces, c'eſt-à-dire, du ratelier artificiel, vû à plat & détaché.

Q.   L'extrêmité de ce même reſſort qui eſt reçûë dans l'avance de la piéce en demi cercle, & engagée avec un fil autour de cette avance.

V.   L'autre extrêmité de ce même reſſort, engagée dans l'éminence quarrée du dentier, aſſujettie par des fils, & arrêtée par le moyen de deux petites avances qui excédent le niveau de la largeur des reſſorts.

CHAPITRE XVIII.

Description d'un double dentier, dont la piéce supérieure s'assemble avec l'inférieure, par des ressorts.

LORSQU'IL arrive que les deux machoires se trouvent dégarnies de toutes leurs dents, on est dans la nécessité de recourir à l'usage d'un double dentier, composé de deux piéces principales : L'une est supérieure, & l'autre inférieure. Ces piéces sont munies de dents artificielles artistement figurées, & elles imitent le plus exactement qu'il est possible l'ordre des dents naturelles.

Ces deux piéces perfectionnées à ce point, doivent être assemblées par l'extrêmité de leurs angles avec des ressorts: Il faut auparavant avoir pris au juste les dimensions, non-seulement des deux machoires, mais encore celles des gencives. Il faut aussi avoir observé surtout les inégalitez qu'elles peuvent former en différens endroits; afin de tirer avantage de ces mêmes inégalitez;

& de conformer la furface des dentiers
qui doivent s'appliquer fur les gencives,
à la variation des éminences & des en-
foncemens de ces mêmes gencives :
Ainfi lorfqu'il fe rencontre à la gencive
quelque enfoncement, il faut pratiquer
à la furface dont il eft queftion, une
élévation proportionnée & propre à
fe loger dans cet enfoncement ; &
qu'il y ait réciproquement un enfoncement dans la furface des dentiers, pour
y placer l'élévation de la gencive. Cela
ne contribuëra pas peu à rendre les piéces plus fermes & plus ftables dans leur
affiette.

Avant que de placer les refforts, il
faut pratiquer avec une fcie (*a*) à chaque extrêmité des dentiers, une entaille d'environ quatre lignes de longueur : Il faut que cette entaille foit
proportionnée à l'extrêmité du reffort
qu'elle doit recevoir : On a foin de pofer la fcie fur la furface de l'extrêmité des angles des dentiers à une ligne
de diftance de la furface qui doit s'appliquer fur les gencives : De cette façon cette entaille forme une ligne un
peu oblique, en fe terminant, & en
remontant de bas en haut : Tout cela

(*a*) Voyez la Planche 31.

fe pratique, afin que le reffort une fois
engagé dans l'entaille, ait plus de force pour s'étendre, & pour fuivre le
mouvement de la machoire inférieure.

.On pratique à l'extrêmité de chaque
entaille, un trou qui perce la piéce
d'outre en outre horizontalement : Ce
trou fert à paffer & repaffer plufieurs
fois une éguille enfilée d'un fil : On introduit l'extrêmité de chaque reffort
dans chaque entaille : Avant que d'affujettir ces refforts, on effaye la piéce,
en obfervant fi elle produit fon effet,
fi la courbure des refforts eft trop, ou
trop peu étenduë, s'ils ont la flexibilité & l'élafticité requifes, s'ils n'in-
commodent pas par leurs courbures
l'endroit de la bouche où ils fe logent,
s'ils frottent, ou appuyent trop contre
la furface de la partie de la bouche
qui couvre l'apophife coronoïde & le
corps des mufcles fermeurs des machoires, ou enfin fi ces refforts frottent
trop la langue, &c.

Ces circonftances étant obfervées,
ces deux piéces font affemblées par le
moyen de deux refforts d'acier, ou feulement de la meilleure balëine, longs
d'environ un pouce & demi, y compris
ce qui s'engage dans les entailles : Ces

reſſorts ſont larges de deux lignes, &
épais d'environ un quart de ligne:
Suivant que les piéces ſeront plus ou
moins grandes, on réglera l'épaiſſeur
de ces reſſorts qui ne différent de ceux
de la piéce précédente, qu'en ce qu'ils
ne débordent point par leur extrêmité, & qu'ils n'ont point de coches:
Ces reſſorts ainſi conditionnez, ſont
attachez & aſſujettis de la maniére qui
ſuit.

On prend une éguille enfilée d'une
ſoie cirée, ou d'un gros fil retors: On
le paſſe par un des trous dont il a été
parlé, & on commence indifféremment
par celui que l'on veut.

On applique le premier jet du fil ſur
l'entaille, pour de-là embraſſer le reſſort par deux contours de fil bien ſer-
rez: Enſuite on revient au trou, du
côté oppoſé, par un trajet de fil; &
on repaſſe pluſieurs fois l'éguille dans
le même trou: On pratique pluſieurs
jets de fil, qui couvrent l'entaille des
deux côtez; & ce fil fait pluſieurs contours, qui aſſujettiſſent ainſi l'extrêmité du reſſort.

Lorſque le reſſort paroît aſſez affermi, on couvre par pluſieurs contours
de fil toute ſon étenduë, juſqu'à l'en-

droit qui doit être engagé dans l'entaille oppofée. On paffe ainfi d'une extrêmité à l'autre, pour engager de
même ce reffort dans l'entaille oppofée
diamétralement : On l'affujettit de
même, en paffant & repaffant l'éguille
dans ce trou par plufieurs jets & contours de fil réitérez.

Pour mieux affujettir ces jets & ces
contours de fil, on paffe le fil fur l'é-
guille, ainfi que les Tailleurs le paffent, lorfqu'ils font des boutonniéres :
On continuë de le paffer de même
fur les jets de fil qui couvrent les entailles ; on forme par ce moyen une efpéce de gance, qui refferre & affermit
davantage les contours : Un des refforts
fe trouve engagé par fes deux bouts,
& on engage de même celui qui lui eft
oppofé.

La maniére d'introduire dans la bouche cette double piéce (*a*) ainfi affemblée, ne différe de la maniére dont on
introduit la précédente, qu'en ce qu'elle eft encore plus aifée.

Il en eft de l'ufage de toutes ces piéces, comme de celui de tous les mem-
bres artificiels, que la Chirurgie nous
fournit, par la partie que nous nom-

(*a*) Voyez la Figure 1. de la Planche 37.

mons

mons Prothéſe : On a quelque peine a
s'accoutumer les premiers jours à l'uſage d'un bras, d'une jambe & d'un œil
artificiel ; mais inſenſiblement on s'y
habituë, & même en peu de tems. La
néceſſité de réparer ce qui nous manque, ou par un accident, ou par un
défaut de nature, nous met bientôt dans
cette habitude, qui agit ſi fortement
en nous, que ces piéces artificielles
nous paroiſſent dans la ſuite comme
naturelles.

Que les choſes dont l'uſage ne nous
eſt pas familier, & qui nous paroiſſent
d'abord étrangéres, ne nous rebutent
donc point : L'incommodité qu'on en
peut reſſentir pendant les premiers
jours, n'eſt que paſſagére, & qu'une
circonſtance néceſſairement annexée
au défaut de l'uſage ; à moins que cette incommodité ne provint de l'inca-
pacité & du défaut de l'artiſte, qui auroit mal fabriqué les piéces dont il s'a-
git, n'ayant pas bien obſervé toutes
les circonſtances que j'ai exactement
rapportées.

Avant que j'euſſe réduit en pratique
les idées que je viens de communiquer,
on s'étoit non-ſeulement ſervi des reſſorts de baleine pour le ratelier ſupé-

rieur, attachez d'un bout à cette piéce, & de l'autre aux dents naturelles
de la machoire inférieure, ce qui étoit
très-difficile à placer, & ébranloit beaucoup ces mêmes dents ; mais on se servoit encore, pour joindre ensemble le
ratelier supérieur avec l'inférieur, de
charniéres & de ressorts à boudin, en
façon de tirebourre, ou simplement
courbez en ligne spirale : L'entortillement, ou la circonvolution spirale occupoit beaucoup d'espace, & causoit
par conséquent de l'embarras dans la
bouche : Cet entortillement s'opposoit
même à la mastication, & donnoit
lieu d'ailleurs aux alimens de s'engager dans le contours de ces ressorts,
d'y séjourner, & d'y causer de la mauvaise odeur.

Le même inconvénient arrivoit à ces
charniéres par rapport à leurs engage-
mens réciproques. Il n'en est pas de
même des ressorts dont je me sers pour
unir les piéces ensemble : Ces ressorts
n'ont point tant de contours : La maniére dont j'assemble ces piéces, les rend
capables d'agir librement, & de suivre
tous les mouvemens de la machoire
inférieure. Cet assemblage est d'autant plus préférable, qu'il est plus

simple, plus commode, & plus dura-
ble.

CHAPITRE XIX.

*Maniére d'émailler les dents, ou
les dentiers artificiels, afin de
rendre leur décoration plus ré-
guliére & plus agréable.*

IL est presque impossible, du moins
il est très-difficile de rencontrer aucune des matiéres que j'ai indiquées
pour construire des dentiers artificiels,
qui soit capable de fournir des piéces
entiéres naturellement émaillées dans
toute leur étenduë, & dont la couleur
se trouve conforme aux dents naturelles de ceux ausquels on est obligé d'en
substituer à la place de celles qui leur
manquent.

C'est cet inconvénient, qui m'a donné lieu de chercher les moyens de rendre uniformes ces piéces, autant qu'il
seroit possible, en conformant leur
blancheur à celle des dents, lorsqu'il
en reste encore dans la bouche. J'ai
tâché d'imiter la nature, & même de
l'enrichir par ces dentiers artificiels,

A a ij

dans les circonſtances qui concernent l'ornement de la bouche.

J'ai penſé que je trouverois ce ſecours dans le ſeul uſage de l'émail artificiellement compoſé : J'ai crû auſſi que je parviendrois par-là, non-ſeulement à imiter le plus parfait émail des dents, mais même la couleur naturelle des gencives, dans les cas où il s'agit de les remplacer artiſtement, en tout, ou en partie.

Pour y réuſſir, j'ai conſulté les Emailleurs les plus habiles, & par les conférences que j'ai euës avec eux, j'ai rendu praticable ce que je crois que d'autres n'ont point mis en uſage juſqu'à préſent. On a imité les yeux naturels par des yeux compoſez d'émail ; mais on a négligé la même application de l'émail à l'égard des piéces de dents artificielles, qu'on ſubſtituë aux dents naturelles ; cependant outre tous les avantages que les dentiers artificiels ont au-deſſus des yeux d'émail, ils ſervent comme eux à l'ornement, & reparent de même les défauts des parties dont les difformitez choquent au premier aſpeƈt.

La piéce que l'on doit conſtruire & garnir de dents émaillées, doit être auparavant ajuſtée à l'endroit de la machoire. qu'elle doit occuper , ſuivant toutes les dimenſions requiſes : Il faut néanmoins n'y avoir encore formé aucune dent. On appliquera ſur la face extérieure de cette piéce une lame d'or, ou d'argent, épaiſſe d'environ une demie ligne : Cette lame occupera toute l'étenduë de la face extérieure , ſi le ratelier doit être complet : Si ce ratelier doit recevoir dans de certains intervales quelques dents naturelles , & dans d'autres ſervir à former quelques dents émaillées , on pratiquera des entailles vis-à vis les dents naturelles , pour les y loger ; & dans l'intervale de l'une à l'autre dent , on garnira la ſurface extérieure de la piéce artificielle de petites lames auſſi d'or , ou d'argent. On tracera enſuite avec une lime la figure des dents ſur cette lame, pour marquer l'intervale des dents qu'on doit former : Tout étant ainſi diſpoſé , on remettra cette piéce à l'Emailleur , pour qu'il couvre cette lame d'émail : On formera chaque dent émaillée de l'étenduë requiſe , & de couleur ſemblable à celle de l'émail des dents naturelles de la perſonne à laquelle il s'agira d'ajuſter la piéce

émaillée. (*a*) Pour que l'Emailleur
foit mieux inftruit de cette nuance,
on lui fera voir quelque dent pareille
en couleur à celles qu'il doit émailler,
ou bien on lui montrera celles qui tiennent encore à la bouche.

Si c'eft des dents humaines fur lefquelles l'Emailleur doit fe régler, foit
que ces dents ayent été prifes dans la
bouche du même fujet, foit qu'elles
ayent été tirées de la bouche d'un autre, il faut que ces dents ayent trempé dans l'eau commune au moins vingt-
quatre heures, pour pouvoir leur donner à peu près la même couleur des
dents qui reftent en place. Enfuite l'E-
mailleur continuëra de les tenir dans
l'eau, afin de mieux attraper leur de-
gré de blancheur ; car lorfqu'elles font
féches, elles ne font jamais bien conformes en couleur aux naturelles.

Lorfque les gencives font confumées
totalement, ou en partie, la lame d'or,
ou d'argent doit être plus ou moins
large, fuivant la déperdition de fubftance de la gencive. On figure les petites éminences que les gencives forment dans l'intervale de chaque dent,
& les demis contours qu'elles forment

(*a*) Voyez la Figure 3. de la Planche 37.

auffi de l'une à l'autre dent ; & on fup-
plée au défaut des gencives, par d'autres fi bien imitées en émail, qu'elles
ont la véritable couleur des naturelles.

La lame dont je parle, ne peut être
émaillée fans la porter au feu, & par
conféquent fans être féparée de la piéce d'os fur laquelle on doit l'appliquer, après qu'elle eft émaillée. Enfuite on doit l'affujettir par fes extrêmitez, au moyen d'une, ou de plufieurs vis, fuivant fon étenduë, ou au
moyen de goupilles rivées à rivure perduë, qui perceront la piéce émaillée
& la piéce d'os d'outre en outre.

Si l'on veut que cette lame émaillée
ne couvre point toute la longueur de
la face extérieure de la piéce, on fait
une entaille à cette même piéce, pour
loger la lame dans la profondeur de
l'entaille, & à niveau de la furface de
la piéce.

Il faut encore remarquer, que l'extérieur de chaque dent émaillée doit
paroître un peu convéxe, & que l'é-
mail ne doit pas être beaucoup apparent dans le fond de chaque intervale ;
afin que les dents artiftement émaillées
en paroiffent plus naturelles.

Ces piéces émaillées s'appliquent fur les gencives, & y font affujetties de même que les précédentes, foit par des attaches de fil, par des tenons, foit par des refforts.

Si l'on veut ne réparer qu'un, ou plufieurs défauts du dentier artificiel dépourvû dans quelque endroit de fon émail naturel, on rapporte dans cet endroit une petite lame d'or, ou d'argent, d'une étenduë fuffifante pour cacher tous les défauts de la piéce: On donne enfuite cette piéce à l'Emailleur, pour y mettre un émail conforme au refte de l'émail de cette même piéce, que l'Emailleur fait tremper dans l'eau, pour la raifon que nous venons d'alléguer. On joint cette piéce avec la lame le plus artiftement qu'il eft poffible: Voilà le feul moyen de réparer un tel défaut.

Les avantages de l'émail employé aux dents artificielles, ne fe bornent pas feulement à l'ornement qu'il procure; mais il en réfulte encore que les dents, ou les dentiers émaillez de même, peuvent durer un tems très-confidérable; puifque l'émail eft un corps très-peu fufceptible de changement & d'altération.

Après

Après avoir communiqué au Public
tant de moyens propres à substituer des
dents artificielles, en la place des naturelles; après avoir donné des méthodes
circonstanciées, fondées sur ma propre
expérience, & suffisantes pour suppléer à toutes sortes de défauts, j'ai
lieu d'espérer qu'on se corrigera de
plusieurs abus qu'on pratique journel-
lement, & qu'on ne s'avisera plus de
percer les gencives d'outre en outre,
d'y passer des pointes, & d'y suspendre une piéce osseuse composée de plusieurs dents, pour remplacer les incisives & les canines de la machoire supérieure.

Les pointes qui attachoient cette
piéce osseuse étoient recourbées quasi
en crochet, perçoient la base des deux
dents du milieu de la piéce artificielle;
& s'enfilant dans les gencives, suspen-
doient ainsi cette piéce en maniére de
pendans d'oreilles; de sorte que c'é-
toient, pour ainsi dire, des dents flo-
tantes, qui obéissoient non-seulement
aux impulsions de la langue, mais encore à celles de l'air qui entre dans la
bouche & qui en sort. Cette piéce ti-
railloit & tourmentoit extrêmement la
gencive.

J'ai appris qu'une Dame qui servit à cette belle expérience, n'en reçût que de l'incommodité; mais un heureuse toux la délivra d'une partie de ce fâcheux dentier en le lui faisant cracher dans le feu d'où il fut retiré à demi consumé. Je ne sçai si on a depuis remédié à ce vuide, ni comment on l'a pû faire; mais il faloit que cette Dame eût une forte envie d'avoir la bouche garnie, pour souffrir une opération si cruelle & en même tems si ridicule, sans parler des dangéreuses suites qu'elle pouvoit avoir. Je ne sçaurois même comprendre qu'un Dentiste tant soit peu jaloux de sa réputation, l'ait ainsi exposée, surtout à Paris, où tant d'habiles gens de toutes sortes de professions se trouvent, & concourent par leur travail à l'ornement de cette grande Ville.

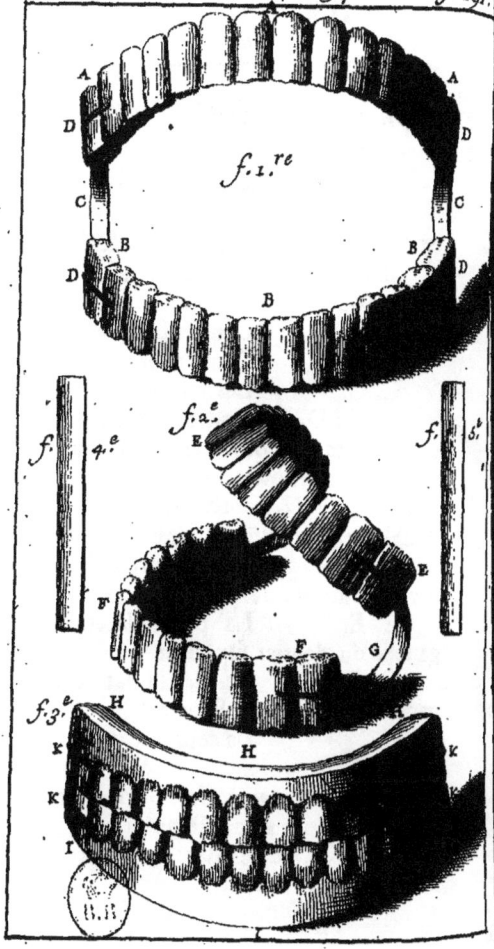

f. 1.re

f. 2.e

f. 3.e

f. 4.e

f. 5.e

Explication de la Pl. XXXVII.
qui contient plusieurs dentiers,
ou piéces artificielles.

LA *Figure I.* repréſente un double
dentier monté par deux reſſorts,
vû entr'ouvert par ſa partie antérieure.

A. A. A.   Dentier ſupérieur.

B. B. B.   Dentier inférieur.

C. C.   Les reſſorts.

D. D. D. D. Quatre entailles, ou
engrainures, recouvertes de fil, qui
arrêtent les reſſorts.

La Figure II. repréſente le même
double dentier, vû par une de ſes parties latérales, pour mieux faire obſerver la courbure des reſſorts.

E. E.   La partie latérale
gauche du dentier ſupérieur.

F. F.   La partie latérale
gauche du dentier inférieur.

G.   La courbure du reſſort.

La Figure III. repréſente un dentier
émaillé, vû par ſa partie antérieure,
tout fermé, avec les dents couvertes
des gencives.

H. H. H.　　　Dentier supérieur.

I. I. I.　　　Dentier inférieur.

K. K. K. K. Les fils qui servent à assujettir les ressorts, & qui couvrent l'entaille.

Les Figures IV. & V. représentent séparément deux ressorts, semblables à ceux dont on se sert pour monter tous ces rateliers.

CHAPITRE XX.

La description & l'usage d'un obturateur du Palais à deux aîles paralleles, à charniére, assujetties par un écrou, &c. lorsque cet obturateur est en place.

PREMIER OBTURATEUR.

L'OBTURATEUR auquel on a jusqu'ici donné la préférence, est un instrument composé d'une plaque & d'une simple tige terminée par une vis, sur laquelle on monte un petit écrou, après avoir fait passer la tige au travers d'une éponge, qui couvre la surface convéxe de la plaque. Cette éponge doit avoir d'ailleurs un volu-

me fuffifant, pour remplir tout le vuide
de la bréche. Le tout ainfi difpofé,
ne manquoit pas de produire fon effet
dans l'inftant. La feule éponge auroit
fait la même opération ; mais comme
ce bouchon affujetti dans l'efpace qu'il
occupoit, n'étoit retenu que par la
fimple compreffion des parois de la
furface de la bréche contre celle de
l'éponge, cette compreffion n'étoit pas
fuffifante ; d'autant plus que ce trou fe
trouvant fouvent plus évafé en bas,
qu'en haut, il en arrivoit que cet obturateur par fon poids & par fa pén-
te, bien loin de refter en place, fe
précipitoit & fe déplaçoit fi aifément,
qu'il devenoit inutile, embaraffant &
incommode. Il arrivoit à peu près le
même inconvénient dans l'application
de tous les autres obturateurs que l'on
avoit jufqu'à préfent imaginez : Ils
fortoient de l'efpace qu'ils devoient
exactement occuper, faute d'un point
d'appui fuffifant pour les tenir affujet-
tis.

Ceux que je propofe aujourd'hui,
rempliffent parfaitement par leur mécanique, les intentions que l'on peut
avoir en pareil cas.

L'obturateur que je décris le premier, eft compofé d'une plaque, d'une tige, de deux aîles, de deux goupilles, d'une vis, d'un écrou & d'une clef. La plaque eft quafi de figure ovale, formant par l'un de fes bouts, une efpéce d'angle mouffe. Cette plaque eft longue de quinze à feize lignes, large de neuf à dix, concave du côté de la bouche, convéxe par fa partie oppofée, pour mieux s'ajufter à la voute du palais. Cette même plaque eft percée dans fon centre, d'un trou de quatre lignes de diamétre.

La tige de cet obturateur eft à canon, ronde & épaiffe d'environ cinq à fix lignes, à peu près de la même longueur, fans y comprendre fes quatre branches tronquées, fituées fur le haut de cette tige: Ces branches fervent à former deux charniéres diamétralement oppofées: Il y a entre ces branches une entaille cruciale, pour loger partie d'une vis, & partie de l'écrou qui l'affujettit, &c. Dans le milieu de cette tige, il y a encore un trou rond, d'une ligne & demie de diamétre, qui perçant à jour la tige par fon centre & fuivant fa longueur, fe trouve répondre jufte au milieu de l'efpace du grand trou de la plaque.

Il est à remarquer que ces quatre branches sont formées, ou divisées par une entaille cruciale pratiquée à la lime, qui laisse entre les branches deux intervales, d'une différente étenduë en largeur & en profondeur : La plus grande entaille a environ deux lignes de largeur, & deux de profondeur ; elle sert à recevoir les avances inférieures de l'écrou. La plus petite entaille a environ une ligne & demie de largeur, & autant de profondeur; elle sert à loger les charnons contigus aux aîles.

Chaque aîle est quasi de figure ovale, un peu moins arrondie du côté d'en bas : L'étenduë de chaque aîle est d'environ huit lignes en longueur, & d'environ six lignes en largeur, & d'un quart de ligne en épaisseur. Chaque aîle est convéxe par la face qui doit s'appuyer sur la partie, & concave par la surface opposée.

Chacune de ces aîles est fenêtrée par une ouverture quarrée, large d'environ deux lignes & demie, longue de trois & demie : Ces ouvertures sont situées à une demie ligne de distance de la partie inférieure des aîles voisines des charniéres.

Ces aîles font encore percées à jour
par plufieurs petits trous difpofez deux
à deux près de leur circonférence, &
deftinez à donner paffage à des points
de fil qui fervent à affujettir une enveloppe d'éponge fine, qui fert à couvrir la furface convéxe de ces aîles;
afin qu'elles appuyent plus mollement
fur la partie qu'elles doivent comprimer.

Vis-à-vis le milieu de la fenêtre &
fur le bord inférieur des aîles, il y a
une avance, ou charnon contigu percé à jour horizontalement par un petit
trou.

Les goupilles font de petits morceaux de fil d'argent, proportionnez
en longueur & groffeur aux trous des
charniéres qu'ils doivent affembler.

La tige & le corps de la vis, font
enfemble de la longueur d'environ huit
lignes: La tête de la vis a deux furfaces plates: Sa circonférence parfaitement arrondie, eft divifée en deux parties à peu près égales par deux échan-
crûres quarrées & paralleles: L'épaiffeur de cette tête eft d'environ une ligne.

L'écrou décrit quafi la figure d'un
marteau: Il eft long de quatre lignes

par fa partie la plus étenduë, large de trois, & convéxe par fa furface fupérieure : La furface inférieure eft en partie plane.

Cet écrou eft percé à jour dans fon milieu pour recevoir la vis : Confidéré par fa partie inférieure, il préfente quatre avances : Les deux plus grandes font fituées horizontalement, & ont environ deux lignes d'étenduë en longueur, autant en largeur, & demie ligne d'épaiffeur.

Les deux plus petites font fituées perpendiculairement : Leur longueur eft d'environ deux lignes, leur épaiffeur de deux tiers de ligne, & leur largeur d'une ligne & demie. Ces proportions font importantes par rapport aux fonctions de cet écrou.

La clef qui fert à monter & à démonter cette machine, eft plate, longue d'environ quinze lignes, large d'environ cinq, & épaiffe d'une ligne : Elle fe retrécit du côté de l'extrêmité, où elle a deux dents quarrées : Ces dents font proportionnées aux échancrures de la vis.

Toutes ces piéces doivent être d'or, ou d'argent. Voici comme elles feront affemblées.

Il faut fouder la partie inférieure de
la tige à canon fur le centre de la convéxité de la plaque. Ces deux piéces
étant unies enfemble, il faut divifer
l'extrêmité de la tige en quatre parties,
au moyen d'une entaille cruciale de la
longueur, largeur & profondeur qu'il a
été dit en parlant des quatre branches
tronquées. Il faut obferver que l'une
de ces entailles foit plus profonde que
l'autre.

Dans l'entaille la plus profonde, on
perce la tige dans fon centre & fuivant fa longueur, jufqu'au milieu de
la furface concave de la plaque. Pour
lors on agrandit ce trou du côté de la
plaque, jufqu'à ce qu'il foit fuffifant,
pour loger la tête de la vis. Cela fait,
on perce les quatre branches qui doivent fervir de charnons. On perce de
même l'avance de chaque aîle qui doit
auffi fervir de charnon, & on les monte par le moyen des goupilles avec les
branches de la tige à canon.

Lorfque les deux piéces, à qui nous
avons donné le nom d'aîles, font affemblées par le moyen des goupilles
aux branches tronquées, il s'agit de
placer l'écrou de manière que fes avances perpendiculaires fe logent dans l'in-

tervale pratiqué entre les deux charniéres, où ces avances font reçuës comme un tenon dans une mortaife. Ces
avances ne doivent pas y être forcées ;
afin qu'elles puiffent s'engager & fe dé-
gager plus ou moins dans cet intervale
qui les reçoit, fuivant les mouvemens
que la vis fait faire à l'écrou.

L'ufage de cet engagement, eft d'affujettir l'écrou en plufieurs fens, le laiffant pourtant en liberté, jufqu'au point
qu'il puiffe fuffifamment agir, conjointement avec la vis.

Les deux avances horizontales couvrent le milieu des charniéres : Leurs
extrêmitez fe placent aux fenêtres des
aîles, lorfqu'elles font levées. Cet écrou
étant ainfi placé, on engage la vis dans
l'écrou, & la clef dans les échancrures
de la tête de la vis : La clef fait tourner la vis, qui en s'engageant dans l'é-
crou, le fait defcendre ; & tandis qu'il
defcend, ces avances horizontales fui-
vent le bord inférieur de la fenêtre, le
compriment, & affujettiffent les aîles,
qui étant abbatuës, s'appliquent par
leur furface convéxe fur les parties du
trou du palais dans lequel elles font
engagées : Elles doivent le comprimer
pour fufpendre & affujettir toute la ma-

chine, qui de cette façon bouche exactement le trou du palais dont il s'agit,
& même sans éponge, quoiqu'il soit
plus à propos d'en mettre plus ou
moins autour des aîles, suivant l'occur-
rence.

Quoique l'on ait ici spécifié les dimensions de chaque piéce de cet instrument, il ne faut pas s'assujettir à les
observer toujours de même. Elles sont
arbitraires suivant les différens cas ; parce que la carie des os du palais & des
maxillaires supérieurs, &c. laisse des
déperditions de substance, plus ou
moins étenduës, & dont le trou qui
s'en forme, est tantôt d'une figure, &
tantôt d'une autre ; ainsi pour bien
boucher ce trou, on est obligé de pro-
portionner l'instrument appellé obturateur, à la régularité, ou à l'irrégula-
rité de l'espace où l'on doit appliquer
cette machine.

Avant que de mettre en place cet
obturateur, (*a*) il faut relever suffisamment les aîles, pour qu'elles s'approchent l'une de l'autre à la distance de
deux à trois lignes, & qu'elles occupent ainsi moins de volume ; ce qui fa-

(*a*) Voyez la Figure 12. de la Planche
38.

cilitera leur introduction dans le trou,
ou dans la bréche du palais.

Dans cette situation, cet obturateur
sera introduit dans la bouche : Il sera
soutenu par le pouce & l'indicateur de
la main gauche : Le pouce appuïera sur
la face concave de la plaque, & l'indicateur sur la face convéxe de la même
plaque : On s'aidera, si l'on veut, de
la main droite ; c'est ainsi que l'on introduit dans le trou du palais les aîles
& la tige, jusqu'à la surface convéxe
de la plaque. Pour lors il ne s'agit plus
que de l'assujettir par le moyen de la
clef, que l'on tiendra entre le pouce,
l'index & le doigt du milieu de la main
droite : On soutiendra en même tems
la plaque avec le pouce de l'autre main,
& on tournera la clef de droit à gauche, jusqu'à ce que cet instrument soit
suffisamment assujetti. On s'apperce-
vra qu'il est assujetti par la stabilité de
de la plaque, & encore mieux par son
usage.

Pour déplacer cet obturateur, on
tournera la clef dans le sens opposé.
Ceux qui s'en serviront, pourront eux-
mêmes, en observant ces seules circonstances, le mettre & l'ôter, lorsqu'ils voudront le changer, ou le laver.

Les avantages que l'on retirera de
cet inftrument, vérifieront les utilitez
que je lui attribuë avec juftice.

CHAPITRE XXI.

*La defcription & l'ufage d'un ob-
turateur moins compofé, dont
les aîles font affujetties différemment de celles des autres obturateurs, & fans charniére.*

II. Obturateur.

LE deuxiéme obturateur ne différe
en rien du précédent par la plaque:
elle eft convéxe d'un côté, concave de
l'autre, & percée de même: Elle eft
foudée avec une tige à canon par le
centre de fa partie convéxe: Cette tige
a environ quatre, ou cinq lignes de
longueur, & environ fix lignes d'épaiffeur: Elle eft percée d'une extrêmité à
l'autre par un trou rond d'environ une
ligne de diamétre: Ce trou fert à donner paffage à la tige d'une vis: Sa partie fupérieure eft plate: La vis qui la
traverfe, eft d'environ huit lignes de
longueur, & d'une ligne de diamétre

en épaisseur : Sa tête est semblable à celle de la vis du précédent obturateur.

Cet obturateur est encore composé de deux aîles, dont la figure ressemble assez à un demi ovale, dont les angles seroient mousses. La longueur de chaque aîle est d'environ huit lignes, la largeur de quatre, & l'épaisseur d'un quart de ligne : Leur surface supérieure est un peu concave, & leur surface inférieure convéxe : Ces aîles sont percées près de leur circonférence de plusieurs petits trous, qui servent à y attacher des éponges pour l'usage déja indiqué.

L'une de ces aîles est soudée, ou rivée sur la surface plate & supérieure de la tige : Elle couvre toute cette surface, & elle y reste fixe & immobile : Elle est percée par un trou, qui répond précisément à celui de la tige.

L'autre aîle est percée d'un trou quarrée proportionné à la quarrure qui se trouve à la vis, entre ses filets & sa tige arrondie, à laquelle elle est engagée de force, & arrêtée par le moyen d'un petit écrou. Cette aîle doit suivre tout le mouvement de la vis; ensorte que lorsqu'on tournera la vis de droit à gauche, ou de gauche à droit, l'aîle suivra toujours le sens de la vis : Ces deux aîles se surmontent par l'un de leurs bouts.

Cet obturateur, quoique composé d'une mécanique bien plus simple que le précédent, peut néanmoins en certaines occasions être mis en pratique, à son exclusion : Par exemple, dans le cas où les trous de l'os se trouveroient plus longs que larges, & plus profonds dans le sens horizontal, de façon qu'on ne pourroit pas y loger les aîles du précédent obturateur : En ce cas les aîles de celui-ci, se trouvant capables de tourner dans un sens différent, mieux que celles de l'autre, elles se logeront avec facilité : Ce qui suffira pour remplir toutes les intentions qu'on pourroit avoir en pareille occasion.

La maniére d'introduire cet obturateur (a) est semblable à celle du précédent ; à la différence près, qu'au lieu qu'on reléve les aîles de l'autre, on range celles de celui-ci l'une sur l'autre ; & que lorsqu'il est appliqué, on transporte avec un tour de clef l'aîle supérieure du côté où l'on veut, ce qui suffit pour l'assujettir ; & si l'on le juge à

(a) Voyez la Figure 16, de la Planche 3a.

propos,

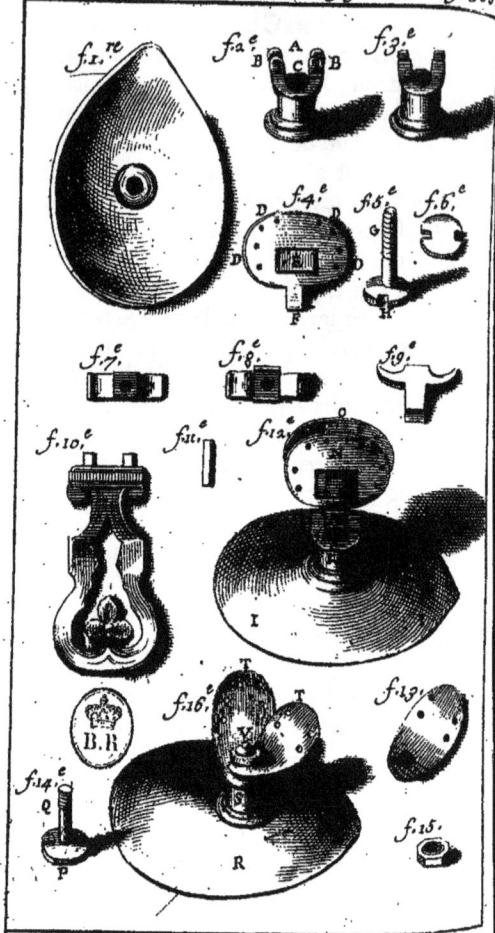

propos, on garnit ces aîles avec de l'é-
ponge.

Pour mettre en place cet obturateur,
ou pour l'ôter, on se sert d'une clef
semblable à celle du précédent, & on
y procéde de la même maniére qu'il a
été indiqué.

EXPLICATION

*De la Planche XXXVIII. qui
contient la figure du premier &
du deuxiéme obturateur, lesquels
servent à boucher les trous du
palais, démontez de toutes leurs
piéces, & ensuite montez.*

LA *Figure I.* repréfente la plaque
vûë par sa partie convéxe, avec
son trou dans son centre & celui de la
tige qui reçoit la vis.

La Figure II. repréfente la tige de
l'obturateur.

A.   Grande entaille de cette
tige.

B. B. Les trous de ses branches
qui reçoivent une goupille, laquelle
sert à attacher les aîles.

C.   Le trou de la tige.

La Figure III. repréſente la même tige vûë du côté de la petite entaille.

La Figure IV. repréſente une des deux aîles de l'obturateur, vûë par ſa partie convéxe.

D. D. D. D. Les petits trous de cette aîle.

E.   Sa fenêtre.

F.   Son avance, ou char-non.

La Figure V. repréſente une vis à tête échancrée, ou fenduë.

G.   La vis.

H.   La tête.

La Figure VI. repréſente la tête de cette même vis, vûë à plat.

La Figure VII. repréſente la partie ſupérieure & convéxe de l'écrou.

La Figure VIII. repréſente la partie inférieure & concave de ce même écrou, ſes quatre avances & ſon trou qui ſert d'écrou.

La Figure IX. repréſente l'écrou en entier, vû latéralement.

La Figure X. repréſente la clef, vûë à plat, ayant deux eſpéces de dents à ſon extrêmité antérieure. Elle ſert à monter & démonter cet obturateur, à le mettre en place, ou l'en ôter.

La Figure XI. repréſente une des

goupilles qui ſervent à aſſembler les aîles avec la branche & la tige.

La Figure XII. repréſente le premier obturateur tout monté, compoſé de l'aſſemblage de toutes les piéces.

I. I. La plaque montée avec la
tige, vûë par ſa partie convéxe.

K.   La tige.

L.   Les branches de la tige.

M.   La charniére.

N.   L'aîle qui ſe trouve à la gauche lorſque la piéce eſt en place, vûë
par ſa convéxité.

O.   L'aîle droite vûë en partie
par ſa concavité.

Deuxiéme Obturateur.

La Figure XIII. repréſente une des
aîles ſéparées, vûë par ſa convéxité
avec ſes trous & ſa circonférence de-
mi-ovale.

La Figure XIV. repréſente la vis de
ce deuxiéme obturateur.

P.   La tête de la vis.

Q.   Partie de la tige tournée en
vis.

La Figure XV. repréſente l'écrou
quarré de cet obturateur, avec ſon trou
en écrou.   C c ij

La Figure XVI. repréfente le deuxiéme obturateur tout monté, de façon que l'on voit la convéxité de fes
aîles entr'ouvertes & un peu croifées,
l'extrêmité fupérieure de la vis, l'é-
crou, la tige de l'obturateur, & partie de la furface convéxe de la plaque.

R. Sa plaque vûë par fa partie
convéxe.

S. Sa tige.

T T. Ses deux aîles.

V. L'écrou & l'extrêmité de la
vis.

La tige & la plaque de cet obturateur étant à peu près de même que
celles du précédent, on ne les a point
fait graver en particulier, non plus que
la clef, laquelle eft commune à tous
les deux.

CHAPITRE XXII.

La description & l'usage d'un troi-
siéme obturateur sans tige, en
partie dentier, dont les aîles sont
différentes en figure de celles des
précédens, écartées l'une de l'au-
tre, & assujetties par une vis
d'une structure particuliére. Et
la description d'un quatriéme pe-
tit obturateur.

III. OBTURATEUR.

L E troisiéme obturateur, est celui
qui m'a donné occasion d'inventer les autres. C'est une piéce qui différe d'eux en toute sa mécanique, qui
est très-particuliére : Il est composé en
partie d'une matiére osseuse, & en partie d'une matiére métallique. La piéce
osseuse dans celui-ci est une plaque,
dont la circonférence est presque de figure conique du côté opposé aux dents
supérieures, & sa circonférence du côté
de ces mêmes dents, représente les os
maxillaires supérieurs dans leur jonction : Cette plaque fait la fonction de

ces mêmes os, & à leur défaut on la
leur fubftituë dans le cas où leur fubftance fe trouve détruite dans ce lieu-
là : A cette derniére circonférence,
eft contigu un dentier artificiel, repré-
fentant les dents naturelles : La furface fupérieure de cette plaque, eft concave & voûtée de même que la voûte
du palais : Dans cet endroit la furface fupérieure eft convéxe, pour mieux
s'accommoder à l'efpace du vuide qu'elle doit occuper. L'on fent déja que
cette plaque ainfi munie de dents artificielles fatisfait à une double intention. 1°. Qu'elle remplace en même
tems les dents naturelles & les portions
des os maxillaires exfoliez à l'occafion
de quelque carie confidérable. 2°.
Qu'elle fert en même tems d'obturateur pour boucher les trous, ou bréches en queftion.

Cette plaque offeufe eft de plus percée par un trou quarré d'outre en outre : Ce trou eft arrondi feulement du
côté de la furface concave, pour recevoir un écrou, dont la tête eft arrondie du côté de cette même furface, &
quarrée du côté de fa furface convéxe.

Cet écrou doit être de l'épaiffeur
de cette plaque, fans excéder ni l'une,

il doit être assujetti dans le trou quarré de la plaque, de telle façon qu'il y soit affermi, comme s'il ne faisoit qu'un même corps avec elle : Dans cet écrou s'engage une vis introduite du côté de la surface supérieure. Ce même écrou engage auparavant une piéce recourbée en maniére de manivelle, & une autre piéce qui porte sur sa surface plate. Cette derniére piéce n'est qu'une petite lame en forme de queuë, de figure de feuille de myrthe, d'environ un pouce de longueur, de trois lignes d'étenduë dans sa partie la plus large & d'une démie ligne d'épaisseur.

Cette piéce partant de la tige de la vis, porte & s'appuie par sa surface inférieure sur la surface convéxe la plus supérieure de la plaque osseuse, dans l'étenduë de quatre ou cinq lignes, tandis qu'elle est assujettie par la tête de la vis par son bout percé, & que sa surface supérieure & convéxe, s'appuie dans le reste de son étenduë, contre la voûte du palais, & se porte du côté de la luette, sans pourtant s'en approcher d'assez près pour l'incommoder.

Cette espéce de feuille de myrthe,

a un ufage qui n'eſt point indifférent;
elle fert lorſque la machine eſt montée
& appliquée dans ſon lieu, à empêcher
que la piéce ne faſſe la baſcule ſur le
devant.

La piéce en manivelle, que j'ai dit
être la premiére à donner paſſage à la
tige de la vis, par un trou pratiqué à
l'extrêmité inférieure de ſa branche inférieure, eſt longue d'environ ſix lignes, large du côté de la vis d'environ
trois lignes, & de deux du côté où elle
ſe termine, formant un coude avec
la branche ſupérieure & verticale. Les
parties ſupérieure & inférieure de cette piéce ſont arrondies, & vont en diminuant vers ſon milieu. Elle eſt épaiſſe d'environ une demie ligne par l'extrêmité la plus large, & d'environ une
ligne par ſon extrêmité la plus étroite.
Elle a deux ſurfaces plates: Sa poſition eſt de ſuivre la direction de la
queuë en feuille de myrthe: Son autre
branche s'éléve verticalement en haut:
Sa circonférence décrit à peu près la figure d'un huit de chiffre: Elle a deux
ſurfaces plates, & elle eſt à peu près en
tous ſens de la même grandeur que la
précédente. Elle eſt percée par ſes deux
extrêmitez: Par l'inférieure elle reçoit
l'extrêmité

l'extrêmité inférieure de la lame arrêtée à la vis inférieure par un tenon
arrondi & rivé ; Elle roule fur ce tenon
tantôt à droit, tantôt à gauche. Son
trou fupérieur eft deftiné à recevoir les
pas d'une vis, qui demande une defcription particuliére.

Cette vis eft longue en tout, de treize à quatorze lignes, y compris fon
bouton & fon quarré. La vis proprement prife, eft de la longueur d'environ
huit lignes, fon bouton en forme de
poire, eft de quatre lignes, & le quarré qui eft à la tête de la poire d'environ deux lignes : Ce quarré s'engage
dans une clef de montre ; ce qui fait
qu'en la tournant, la vis s'engage plus
ou moins dans le trou fupérieur de la
branche fupérieure qui la reçoit en forme d'écrou, pour exécuter l'effet qui
fera rapporté ci-après.

Revenons auparavant à la tête de
la vis inférieure, pour en expliquer la
ftructure & la fonction.

Cette tête eft haute d'environ trois
lignes ; elle eft de la groffeur d'un
moyen pois, y compris l'efpace qui
contient une entaille, qui la divife en
deux parties égales : Cette entaille eft
profonde d'environ deux lignes, & fon

milieu eſt un peu plus approfondi : Les deux parties de la tête de cette vis ſont diviſées par cette entaille, comme nous l'avons dit , & percées dans leurs parties moyennes, chacune par un trou : Ces trous ſe répondent l'un à l'autre pour recevoir une goupille : Cette goupille enfilant ces deux trous, enfile auſſi les trous des deux charnons arrondis qui ſe logent dans la même entaille, qui eſt uniquement deſtinée à les recevoir ; & c'eſt pour s'accommoder à leur rondeur, qu'elle eſt plus cave dans ſon milieu : Ces charnons appartiennent à des eſpéces d'aîles recoquillées & figurées à peu près comme une demie feuille de tulippe : Leur étenduë en longueur, eſt d'environ huit lignes, & dans leur partie la plus large d'environ cinq lignes. Leur ſurface la plus étenduë eſt convéxe du côté d'en haut, & concave du côté d'en bas : Ces aîles ſont d'ailleurs polies & unies : Leur circonférence du côté qui ſe porte en devant, depuis l'angle ſupérieur juſqu'à l'inférieur antérieur, eſt renverſée par la partie poſtérieure. Cette circonférence eſt concave depuis l'angle ſupérieur juſqu'à l'angle inférieur & poſtérieur : De l'un à l'autre de ces

deux angles, elle décrit une ligne directe : L'épaisseur de ces aîles est inégale : Depuis la partie inférieure jusqu'à leur extrêmité opposée, elles vont
toujours en diminuant d'épaisseur.

Dans leurs parties inférieures, elles
ont chacune une demie goutiére, pratiquée dans leur épaisseur, & prise sur
la surface supérieure : Cette demie goutiére s'enfonce jusqu'au niveau de l'attache du charnon, & est un peu plus
ample & plus évasée par l'extrêmité
antérieure qui reçoit la poire, qu'elle
ne l'est ailleurs. Lorsque ces deux piéces
s'approchent ensemble, elles forment une espéce de conduit destiné à
donner passage à la vis supérieure, à
laquelle je reviens, pour expliquer les
effets qu'elle produit. Je fais observer
auparavant, que ces aîles sont percées
de plusieurs petits trous, & qu'elles
doivent être garnies d'éponge de même qu'au précédent obturateur.

Lorsqu'on veut mettre cet obturateur (*a*) en place, on approche les
deux aîles l'une de l'autre : On a soin
auparavant que la vis soit engagée dans
l'écrou que nous avons nommé supérieur, que son quarré soit aussi engagé

(*a*) Voyez la Figure 14. de la Planche 39.

D d ij

dans une échancrure qui fera pratiquée
à la furface fupérieure de la plaque offeufe & des dents artificielles du milieu
du dentier : Cette échancrure fervira à
l'introduction de la clef. Cela étant
ainfi difpofé, on introduit les aîles
dans le trou de la voûte du palais,
formé en conféquence de la déperdition de fubftance que nous avons établie. On doit pour lors obferver les
mêmes circonftances, que nous avons
indiquées dans l'application du premier obturateur.

Les deux aîles de cette machine
étant placées dans le trou du palais,
on met la clef au quarré de la vis ; on
la tourne de droit à gauche ; & pour
lors les pas de la vis s'engageant davantage dans l'écrou, la poire s'introduit infenfiblement entre les deux aîles : En faifant dans cette occafion la
fonction de coin, elle les oblige à s'é-
carter l'une de l'autre ; ce qui fait qu'elles s'appuyent contre la furface des parois du trou du palais dans lequel elles fe trouvent logées, & tiennent de
cette façon la machine affujettie dans
le lieu convenable.

Ce ne font pas feulement de fimples
idées que je propofe ici ; elles ont été

déja réduites en pratique , & elles ont
produit tout le succès que j'en avois attendu , & que j'en fais espérer. Une personne de Province & de considération ,
qu'il ne m'est pas permis de nommer,
vint il y a environ vingt-cinq ans me
consulter : Le scorbut ayant ravagé son
palais , y avoit fait un trou , qui avoit
occasionné non-seulement la perte de
presque toutes les dents de la machoire supérieure , mais même d'une partie considérable de l'un & de l'autre
maxillaire supérieur , dans l'endroit
où ils se réunissent ensemble , & où ils
forment la partie antérieure de la voûte palatine. Le mal en étoit venu au
point , que partie de la racine de la
cloison du nez étoit pour ainsi dire dé-
fossée , & que l'air & les alimens pas-
soient par ce trou de la bouche dans le
nez , & du nez dans la bouche.

Après avoir examiné cette situation ,
& voyant que les obturateurs, dont cette personne se servoit , étoient non-seulement inutiles , mais encore préjudiciables au reste de ses dents , je m'ap-
pliquai à rechercher les moyens convenables pour remédier, le plus qu'il me
seroit possible , à des inconvéniens si
fâcheux. Ayant longtems médité pour

conſtruire un autre obturateur , je trouvai heureuſement des Ouvriers aſſez intelligens & aſſez adroits pour exécuter le plan que j'avois formé, & pour mettre en œuvre celui que je viens de décrire. Cet obturateur ſatisfit à toutes les vûës que j'avois, de manière que le défaut des parties dont j'ai parlé , cauſé par les funeſtes effets du ſcorbut, fut ſi bien réparé, que le malade en fut également ſurpris & ſatisfait.

Mais comme cet obturateur ne ſuffit pas ſeul dans tous les cas où il y a déperdition de ſubſtance oſſeuſe à la voûte du palais , je fis un examen plus étendu de toutes les circonſtances qui accompagnent ces déperditions de ſubſtance : Portant mes idées plus loin, je parvins à inventer tous les obturateurs que je communique aujourd'hui ſans aucune réſerve.

Quatriéme Obturateur.

Quelques années auparavant je fus mandé par une Dame de Province , laquelle avoit perdu les quatre dents inciſives de la maehoire ſupérieure, par une carie négligée , dont les ſuites

avoient auffi détruit une partie des
os maxillaires fupérieurs. Il en réful-
toit un trou qui partant de la voûte du palais, s'étendoit depuis le voi-
finage des alvéoles, jufques dans le
nez. Ce fut en cette occafion que je
conçus les premiéres idées de conftruire une piéce qui fût en même tems dentier artificiel & en même tems obturateur. Je compofai cet obturateur (*a*)
d'une plaque d'ivoire. La dent de cheval marin, fi l'on en pouvoit trouver
du convenable, feroit cependant à préférer à l'ivoire; mais la fciffure, ou
fente, qui divife en deux lames cette
dent dans toute fa longueur, fait que
fon épaiffeur n'eft pas ordinairement
fuffifante pour faire une plaque d'un
feul morceau, & compofée de plufieurs
dents artificielles.

A cette plaque que j'accommodai à
la figure du palais, je laiffai en fa partie convéxe une petite éminence percée à fon extrêmité, pour y attacher
une éponge; j'y pratiquai quatre dents
artificielles, que j'attachai fi bien aux
dents canines, que la plaque fe trouva
par ce moyen parfaitement bien affujettie, & en état de boucher exacte-

(*a*) Voyez la Figure 18. de la Planche 40.

D d iiij

ment le trou du palais, tandis que les
dents artificielles qui lui étoient contiguës réparoient si bien la bréche des
dents naturelles, qu'elles les imitoient
parfaitement, & suppléoient à leurs
fonctions. Par-là je fis avec une seule
piéce, ce qui m'auroit été plus difficile à exécuter avec un dentier artificiel, & une plaque séparée.

Ce petit avantage m'encouragea à
poursuivre mes recherches, jusqu'au
point d'être parvenu à l'exécution de
tous les obturateurs dont je viens de
parler, & dont j'ai expliqué en détail
la mécanique.

Explication de la Planche XXXIX.
qui contient le troisième obtura-
teur, démonté piéce par piéce
& ensuite monté, lequel sert à
boucher le trou du palais & la
bréche du dentier.

L A *Figure 1.* représente le dentier
qui sert de plaque au troisiéme obturateur : Cette plaque est vûë par sa
partie concave.

A. A. A. La surface concave de la
plaque.

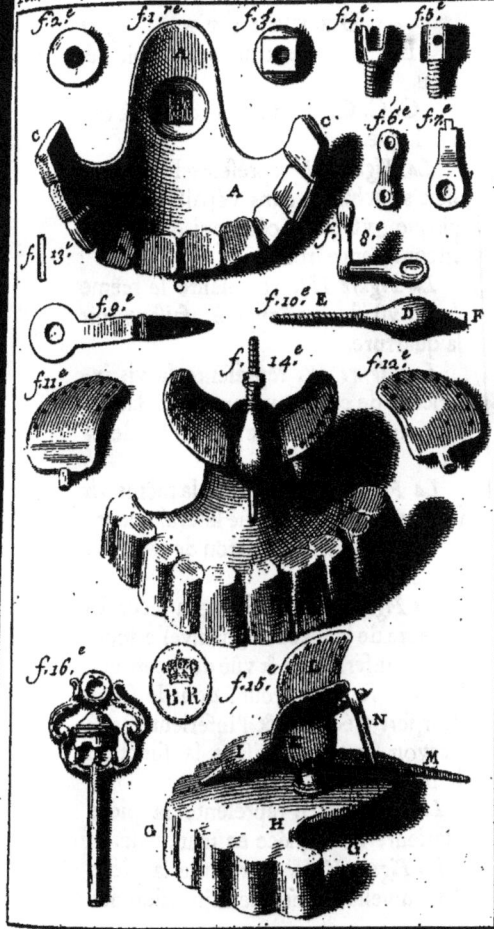

B. Le trou qui reçoit l'écrou.

C. C. C. Le dentier contigu à cette plaque.

La Figure II. repréſente l'écrou qui doit s'enchaſſer dans l'épaiſſeur de la plaque, vû par le côté qui décrit une circonférence ronde.

La Figure III. repréſente le même écrou vû du côté oppoſé, faiſant voir ſa quarrure.

La Figure IV. repréſente la vis inférieure de cet obturateur, vûë dans ſa longueur du côté de l'entaille de ſa tête.

La Figure V. repréſente la même vis ſuivant ſa longueur, vûë latéralement, pour faire obſerver le trou de ſes deux branches.

La Figure VI. repréſente la piéce ſupérieure de la piéce en manivelle ſéparée de l'inférieure, & vûë de façon que l'on voit ſes deux trous, dont le ſupérieur ſert d'écrou, & l'inférieur ſert à recevoir un tenon faiſant la fonction de pivot.

La Figure VII. repréſente la piéce inférieure de la piéce en manivelle.

La Figure VIII. repréſente la piéce en manivelle formée de la jonction des deux précédentes piéces.

La Figure IX. repréfente une petite lame en forme de feuille de mirthe, vûë par fa furface convéxe, avec fon trou & fa courbure.

La Figure X. repréfente la vis fupérieure à tête arrondie en forme de poire.

D. Sa partie arrondie.

E. Sa partie tournée en vis.

F. Son avance quarrée qui fert à recevoir la clef pour monter & démonter cet obturateur, le mettre en place, ou l'en ôter.

La Figure XI. repréfente une des deux aîles de cet obturateur, vûë par fa partie convéxe avec tous fes contours, fa goutiére & fon charnon.

La Figure XII. repréfente la même aîle, vûë dans toute fon étenduë par fa partie concave.

La Figure XIII. repréfente une petite goupille qui fert à affembler les deux aîles fur la tête de la vis inférieure.

La Figure XIV. repréfente le troifiéme obturateur les aîles ouvertes, compofé de l'affemblage de toutes ces piéces, & tout monté, vû par fa partie antérieure, en laquelle on apperçoit le

deſſus de ſa plaque, la vis ſupérieure
de toutes ſes parties & la convéxité
des deux aîles.

La Figure XV. repréſente le même
obturateur vû latéralement, pour faire
paroître plus diſtinctement toutes les
parties qui en compoſent l'aſſemblage.

G. G. Le dentier.

H. La plaque.

I. La partie ronde de la vis ſupérieure.

K. L'aîle qui ſe trouve à la gauche, quand elle eſt en place.

L. L'aîle droite.

M. La lame, ou feuille de mirthe en ſituation.

N. La piéce en manivelle.

La Figure XVI. repréſente la clef qui
ſert à monter & démonter le troiſiéme
& le cinquiéme obturateur, & à les
mettre en place.

CHAPITRE XXIII.

La description & l'usage d'un cin-
quiéme obturateur à plaque os-
seuse de même que les précédens,
en partie dentier, construit de
plusieurs piéces, sans tige, ayant
deux aîles assujetties de façon
qu'elles tournent, l'une à droit,
& l'autre à gauche, &c.

V. OBTURATEUR.

LE cinquiéme obturateur est composé en partie d'une plaque osseuse, semblable en tout à celle du troisiéme, d'un écrou, d'une vis inférieure, d'une autre vis supérieure, de deux
aîles, de deux petites lames, d'une
espéce de fourchette à écrou, & d'une
clef de montre.

La vis inférieure est la principale
piéce de l'assemblage de cette machine. Cette vis a différentes parties di-
versement configurées qui servent à
différens usages : Son étenduë depuis
son extrêmité supérieure jusqu'à son
extrêmité inférieure, est d'environ sept

à huit lignes : La longueur de cette vis
proprement prife dans la feule étenduë de fes pas, eft d'environ deux lignes, fa groffeur d'environ une ligne
& demie.

Le corps, ou le milieu de cette vis,
eft figuré en forme de tête de clou arrondie ; il a environ quatre à cinq lignes de diamétre ; fon épaiffeur eft
d'environ une ligne & demie ; fa circonférence eft arrondie ; fa partie inférieure, qui excéde l'écrou, eft une
furface plate, dans laquelle font pratiquées deux entailles paralleles, chacune en ligne directe d'environ une ligne de profondeur & autant de largeur. Ces deux entailles font fituées
l'une à droit & l'autre à gauche de la
vis, & deftinées à donner paffage aux
deux branches de la fourchette qui fera ci-après décrite. La furface fupérieure un peu convéxe, contient dans
fon milieu une efpéce de tronc quarré
qui fait la partie fupérieure de cette
vis, quafi de la figure de certaines en-
clumes dont les Orfévres fe fervent
quelquefois, & qu'ils appellent tas.
Ce tronc, ou enclume, eft élevé au-
deffus de la partie qui lui fert d'appui, d'environ deux à trois lignes, lar-

ge de quatre, & épais de deux.

Cette efpéce d'enclume a dans fa partie moyenne la plus large, un trou qui va d'outre en outre; fon diamétre en épaiffeur eft d'environ une ligne; C'eft dans ce trou que tourne la partie de la grande vis fupérieure. A cette même enclume font encore attachées les deux aîles par deux très-petites vis, qui font introduites à chaque extrêmité de fa furface fupérieure, à l'endroit où font pratiquez deux écrous, pour loger ces deux petites vis.

Les aîles de cet obturateur reffemblent affez à celles de certains papillons; leur étenduë en longueur eft d'environ fix à fept lignes. Ces aîles font larges à l'endroit le plus étendu, d'environ cinq lignes; elles font épaiffes d'une demie ligne. Ces aîles ont d'ailleurs deux grandes furfaces, l'une convéxe du côté d'en bas, l'autre concave du côté d'en haut, percées de plufieurs petits trous pour fervir à l'ufage déja indiqué.

Sous ces aîles font logées deux petites lames, longues chacune d'environ cinq lignes, larges de deux, & épaiffes d'environ un quart de ligne près de leur extrêmité qui eft arrondie. Ces

aîles ont à chaque bout un trou rond,
de deux tiers de ligne de diamétre.

La fourchette a deux branches quarrées, longues d'environ cinq lignes,
épaiſſes d'environ une demie ligne,
larges d'une ligne, diſtantes l'une de
l'autre d'environ quatre lignes. Ces
branches ſont attachées à une eſpéce
d'écrou, qui ſe repliant du côté d'en
haut, forme premiérement un coude
de chaque côté, & enſuite une eſpéce
d'avance deſtinée à deux uſages diffé-
rents : La hauteur de cette avance eſt
d'environ quatre lignes, & ſon épaiſſeur d'une bonne ligne. Cette avance
eſt percée à jour, par ſa ſurface la plus
étenduë d'un trou d'environ une ligne
& demie de diamétre : Ce trou eſt un
écrou contigu aux branches de la fourchette ; il eſt deſtiné à recevoir la vis
ſupérieure. Sur la petite ſurface plate
qui eſt à la partie la plus éminente de
cet écrou, eſt pratiqué encore un autre
écrou, dans lequel doit s'engager une
petite vis qui ſera très-délicatement &
très-artiſtement travaillée : Cette petite vis eſt deſtinée à paſſer dans deux
trous que nous avons dit être pratiquez
à un des bouts des petites lames, tandis que l'autre bout auſſi percé s'engage
ailleurs.

Cette petite vis doit avoir trois qualitez différentes.

Dans son bout inférieur, ses pas, ou filets sont très-minces & très-déliez, capables de bien prendre dans l'écrou qui doit les recevoir, & qui ne doit avoir qu'une ligne, ou environ de profondeur. La petite tige de cette vis doit être ronde, afin que les petites lames puissent rouler commodément autour d'elle. Sa tête doit être peu relevée & plate, pour ne pas s'opposer au mouvement des aîles qui la couvrent.

La grande vis supérieure est longue d'environ dix lignes, y compris son quarré, ses pas & son rond uni. On peut y ajouter une tête ronde, si l'on veut arrêter cette vis sans rivure, comme il sera expliqué : Le diamêtre de cette vis, est d'environ cinq quarts de lignes, l'étenduë de ses pas est d'environ cinq lignes, son extrêmité quarrée est de quatre lignes, sa partie arrondie de deux, & sa tête, si l'on y en ajoute une, sera d'environ une demie ligne d'épaisseur.

Cette vis est engagée par ses pas, ou filets, dans l'écrou pratiqué dans la fourchette qu'elle fait avancer, ou reculer, suivant qu'elle tourne, comme nous

nous allons l'expliquer, en assemblant
les parties de cette machine. Cette vis
par sa partie ronde & unie, est assujettie & engagée au trou pratiqué dans
la petite enclume : Là elle doit rouler
aisément, sa tête étant rivée à rivure
perduë, ou arrêtée par une très-petite
clavette.

Pour assembler les petites piéces de
cette machine, on joindra le bout d'u-
ne des lames, sur la surface convéxe
d'une des aîles, à deux lignes de son
angle le plus aigu, ou extrêmité inférieure, & au centre de la largeur de
l'aîle. Dans cet endroit on assujettira
ensemble l'aîle & la petite lame avec
une petite goupille, ou vis, de telle
façon que le mouvement de l'aîle & de
la lame reste libre, & qu'elles puissent
tourner facilement : Après quoi on as-
semblera de même l'autre petite lame
avec l'autre aîle.

Cet assemblage étant fait, on atta-
chera les deux aîles par leur extrêmité la plus retrécie, sur la surface supérieure de l'enclume. L'une de ces aîles
sera attachée à droit, & l'autre à gauche ; ce qui sera fait au moyen de deux
goupilles, ou de deux petites vis : Si
l'on se sert de goupilles, elles seront con-

tiguës à l'enclume, & prifes fur fon
épaiffeur , de façon qu'il ne s'agiffe
que de les river.

Si au contraire on fe fert de petites
vis, il faudra percer la face plate & fupérieure de l'enclume, pour y faire des
écrous capables de recevoir les pas des
petites vis en queftion : Enfuite on engagera les deux autres bouts des lames
déja engagez par leurs bouts oppofez.
Ces lames fe furmonteront l'une & l'autre, & fe croiferont un peu en forme
de fautoir dans l'intervale des deux aîles, & feront enfilées par une goupille,
ou petite vis par le trou dont nous
avons parlé, qui eft à l'éminence fituée au-deffus de l'écrou de la fourchette.

La longue vis fera introduite dans
l'écrou, ayant auparavant engagé l'extrêmité de la fourchette dans les entailles de la face inférieure du corps de
la vis inférieure. De-là on engagera la
partie ronde de cette vis dans le grand
trou de l'enclume, où cette vis fera rivée à rivure perduë, comme il a été
dit ; finon au moyen d'une petite clavette à queuë d'aronde , engagée dans
une entaille pratiquée à la grande face
poftérieure de l'enclume , fituée tranf-

verfalement , anticipant en partie fur
le trou de l'enclume qui reçoit l'extrêmité ronde de la grande vis fupérieure : Cette clavette eft introduite dans
cette entaille lorfque la tête de la vis
a paffé : De cette façon la clavette empêche cette tête de repaffer par ce trou,
& ainfi elle arrête l'extrémité de cette
vis , pour y produire l'effet que nous
rapporterons, après avoir affemblé la vis
inférieure avec la plaque , de la maniére qui fuit.

Pour mettre cette machine en état
d'être appliquée & d'agir, il faut affujettir la vis inférieure avec la plaque
offeufe par le moyen de l'écrou inférieur , qui doit être figuré & fitué comme nous l'avons dit en décrivant les
autres obturateurs. La machine fe trouvera pour lors entiérement affemblée ,
& quand on voudra écarter les aîles
l'une de l'autre, on n'aura qu'à ajufter
une clef femblable à celle d'une montre, avec la partie quarrée de la grande
vis fupérieure , & fituée en axe : En
tournant la clef de droit à gauche, les
aîles étant fermées , elles s'écarteront
l'une de l'autre, & leur plus grande
extrêmité décrira pour lors un demi
cercle, tandis que les branches de

la fourchette s'engageront davantage dans les entailles qui les reçoivent, & que fon écrou s'approchera de l'enclume.

Au contraire lorfqu'on tournera la clef de gauche à droit, les aîles s'approcheront l'une de l'autre, & l'écrou fupérieur s'écartera de l'enclume : C'eſt dans cette fituation que les aîles de cet obturateur (a) feront introduites dans le trou qu'il doit boucher : On obfervera à peu près les mêmes circonftances qu'on a indiquées, à l'occafion de l'application des obturateurs précédens ; on fe fouviendra furtout qu'il y a ces circonftances à obferver, entre celui-ci & les autres. 1°. Qu'il faut tourner la clef d'une maniére toute différente, ainfi que je viens de le faire remarquer. 2°. Qu'on pratiquera auffi une entaille à la partie fupérieure du dentier artificiel pour y loger la clef.

Il n'eſt pas abfolument néceffaire de s'affujettir, pour l'affemblage de ces piéces qui doivent être auffi d'or, ou d'argent, à toutes les circonftances que nous venons de rapporter. Quoiqu'elles foient les plus affurées & les plus

(a) Voyez la Figure 16. de la Planche 40.

aiſées pour éviter la confuſion , on peut
cependant laiſſer à l'Ouvrier qu'on em-
ployera , la liberté de ſuivre ſon idée ,
en ce qui concerne la maniére de les
aſſembler. Il faut néanmoins l'avoir
informé auparavant de tout ce qui
vient d'être rapporté.

Quoique j'aye réglé & déterminé
les dimenſions & les proportions de
toutes les parties qui compoſent tous
les obturateurs , cés dimenſions ne laiſſent pas d'être arbitraires & indéter-
minées , tant par rapport aux diverſes
conformations qui ſe rencontrent dans
les différens ſujets dans l'une & l'autre
machoire, que par rapport aux gencives , à la voûte du palais , à la ſituation & à la profondeur , largeur &
étenduë en tous ſens des différens trous
qu'il s'agit de boucher. Ces circonſtances pouvant varier de pluſieurs façons ,
elles exigent par conſéquent que l'on
varie de même ſuivant l'exigence des
cas où l'on ſe trouve, en ce qui concerne la conſtruction de tous ces inſtrumens, ou machines. C'eſt à ceux
qui voudront les mettre en uſage, d'obſerver très-réguliérement tout ce qu'il y
a de particulier dans les cas où ils veulent ſe ſervir de ces obturateurs.

Au reste je suis entiérement persua-
dé, que lorsqu'ils se serviront à propos
de celui qui conviendra le mieux en
chaque occasion, & qu'ils observeront
les circonstances que je leur indique,
& celles qui leur seront indiquées par
les maladies mêmes, ils parviendront
certainement à la fin de leur dessein,
à l'avantage du malade, à leur honneur, & à celui de la profession.

J'oserois avancer la même chose à
l'égard de toutes les méthodes que je
communique au public, & à l'égard
des instrumens & machines que j'ai
d'ailleurs inventez, ou réformez. Comme les personnes judicieuses & déja
versées dans cet art, ne manqueront pas
de s'appercevoir de tous ces avantages,
& que l'émulation portera ceux qui
n'en ont pas une connoissance parfaite,
à se convaincre de l'utilité de toutes les
méthodes que je donne dans cet Ouvrage, il me paroît qu'il seroit inutile
de les encourager par des promesses,
tandis que je leur donne des faits certains & fondez sur l'expérience.

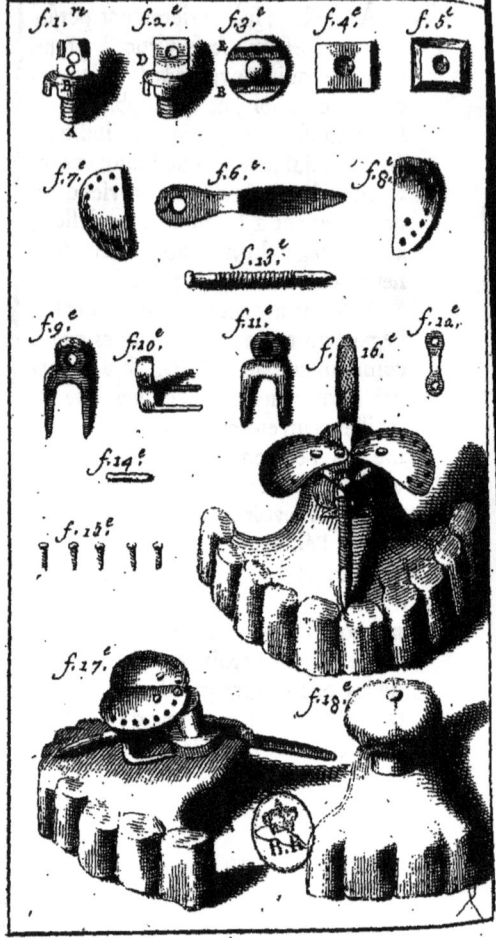

Explication de la Planche XL. qui contient le quatriéme & cinquiéme obturateur, dont le cinquiéme est démonté piéce par piéce, & remonté, vû en différens sens, lequel sert à boucher les trous du palais & les bréches des dentiers.

L A *Figure I.* repréfente la vis inférieure du cinquiéme obturateur, vûë dans fa longueur par fa face antérieure, avec fa tête, fon enclume, les échancrures qui font place aux deux aîles, fon trou en écrou & les engrainures qui reçoivent la fourchette.

A. La partie tournée en vis.

B. La tête de la vis ou paroiffent les entrées des engrainures qui reçoivent la fourchette.

C. L'enclume percée d'un trou qui fert à loger l'extrêmité de la grande vis fupérieure & les échancrures qui font place aux aîles.

La Figure II. repréfente la même vis dans fa longueur avec toutes fes parties, vûë par fa partie poftérieure,

en laquelle on obferve de plus l'engrainure qui reçoit la clavette en queuë
d'aronde.

D. L'engrainure qui reçoit la
queuë d'aronde.

La Figure III. repréfente la tête de
la même vis, vûë du côté de la furface
qui reçoit les branches de la fourchette.

E. E. Les engrainures qui reçoivent les branches de la fourchette.

La Figure IV. repréfente l'écrou de
la plaque par fa furface unie, avec fon
trou en écrou.

La Figure V. repréfente le même
écrou vû par fa furface oppofée à fes
bifeaux.

La Figure VI. repréfente la lame en
feuille de mirthe à plat, vûë dans
fa longueur, avec fon trou.

La Figure VII. repréfente l'aîle droite de cet obturateur, vûë par fa partie
concave avec fes deux trous à vis & tous
les petits trous qui fervent à attacher
l'éponge.

La Figure VIII. repréfente la même
aîle, vûë par fa partie convéxe, en laquelle on obferve auffi fes différens
trous.

La Figure IX. repréfente la fourchette du côté qu'elle fe recourbe en dedans.

LA

La Figure X. repréfente la même fourchette vûë de côté, pour mieux faire paroître fa courbure.

La Figure XI. repréfente encore cette fourchette vûë du côté de la convéxité de fa courbure.

La Figure XII. repréfente une des deux petites lames qui fervent à attacher les aîles, vûë à plat avec fes deux trous. L'une & l'autre étant femblables, on n'en a fait graver qu'une.

La Figure XIII. repréfente la vis fupérieure, vûë dans fa longueur.

La Figure XIV. repréfente la clavette en queuë d'aronde, vûë à plat dans toute fa longueur.

La Figure XV. repréfente les cinq petites vis vûës féparément dans toute leur étenduë.

La Figure XVI. repréfente le quatriéme obturateur compofé de l'affemblage de toutes fes piéces & tout monté, vû par fa partie antérieure. On y peut obferver le dentier, partie de la plaque, partie de la vis fupérieure, une portion de la fourchette dans l'endroit de fon écrou, les deux lames attachées aux aîles qui fervent alternativement à les ouvrir, ou à les fermer, les aîles ouvertes, & la feuille de mirthe

qui sert de queuë pour empêcher que
cet instrument ne fasse la bascule lorfqu'il est en place.

La *Figure XVII.* représente le même obturateur vû de côté, ou latéralement. L'on peut remarquer par ce
point de vûë partie du dentier, partie de la plaque, partie de la vis supérieure, partie de la fourchette, la tête de la vis inférieure, l'enclume située
sur cette tête, la feuille de mirthe, &
les deux aîles jointes ensemble & fermées.

La *Figure XVIII.* représente le qua-
trième obturateur composé de quatre
dents contiguës à une plaque osseuse &
faisant partie de cette plaque, une petite éminence en forme de tige, sur laquelle est attachée une petite éponge
par le moyen d'un fil, laquelle éponge
fert à boucher plus exactement le trou
du palais. Cet obturateur s'assujettit
par le moyen d'un fil qui l'attache aux
deux dents canines.

CHAPITRE XXIV.

Description de toutes les piéces qui composent une machine nouvellement inventée, propre à embrasser les dents de la machoire inférieure, pour soutenir & maintenir à la supérieure un dentier artificiel; & la description de ce dentier.

EN 1737. une Dame de la premiére condition, âgée d'environ soixante ans, qui n'avoit perdu aucune des dents de la machoire inférieure, mais qui se trouvoit privée de toutes celles de la supérieure, s'adressa à M. Caperon Dentiste du Roi, & trèshabile, dans l'espérance qu'il pourroit garnir sa bouche d'un deutier supérieur. Il lui dit, ainsi que me l'a rapporté cette Dame, que comme elle n'avoit aucunes dents à cette machoire, pour l'attacher, il n'étoit pas plus aisé de le faire que de bâtir en l'air; qu'il lui conseilloit cependant de me venir voir, & que si je n'exécutois pas

ce qu'elle défiroit, elle ne trouveroit
point ailleurs de fecours.

Cette Dame fuivit fon avis ; &
quand j'eus examiné fa bouche, je la
priai de me donner quelques jours pour
que je puffe réfléchir fur les moyens
de la fatisfaire. Après avoir bien médité, j'imaginai qu'une machine telle
qu'elle eft repréfentée à la planche 41.
étant jointe aux dents de la machoire
inférieure, feroit capable d'affujettir
& de maintenir à la machoire fupérieure un rang de dents prefque entier.
Cette Dame ne voulant qu'avoir le devant de la bouche orné & une prononciation plus parfaite, je donnai
moins d'étenduë à ce dentier, avec
lequel elle mange aifément, & dont
elle ne pourroit guéres fe paffer. Pour
plus de propreté, elle en a deux femblables, dont elle fe fert alternativement.

Je dirai volontiers de quelle maniére je fuis venu à bout de cette
machine. Ayant pris toutes les dimenfions requifes, je choifis de fort bon
or pour toutes les piéces dont elle devoit être compofée, & je le fis préparer & forger par un Orfévre. Je fis
moi-même deux efpéces d'anfes, ou

plaques recourbées, deux demis cercles, quatre petits porte-ressorts & huit petits clous à tête. A ces plaques recourbées je fis souder par un Metteur en œuvre les deux extrêmitez du demi cercle extérieur, qui a le plus de contour, & le demi cercle intérieur qui est le moins étendu, & à chaque surface latérale extérieure des plaques recourbées, je fis encore souder un petit porte-ressort, après y avoir fait les petites ouvertures à jour, ou espéces de mortoises qui doivent recevoir l'extrêmité de chaque ressort. Cette machine se trouvant construite de maniére à pouvoir embrasser les dents de la machoire inférieure, je fabriquai le dentier pour la supérieure, & aux deux extrêmitez de ses surfaces latérales extérieures, je fis deux échancrures, où j'attachai avec de petits clous rivez deux autres petits porte-ressorts semblables à ceux que j'ai dit avoir placez aux plaques recourbées. Pour assembler ce dentier avec la machine inférieure, je mis de chaque côté un ressort de baleine, j'introduisis une de ses extrêmitez dans les deux petites ouvertures à jour d'un des porte-ressorts de cette machine, où je l'arrêtai par

F f iij

plusieurs contours d'un fil passé dans
le chas d'une aiguille à coudre. J'insi-
nuai l'autre extrêmité de ce ressort
dans les deux petites ouvertures du
porte-ressort supérieur opposé, où je l'arrêtai de même par plusieurs contours
& jets de fil dont je couvris le même
ressort, afin de le fortifier. L'autre ressort fut placé d'une pareille façon; &
c'est ainsi que le dentier supérieur se
trouva joint à la machoire inférieure.

*Explication de la Planche XLI.
qui représente le dentier supérieur artificiel monté sur une
machine d'or nouvellement inventée, laquelle embrasse les
dents naturelles de la machoire
inférieure, & sert à le soutenir.*

FIGURE PREMIERE.

A. Le demi cercle extérieur qui
doit être posé par sa partie concave sur la surface extérieure des dents
incisives, canines & petites molaires,
& qui doit les embrasser extérieurement près des gencives.

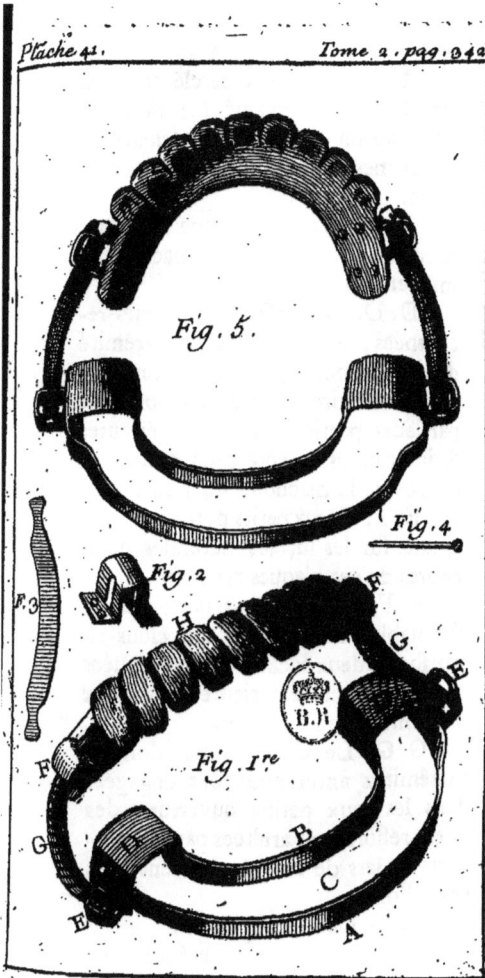

Fig. 5.

Fig. 4.

F. 3

Fig. 2.

Fig. 1re

B. Le demi cercle intérieur qui doit être appliqué par fa partie convéxe fur la furface intérieure de ces mêmes dents & tout contre les gencives.

C. L'intervale que ces dents occupent, lorfque cette machine eft mife en place.

D. D. Les anfes, ou plaques recourbées, qui portent fur l'extrêmité de la couronne des deux premiéres groffes molaires, & qui les embraffent par leurs parties latérales extérieures & intérieures du côté droit & du côté gauche de la machoire inférieure.

E. E. Deux petits porte-refforts, foudez fur les furfaces latérales extérieures de ces plaques recourbées.

F. F. Deux autres porte-refforts femblables attachez par des clous rivez fur les deux échancrutés pratiquées aux deux faces extérieures des deux extrêmitez de ce dentier.

G. G. Les deux refforts, dont les extrêmitez antérieures font engagées dans les deux petites ouvertures des porte-refforts, & arrêtées par des contours & jets de fil qui couvrent tous ces refforts.

H. Dentier fupérieur.

F f iiij

La Figure II. repréſente un des porte-reſſorts, auquel on voit de petits
trous, pour y paſſer des clous qui l'attachent au dentier ſupérieur, & de
petites ouvertures, ou mortaiſes, pour
l'introduction d'une des extrêmitez
d'un reſſort.

La Figure III. fait voir un des reſſorts de baleine, un peu convéxe à ſa
partie extérieure, concave à ſa partie
intérieure, & ayant une coche, ou
échancrure à ſes deux extrêmitez, afin
de le mieux fixer dans les petites ouvertures du porte-reſſort.

La Figure IV. montre un clou à tête propre à attacher les porte-reſſorts
au dentier ſupérieur.

La Figure V. repréſente encore la
même machine pour la machoire inférieure, laquelle eſt aſſemblée avec un
dentier ſupérieur par deux reſſorts, &
entiérement dépliée, ou ouverte &
renverſée, pour qu'on voye plus aiſément ſa face intérieure & toutes les
parties dont elle eſt compoſée.

CHAPITRE XXV.

Description d'un dentier supérieur entièrement artificiel assemblé avec un dentier inférieur, artificiel en partie, lequel s'ajuste avec les dents naturelles qui restent encore à la bouche.

EN 1739 une Dame âgée d'environ trente-huit ans, vint chez moi : Elle avoit perdu toutes les dents de la machoire supérieure, & de chaque côté de l'inférieure la dernière petite dent molaire & les trois grosses qui la suivent, de façon qu'il n'y restoit plus que les quatre incisives, les quatre canines & les deux premières petites molaires. Cette Dame convint avec moi que je lui construirois une pièce qui fût en partie d'argent & en partie osseuse. Je me servis alors d'un argent assez fin, & au titre qui est nécessaire pour que les pièces soient assez flexibles pour obéir un peu, & être moins sujettes à se casser ; ce qu'on doit bien observer dans un pareil ouvrage.

Comme j'avois déja imaginé la précédente machine, il ne me fut pas difficile de travailler à celle-ci, qui y a quelque rapport. Je pris les dimensions néceffaires, je fis d'abord la piéce pour la machoire inférieure, & je la compofai de deux demis eercles & de trois dents molaires artificielles de l'un & l'autre côté, affujetties entre les extrêmitez de ces deux demis cercles par quatre petits clous rivez : A la furface poftérieure de chaque derniére dent molaire artificielle & vis-à-vis le fond de la bouche, je pratiquai un trou fait en mortaife, de deux lignes de longueur & de profondeur, & d'une ligne de largeur : Je fabriquai deux porte-refforts plus étendus que ceux dont j'ai parlé ci-devant : Je plaçai deux de ces derniéres dents artificielles de chaque côté entre les deux lames, ou extrêmitez de ces porte-refforts, & je les y affermis au moyen de quatre petits clous rivez : Au milieu de chaque porte-reffort & entre fes deux courbures, je fis encore une efpéce de mortaife percée à jour, qui répondoit à celle que j'ai dit être placée à la furface poftérieure des derniéres dents artificielles, laquelle regarde le fond de la

bouche; & cela pour y introduire &
y arrêter une des extrêmitez des refforts : Je fis enfuite la piéce fupérieure
qui devoit orner le devant de la bouche, & j'y formai dix dents qui étoient
oppofées aux dents naturelles qui re-
ftoient encore fur le devant de la machoire inférieure.

A chaque bout de ce dentier, je
pratiquai une fente, ou entaille avec
une fcie, afin d'y engager & fixer une
des extrêmitez d'un reffort ; & pour l'y
arrêter je fis avec un foret un trou à
jour vers l'endroit où fe terminoit chaque entaille, pour y paffer & repaffer
du fil qui pût affujettir l'autre extrêmité des refforts. Pour joindre la piéce fupérieure à l'inférieure, je me fer-
vis de deux refforts de baleine différens de ceux dont nous avons parlé
précédemment : J'infinuai une des extrêmitez de chaque reffort dans l'ouverture, ou efpéce de mortaife à jour
de chaque porte-reffort & de chaque
derniére dent artificielle de la piéce
inférieure : Je l'arrêtai fuffifamment
par les contours d'un fil paffé dans une
aiguille : J'introduifis pareillement l'autre extrêmité de ces mêmes refforts
dans l'entaille faite à chaque extrêmi-

té du dentier supérieur, où je l'arrêtai aussi par des contours & jets de fil passé & repassé sur ces ressorts & dans chaque trou que j'ai dit être près de l'endroit où se terminent ces entailles. Ayant exécuté tout cela , je plaçai cette machine dans la bouche de la Dame, où elle se trouva en état de faire toutes les fonctions qu'on en avoit espéré.

Explication de la Planche XLII. qui représente toutes les piéces qui composent un dentier supérieur & une partie d'un dentier inférieur , le tout artificiel. On donne ici ces piéces séparées & ensuite rassemblées.

L A *Figure I.* représente deux demis cercles, qui embrassent par leurs extrêmitez & à droite & à gauche une partie de trois dents molaires artificielles, qui y sont arrêtées par deux clous rivez.

    A. Le demi cercle extérieur.

    B. Le demi cercle intérieur.

    C. Les trois dents molaires artificielles.

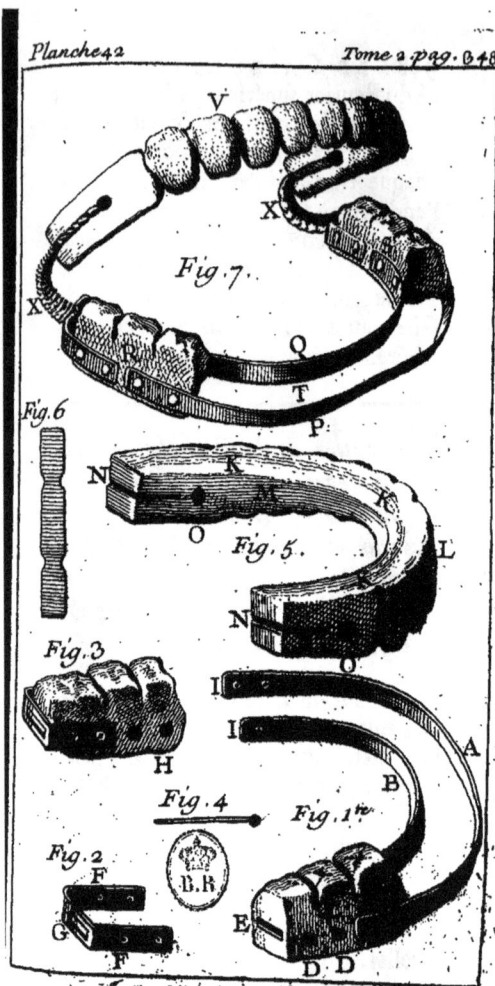

Fig. 7.

Fig. 6.

Fig. 5.

Fig. 3.

Fig. 4.

Fig. 1.er

Fig. 2.

D. D. Deux trous qui les traverfent, afin d'y attacher avec deux clous
rivez un porte-reffort, dont les deux
lames, ou extrêmitez embrafferont ces
dents molaires.

E.　Petite ouverture, ou efpé-
ce de mortaife, pour recevoir l'extrêmité d'un reffort.

La Figure II. repréfente un porte-
reffort différent des précédens.

F. F. Les deux lames, ou extrêmitez du porte reffort, percées chacune de deux trous, pour être attachées avec deux clous rivez aux dents
molaires artificielles que ces lames doivent embraffer.

G.　Petite ouverture, ou efpé-
ce de mortaife à jour, afin d'y introduire l'extrêmité d'un reffort dans l'autre petite mortaife pratiquée à la face
poftérieure de la derniére dent molaire, où l'extrêmité de ce reffort doit
être arrêtée par le moyen du porte-
reffort & des contours de fil.

La Figure III. repréfente trois autres dents molaires artificielles garnies
d'un porte-reffort, qui les embraffe
par leurs parties latérales extérieures
& intérieures, & qui y eft attaché par
deux clous rivez qui les traverfent.

H. La partie antérieure de ces dents molaires, qui eſt percée de deux trous qui la traverſent entiérement par les parties latérales qui doivent être engagées entre les deux autres extrêmitez des demis cercles, qui ſont auſſi percées chacune de deux trous, pour y aſſujettir ces dents par deux clous rivez.

I. I. Les deux autres extrêmitez des demis cercles.

La Figure IV. repréſente un des clous à tête, auſquels on doit donner une longueur telle qu'ils puiſſent attacher ces piéces en les rivant.

La Figure V. fait voir le dentier ſupérieur tourné de côté, ainſi que les piéces précédentes.

K. K. K. Surface ſupérieure qui doit être placée ſur les gencives de la machoire ſupérieure.

L. Surface extérieure.

M. Surface intérieure.

N. N. Les fentes, ou entailles, deſtinées à recevoir les extrêmitez des reſſorts.

O. O. Les trous percez d'outre en outre pour y paſſer & repaſſer avec une aiguille, du fil qui puiſſe arrêter dans les entailles les extrêmitez des reſſorts, & couvrir ces reſſorts par pluſieurs-contours.

La Figure VI. repréſente un des reſ-ſorts de baleine ſervant à aſſembler le dentier ſupérieur avec les dents, ou la machine inférieure.

La Figure VII. eſt celle du den-tier ſupérieur aſſemblé avec une par-tie du dentier inférieur & les deux de-mis cercles vûs un peu de côté, & ou-verts.

P.   Demi cercle extérieur.

Q.   Demi cercle intérieur.

R.   Les trois dents molaires qui doivent être appliquées & porter ſur les gencives du côté droit de la machoire inférieure, lorſque la piéce eſt placée dans la bouche.

S.   Les trois dents molaires qui porteront ſur les gencives du côté gau-che de la même machoire, lorſque la piéce ſera en place.

T.   L'intervale où paſſent les dents naturelles, qui reſtent au-devant de la bouche, & qui ſont embraſſées par les demis cercles intérieurement & extérieurement près des gencives inférieures.

V.   Dentier ſupérieur.

X. X. Les deux reſſorts introduits

par leurs extrêmitez antérieures dans les petites mortaifes des porte-refforts & dans celles des derniéres dents molaires , & par les deux autres extrêmitez dans les deux fentes , ou entailles du dentier fupérieur ; lefquelles extrêmitez font arrêtées par les contours & jets de fil dont ces refforts font couverts.

Si j'ai fait des fentes , ou entailles & des trous au dentier fupérieur, pour y affujettir les refforts ; & fi pour le même effet j'ai placé des porte-refforts aux dents de la piéce inférieure , ce n'a été que dans l'intention de faire voir qu'on peut attacher des refforts en deux différentes maniéres : En effet on peut placer des porte-refforts au dentier fupérieur, ainfi qu'à l'inférieur ; même cette méthode eft préférable à l'autre.

On peut faire & placer à la machoire fupérieure tout un dentier , qui foit beaucoup plus fimple , & qui puiffe y tenir par le feul appui des jouës & des dents inférieures. Il faut qu'il foit léger , & il ne fert guéres que pour l'ornement & la prononciation : Cependant quand on y eft accoutumé, on peut manger deffus , ainfi que je l'ai vû,

vû. Il doit être bien ajuſté ſur les gencives, & aſſez écarté par ſes extrêmitez, pour qu'il ſoit aſſez comprimé
par les jouës, & qu'il en ſoit ſoutenu
à l'aide des dents inférieures, qui le
repouſſent quelquefois dans ſa place,
ſans qu'aucune autre perſonne que celle qui le porte puiſſe s'en appercevoir.
Depuis peu j'en ai renouvellé un que
j'avois fait il y a plus de vingt-quatre
ans, dont on a fait un très-utile uſage.
J'en ai fait dans la ſuite deux autres
pour deux perſonnes qui s'en ſervent
auſſi avantageuſement. Il eſt vrai qu'il
y a peu de bouches qui ſoient diſpoſées
à recevoir ces ſortes de dentiers, &
je n'ai jamais fait que les trois dont je
viens de parler. Il faut que le Dentiſte qui entreprend cette derniére
ſorte de dentiers, ait du génie & de
l'habileté, s'il veut y réuſſir. Au reſte
ce ſont ceux qui coûtent le moins, &
ils conviennent aux gens qui ne ſont
pas en état de faire une certaine dé-
penſe.

CHAPITRE XXVI.

Remarques sur un Chapitre d'un nouveau Traité de Chirurgie.

J'ÉTOIS prêt en 1723. à faire imprimer mon livre ; mais les occupations continuelles que me donne ma profession , m'empêcherent jusqu'en 1728. de le mettre au jour. Il parut en ce même tems un Traité de Chirurgie : Je lûs ce livre , & je m'arrêtai sur le Chapitre 2. du Tome 2. où l'Auteur traite des dents. Ce Chapitre est divisé en huit articles, & occupe 68. pages d'impression dans lesquelles je fus surpris de trouver un Traité des différentes maladies des dents , des instrumens , & des remédes qui leur conviennent. Cette dissertation eut été placée plus naturellement dans le Traité de Chirurgie du même Auteur imprimé en 1720.

Mais je ne m'arrêterai pas à développer les raisons qui l'ont engagé à ne traiter cette matiére que dans son dernier Livre.

Le Public , à l'utilité de qui nous

devons confacrer nos talens & nos connoiffances , lui doit être obligé de fon
travail , fans s'embaraffer ni du motif ,
ni de l'arrangement qu'il y a employé ;
mais s'il s'y eft gliffé des erreurs préjudiciables , je dois les combattre , &
en montrer les conféquences vicieufes.
L'expérience de plufieurs années &
l'application particuliére que j'ai donnée à la partie de la Chirurgie à laquelle je me fuis deftiné , m'y autorifent , &
me font entreprendre de le fuivre pas à
pas dans cette portion de fon Livre.

La comparaifon que l'Auteur fait du
tartre , ou tuf qui s'attache aux dents
avec la rouille qui s'attache au fer n'a
rien de jufte ; & l'Auteur fe contredit
dans l'explication qu'il en donne. Voici
fes termes, (pag. 18 & 19. tom. II.)
Quand ce tuf n'eft pas confidérable &
qu'il ne fait que s'attacher un peu aux
dents , c'eft ce qu'on appelle du tartre ,
qui comme la rouille au fer , déchauffe les
dents & les fait branler. Si quelques
dents fe trouvent couvertes de tuf , il faut
l'ôter ; & pour en venir à bout , on le fend
avec un cifeau , puis on le fépare , & l'on
voit dans fon milieu une belle dent &
bien blanche. Ce tuf n'a point de peine à
fortir lorfqu'il eft une fois fendu ; car il fe

*sépare & quitte la dent, comme la pêche
quitte le noyau.*

La rouille est une forte d'ordure &
de crasse nuisible & adhérente, qui
s'engendre fur le fer & l'acier, lorsqu'ils font mouillez & qu'on ne s'en
fert pas, & qui à la fin ronge ces métaux. Elle ne fe fépare du fer qu'en
caufant une déperdition de fubftance
à la maffe métallique rouillée, dont la
furface refte raboteufe & inégale.

Il n'en eft pas de même du tartre, ni
de la dent. Le tartre ne pénétre point
la furface émaillée de la dent, qui eft
un corps liffe, ferré & extrêmement
dur. Il fe fépare prefque toujours de
fa furface émaillée fans l'intéreffer en
aucune maniére & fans la rendre par
conféquent raboteufe & inégale : De
plus cette féparation ne fe fait pas avec
la facilité que l'Auteur le prétend. Le
tartre ne quitte pas la dent *comme la
pêche quitte le noyau* ; au contraire le
tartre eft le plus fouvent fi adhérent à
la furface du corps de la dent, qu'on
ne peut l'en détacher qu'avec beaucoup de peine, & même par parcelles.
L'examen analytique & phyfique de la
rouille du fer, de la dent & des corps
tartareux qui s'y attachent, détruit

cette comparaifon, & fait fentir ce
qu'il y a de contrariété. Les différentes rugines, ou gratoirs & autres inftrumens au nombre de fix que cet Auteur propofe (pag. 20. 21. 22. & 23.)
pour détacher le tartre des dents, ne
font ni convenables, ni fuffifans.

Il eft impoffible, par exemple, d'introduire aucun de ces inftrumens dans
les intervales des dents, ni entre les
gencives & les dents pour en détacher
le tartre, fans offenfer les gencives &
faire beaucoup fouffrir le fujet. D'ailleurs il n'eft pas poffible, comme cet
Auteur le veut, de pouvoir parfaitement nettéïer une dent avec un feul
inftrument, quelque parfait qu'il puiffe
être; & le cifeau dont il parle, y eft
moins convenable que tout autre inftrument. On conviendra aifément de
ce que j'avance en comparant la méthode de l'Auteur, avec celle que je
propofe dans le Chapitre 3. de ce fecond Volume.

*Il eft bon d'avertir, dit l'Auteur,
(pag. 25. & 26.) les jeunes Chirurgiens,
qui voudront pratiquer ces fortes d'opérations, de ne pas faire comme la plûpart
des Arracheurs de dents ; qui pour parvenir à les mettre bien blanches, ne ména-*

gent point l'émail, & en enlévent une grande partie; c'eſt une faute très-conſidérable, & dont les perſonnes qui ſe mettent entre leurs mains ſont bientôt la victime, puiſque peu de tems après leurs dents ſe gâtent & leur font des douleurs inſupportables.

Depuis le tems que je m'applique uniquement à la connoiſſance des maladies des dents & à leur guériſon, je n'ai jamais remarqué que les Dentiſtes, que l'Auteur nomme *Arracheurs de dents*, ayent enlevé l'émail des dents avec les inſtrumens qui ſervent à les nettéïer, puiſqu'il n'y a point de tranchant qui ne céde & qui ne s'émouſſe contre la réſiſtance que lui fait l'émail par ſa ſolidité, qui égale preſque celle du diamant. De tous les inſtrumens je ne connois que la lime qui puiſſe enlever l'émail des dents, & encore eſt-ce avec bien de la peine, puiſque cette même lime eſt bientôt émouſſée & même uſée, pour peu qu'on la faſſe ſervir à cet uſage.

Ce n'eſt donc pas l'effet des inſtrumens qui ſervent à nettéïer les dents qu'il faut craindre, mais bien plutôt l'effet des remédes contraires & principalement de ceux que l'Auteur enſei-

gne dans son Livre (pag. 27.) comme
*la porcelaine en poudre & la pierre de
ponce*, lesquels usent l'émail des dents
par leurs qualitez mordicantes & ron-
geantes. Les autres ingrédiens qu'il
mêle avec la porcelaine & la pierre de
ponce, n'étant point capables d'en empêcher les mauvais effets.

Il ajoute pag. 30. *Les Chirurgiens qui
veulent avoir des limes, ne doivent point
les commander aux Couteliers : Celles
qu'ils font à l'extrêmité de certains instrumens de l'étui ne valent rien, & ne mor-
dent point, & comme il en faut au moins
une douzaine, ils en trouveront de parfaites chez les Clinquaillers.*

Je ne sçai si les Chirurgiens, surtout les Dentistes, & les Couteliers,
conviendront de ce fait avec lui. Ce que
je sçai avec certitude, c'est que celles
que l'on trouve chez les Clinquailliers,
ne sont pas conditionnées comme il
faut pour limer les dents. Elles ne sont
destinées pour l'ordinaire qu'à limer les
métaux, ou d'autres corps moins solides que l'émail de la dent. Elles sont
incomparablement meilleures sortant
de la main d'un habile tailleur de limes,
surtout lorsqu'on lui a donné les dimensions convenables, & qu'on lui a

recommandé de les faire d'un bon acier, de les bien dreſſer à la lime, de ne les point tailler ni trop rudes, ni trop douces, & de les bien tremper, ce que j'ai déja dit au Chapitre 4. de ce ſecond Volume.

Quand on a fait un peu de voie (continuë le même Auteur pag. 3 2. *on prend une lime plate, & à meſure qu'on avance, on change de lime.*

Au contraire il faut continuer cette ſéparation juſqu'à ce qu'elle ſoit faite avec la même lime. On ne change de lime que lorſqu'on veut faire la ſéparation plus grande dans toute ſon étenduë, ou en certaine partie de l'étenduë de la même ſéparation, ou lorſque l'on veut faire quelque échancrure dans ce même intervale.

Je n'ai point reconnu que l'uſage de la lime fût auſſi pernicieux que l'Auteur veut le perſuader. *On ne peut, dit-il, limer les dents, que tout l'effort de la lime ne porte ſur la dent qu'on lime, & ne l'ébranle conſidérablement : Or toute dent ébranlée par pluſieurs ſecouſſes réïtérées, ne tient point avec la même fermeté dans ſon alvéole, & tombe dans la ſuite.*

Si les dents n'avoient point d'autres
accidens

accidens à craindre que celui que l'effet de la lime peut lui caufer par l'ébranlement, elles dureroient pendant tout le cours de la vie. Les légéres fecouffes que les dents en reffentent, ne peuvent les empêcher de reprendre leur première fermeté ; parce que l'action du reffort des alvéoles & des gencives dans leur état naturel, eft de tendre toujours au raffermiffement des dents ; c'eft ce que l'expérience nous montre tous les jours après l'opération de la lime, & ce qui nous eft encore confirmé par la fermeté que reprennent des dents ôtées & remifes, & même les dents tranfmifes d'une bouche en une autre avec fuccès.

J'ai vû, (dit-il dans un autre endroit pag. 34.) *plufieurs Dames aufquelles on avoit ainfi égalifé les dents, qui auroient voulu trois ou quatre ans après, qu'on n'y eût jamais touché, puifqu'elles s'étoient cariées à leur partie fupérieure & à l'endroit où la gencive s'attache.*

Je crois que l'Auteur auroit de la peine à expliquer la caufe d'un tel événement. Comment peut-il concevoir qu'une dent puiffe fe carier à l'endroit où s'attache la gencive pour avoir été limé à fon extrêmité ? Je conviens que l'opération indiscrete de la lime peut causer des accidens de la nature de ceux qu'il craint si fort; par exemple, si on les limoit jusqu'à en découvrir la cavité qui contient les parties nerveuses; mais cela ne peut arriver qu'à des ignorans en cet art, comme je l'ai fait voir par deux exemples que j'ai citez dans ce Traité, Chapitre 23. du Tome premier.

Je conviens avec l'Auteur, (p. 35.) *que quoiqu'un instrument soit dangereux, quand il est manié par une personne entenduë, elle s'en sert sans qu'il s'en ensuive d'inconvéniens, & de plus* j'ajoute que la lime est un instrument des plus nécessaires pour servir à conserver les dents; parce qu'en les séparant & en les racourcissant, on les fortifie, & que bien souvent en les limant, au lieu de donner occasion à la carie, on en arrête le progrès.

Les limes (dit cet Auteur, pag. 38.) *usant tout-à-fait l'émail, ou l'éminçant beaucoup, découvrent l'os spongieux qui est l'intérieur de la dent.* L'os spongieux, qu'il dit être l'intérieur de la dent est une partie qui n'a point encore été découverte par aucun de ceux qui ont fait l'Analise des dents.

Il ne faut pas croire indiſtinctement tout ce que dit l'Auteur aux pages 39. & 40. ſur les dangers de la carie & ſur ſon accroiſſement ſubit. On voit tous les jours des dents cariées non-ſeulement depuis trois mois, mais depuis pluſieurs années, ſans que la carie ait fait aucun progrès, ſans qu'elle ait pénétré juſqu'à l'intérieur de la dent, ſans qu'elle ait fait ſentir la moindre douleur, & ſans que cette carie ait cauſé d'autre accident que celui d'avoir rongé en partie l'émail de la dent, quoiqu'on ait négligé tout-à-fait ces ſortes de caries, qui ſont même très-communes.

On doit cependant faire attention à ces caries, qui peuvent quelquefois avoir des ſuites dangéreuſes. Au reſte ce n'eſt pas avec la langue de ſerpent qu'il faut ôter la carie, comme le dit l'Auteur; cet inſtrument n'étant point convenable à cet uſage, ni figuré d'une façon propre à dilater les trous de la carie. Selon moi, le foret à ébizeler, la rugine en alêne, ou la rugine en bec de perroquet conviennent mieux que la langue de ſerpent & que tout autre inſtrument.

La maniére de plomber les dents,

H h ij

telle que l'Auteur l'enseigne, pag. 42.
45. & 46.) est fort aisée à pratiquer ;
mais ce n'est pas celle qu'il faut mettre
en usage pour bien réussir : On s'en ap-
percevra aisément si on se donne la peine de lire & de pratiquer ce que j'en ai
écrit dans le Chap. 6. de ce second
Tome.

L'Auteur dans la pag. 47. préfére
l'huile d'étain & l'esprit de nitre à l'huile de girofle & de canelle.

L'huile d'étain & l'esprit de nitre
sont deux corrosifs violens : La péné-
tration de ces remédes sur des parties
nerveuses & aussi sensibles que le sont
les nerfs qui se distribuent aux dents,
cause des douleurs insupportables, ac-
compagnées quelquefois de convulsions
& de délire ; D'ailleurs ces corrosifs
étant liquides, quelques précautions
qu'on puisse prendre, ils s'étendent
toujours plus ou moins sur les gencives, les irritent, les gonflent & les
ulcérent. Ils pénétrent aussi quelquefois jusqu'au périoste & jusqu'à la substance des alvéoles, & les carient en
les rongeant.

On n'a point à craindre les mêmes
ravages de l'application des huiles de
girofle & de canelle, par conséquent

elles doivent être préférées contre l'opinion de l'Auteur.

Je ne suis pas encore de son avis touchant l'usage & la construction du déchaussoir, comme on le peut voir par la lecture du Chapitre 10. du présent Tome.

Je m'arrêterai peu à ce que dit l'Auteur sur le pélican ; je dirai seulement que je ne fais pas une grande différence entre le pélican qu'il rejette & celui qu'il adopte. Ils ont tous deux des avantages & des inconvéniens différens qui m'ont fourni des idées pour en inventer un nouveau, avec lequel on peut opérer avec plus de sûreté & de facilité, qu'avec ceux dont on s'est servi jusqu'à présent. On en trouvera la description aux Chapitres 11. & 12. de ce Volume.

L'Auteur remarque pag. 76. & 77. que le davier a un ressort qui écarte ses branches l'une de l'autre, & il assure que cet effet rend cet instrument plus commode.

J'ai démontré vers la fin du dixiéme Chapitre de ce Tome que ce ressort doit être rejetté comme inutile, incommode & préjudiciable.

L'Auteur enseigne pag. 83. *de porter*

H h iij

le plus bas qu'il eſt poſſible les deux dents du repouſſoir ſur le chicot, qu'on veut ôter.

Il faut éviter de ſuivre cette métho-de, pour ne pas faire éclater l'alvéole, & déchirer les gencives, à moins que le chicot ne fût ſi enfoncé qu'on ne pût faire autrement; mais lorſque le chicot a de la priſe, il faut éloigner le pouſſoir le plus que l'on peut du rebord de l'alvéole & de la gencive, & tâcher de l'appuyer ſur un endroit qui ait de la réſiſtance.

L'Auteur en finiſſant ce Chapitre pag. 83. & 84. mépriſe le pouſſoir auquel il donne le nom de repouſſoir, & donne la préférence au pélican en toutes ſortes de cas, lorſqu'il s'agit d'ôter des racines, ou des chicots.

Cette préférence ne doit pas être ſi générale : Par exemple, lorſqu'il y a de la priſe en dehors, & qu'il n'y en a point en dedans, le pouſſoir eſt préfé-rable au pélican, & même à tout autre inſtrument. Il y a encore d'autre cas, où le pouſſoir eſt abſolument plus né-ceſſaire que le pélican.

Les dents & les autres parties de la bouche étant ſujettes, comme on l'a vû dans le cours de cet Ouvrage, à

tant de maladies confidérables, qui
exigent le fecours des plus habiles Dentiftes, il eft étonnant que les Princes
fouverains des Pays étrangers, les
Chefs des Républiques, & même ceux
de nos Provinces, ne faffent pas la
dépenfe d'envoyer à Paris, de jeunes
Chirurgiens capables d'être inftruits
dans une partie de la Chirurgie auffi
effentielle que celle-ci, & qui cependant eft fort ignorée & très-négligée
partout ailleurs que dans cette grande
Ville, où elle a atteint fa plus grande
perfection, foit pour l'embelliffement
de la bouche & la réparation de fes défauts, foit pour remédier à des maux
fouvent très-funeftes: Ces Eléves en
formeroient de nouveaux dans la fuite, & rendroient de très-grands fervi-
ces à leur nation & à leurs conci-
toyens.

Je ne puis finir ces differtations, fans
répéter ce que j'ai déja dit dans la Pré-
face, qui eft que le feul zéle que j'ai
pour l'avantage du Public, m'a con-
traint de relever des chofes fur lefquelles j'aurois gardé le filence, fi elles
n'euffent pas pû lui être préjudiciables.

Je me tiendrai fort heureux, fi l'on
veut bien reconnoître que c'eft ce mê-

me zéle qui m'a animé dans tout le cours de cet ouvrage, & m'a soutenu dans un travail très-long & d'autant plus pénible & fastidieux, que je n'ai eû à traiter que de matiéres féches & arides, & qui bien qu'elles concourent à donner de la santé & des agrémens, ne font point agréables par elles-mêmes. Je n'aurai cependant pas lieu de me plaindre de leur féchereffe & de leur ftérilité, fi tandis que je n'ofe demander que de l'indulgence au Public, elles me produifent l'honneur de fa bienveillance.

On trouve chez l'Auteur les éponges fines, les racines préparées, les opiats, les poudres & les eaux, ou liqueurs propres pour la confervation des Gencives & des Dents & pour leur guérifon. Il exécute toutes les piéces, Dentiers, Obturateurs, ou machines décrites dans ce Livre, & il ne ceffe point de donner, auffi bien que le Sieur Duchemin fon Beaufrére & fon Eléve, tous les fecours du confeil & de la main, qui font néceffaires pour embellir les Dents, & remédier aux maladies de la bouche.

Comme on a répandu le faux bruit qu'il avoit quitté fa profeffion ; Ce qui

ne peut avoir été inventé que par des
gens qui facrifiant leur honneur à l'intérêt , voudroient ufurper fon nom,
pour s'attirer plus facilement les perfonnes qui honorent l'Auteur de leur
confiance , il eft obligé d'avertir qu'il
continuë actuellement d'éxercer fon
Art à Paris , ruë de la Comédie Fran-
çòife , conjointement avec le fieur Duchemin fon beaufréte & fon unique
Eléve , & qu'il continuëra de l'éxercer
également dans le nouveau domicile ,
qu'il a pris ruë du grand Couvent des
Cordeliers , Fauxbourg S. Germain ,
dans une maifon neuve à porte co-
chére , où fera fon Enfeigne , & où il
doit entrer au terme de Noël prochain,
c'eft-à-dire , le premier de Janvier
1747.

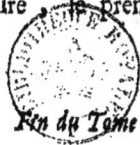

Fin du Tome fecond.

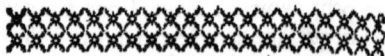

TABLE

DES MATIERES,

Contenuës dans le premier & le second Volume.

A.

ABCÉS qui arrivent aux vaisseaux ou à la cavité des dents. Sentiment d'*Hémard* sur ce sujet, & remarques de l'Auteur, *tome I. pages* 174. *& suiv.*

Agacement des dents. D'où il provient, ses différences, sa guérison, *t. I. p.* 129. *&* 138. *jusqu'à* 142.

Alimens. Quels sont ceux qui sont préjudiciables aux dents, *p.* 65. Qu'il n'en faut point mâcher, casser ou couper de trop durs avec les dents, &c. *p.* 67. Alimens trop chauds ou trop froids nuisibles aux dents. Quelle en est la cause, *t. I. p.* 69. 70.

Alvéoles. Leur construction, leur figure & leur usage, *p.* 4. Leur division en autant de loges que les dents ont de racines, *p.* 11. Leur ressort

DES MATIERES. 371

& trois chofes qui
en proviennent, *p.*
16. Leur forma-
tion dans le fœtus,
tome I. page 26.

Alun. L'efprit
en eft dangeureux
pour les dents, s'il
eft employé feul &
fans précaution, *t.*
I. p. 72.

Artéres des dents,
leur origine, route
& décharge, *t. I.*
p. 22. *&* 23.

B.

BAILLON en
couliffe & en
forme de coin. Sa
figure, fon ufage
& la maniére de
s'en fervir, *t. I. p.*
213. *& fuiv.*

Baume de feu
M. *Helvetius,* pro-
pre à mondifier,
déterger & guérir
les ulcéres fcorbu-
tiques, & à arrêter

l'hémorragie des
gencives, *t. I. p.*
272. 273.

Bec d'âne. Sa
defcription, *p.* 6.
7. Maniére de s'en
fervir pour ôter le
tartre, *t. II. p.* 17.
& fuiv.

Bec de perroquet. Sa
defcription, à quoi
il eft propre, *p.* 7.
8. Comment on
s'en fert pour ôter
le tartre, *t. II. p.*
19. 20.

Broffes dangereu-
fes pour les dents,
t. I. p. 73. 74.

Burin à trois fa-
ces. Sa defcription:
A quoi il eft pro-
pre, *p.* 8. 9. Ma-
niére de s'en fer-
vir, *t. II. p.* 20. 23.

C.

CANIF à tran-
chant convé-
xe. Sa defcription,
p. 9. 10. Maniére

372 TABLE

de s'en servir, *tome II. pages* 20. 24.

Canines. Leur situation, leur nombre, leur figure & leur usage, *p.* 6. Leur racine, *p.* 9. & 10. Quand les premieres paroissent, *p.* 31. 32. Quand elles tombent, *p.* 33. Avec quels instrumens elles se tirent, *t. I. p.* 204.

Carie des dents. Première maladie qui travaille à les détruire, *p.* 118. Qu'il y en a de plusieurs espéces. Leur énumération & leurs différens caractéres, *p.* 118. jusqu'à 121. Qu'elle produit divers effets suivant les parties des dents qu'elle attaque, *p.* 121. Age auquel la

carie fait le plus de ravage, *p.* 122. Ce qui produit cette maladie, ses causes extérieures & intérieures, *p.* 142. *jusqu'à* 145. Maux de tête, fiévre, &c. qui l'accompagnent, & son progrès, *p.* 145. Carie séche, ce que c'est, *p.* 146. Que les dents sont plus sujettes à la carie que les autres os. Pourquoi, *p.* 147. Qu'elles se conservent longtéms, quand elles ont été limées, ruginées & plombées, *p.* 147. & 148. Objection sur ce sujet & réponse, *pag.* 148. Quelles dents sont plus sujettes à se carier, *p.* 149. Pourquoi une dent étant attaquée de la carie, sa pareille se carie aussi de l'autre côté, *page* 149. Définition de la carie, ses diverses causes & effets, &c. *p.* 142. *jusqu'à* 150. Qu'il faut faire diverses opérations, &c. quand la carie a découvert la cavité d'une dent, *p.* 154. *&* 155. Que dans cette maladie les remédes des Charlatans ne réüssissent jamais par eux-mêmes; que leur succès apparent vient d'ailleurs. Diverses façons dont les Empiriques prétendent guérir, *p.* 155. *& suiv. Valsava* cité à ce sujet, 157. 158. Pratique d'un Turc, dont les suites é

toient peu heureuses, *p.* 158. Citation de Brantôme sur le même sujet, *p.* 158. 159. Sentiment d'*Hémard* sur les prétenduës guérisons extraordinaires, & remarques de l'Auteur, *pages* 159. 160. Moyens de guérir la carie. Erreur de M. *Dionis* à cet égard, 161. *jusqu'à* 164. La douleur que cause la carie. Ce qu'il y faut faire, *p.* 200. *& suiv.* La carie des dents cause des tumeurs & époulis. Façon d'y remédier, *p.* 249 *&* 250. Prudence qu'on doit avoir à l'égard de la carie des machoires. Remédes & ce qu'il y faut pratiquer, *p.* 253. *& s.*

Les caries des dents & les fluxions caufent fouvent des abcès qui s'étendent jufques aux parties voifines , & font de cruels ravages. Machines que l'Auteur a inventées pour remédier à ces ravages , & dont il donnera l'explication dans la fuite, *tome I. p.* 282. *& fuiv.*

Carie des dents. Ce qu'il faut faire lorfque les trous cariés font trop petits pour en ôter la carie & les plomber. Différentes fituations où doit être le Dentifte pour enlever la carie, & ce qu'il faut qu'il faffe quand les caries font trop larges & trop fu-

perficielles pour y mettre du coton ou du plomb , *t. II. p.* 56. *jufqu'à* 65.

Cautérifer les dents. Combien de fois on doit appliquer le cautére actuel, fuivant la largeur & la profondeur des caries , & inftrumens dont on fe fert, *p.* 80. 81. Maniére de fe fervir de ce cautére pour les caries des dents incifives, canines & petites molaires de la machoire inférieure , *pag.* 81. 82. Pour l'extrêmité des couronnes des groffes molaires du côté droit & du côté gauche de la machoire inférieure, ou leur furface extérieure , *p.* 82. Douleur des dents incisives & canines facile à calmer par le cautére actuel, p. 83. Maniére de cautériser l'extrèmité des dents incisives & canines, des petites & grosses molaires du côté droit & du côté gauche de la machoire supérieure, p. 83. 84. Comment on cautérise les surfaces intérieures de ces dents, les surfaces extérieures des molaires du côté droit, la surface extérieure des incisives & des canines, & les surfaces extérieures des molaires du côté gauche, p. 83. 84. Usage d'une plaque, quand on cautérise les dents, fort recommandé, sa forme & la ma-

tiére dont elle doit être, p. 82. & s. Ce qu'il faut faire, quand la carie des dents ne se guérit pas par le cautére actuel, t. II. p. 85.

Chairs de pourceau, autres viandes & poissons salés, nusibles aux dents, t. I. p. 65.

Citron, l'effet de son jus sur les dents, t. I. p. 72.

Conformation vicieuse des dents, ses suites tâcheuses à cause de l'opération, t. I. p. 130.

Conservation des dents. Elle dépend en partie du soin de les faire visiter, p. 3. 4. Combien elles sont précieuses. Le regret qu'on doit avoir de les ôter. Loüange que méritent ceux qui

fçavent les confer-
ver & les réparer,
tome II. pages 200.
201.

Couleur des dents.
Ses divers change-
mens. Comment il
faut la rétablir.
Précautions qu'il y
faut prendre, *t. I.*
p. 127. & 128.

Couronne. Nom
donné au corps de
chaque dent. Il
convient propre-
ment à celui des
molaires. Pour-
quoi, *t. I. p.* 7.

Crochet en Z. Sa
defcription, *p.* 10.
& *fuiv.* Maniére
de s'en fervir pour
enlever le tartre,
t. II. p. 21. & 24.

Curedents de mé-
taux, les épingles,
la pointe d'un cou-
teau préjudiciables
aux dents. Pour-
quoi. Quels font

les meilleurs, *t. I.*
p. 67.

D.

DÉCHAUS-
SOIR. Son
ufage & fa defcrip-
tion, *t. II. p.* 1 30.
& *fuiv.*

Dents. Leur ftru-
cture. Citation de
plufieurs Auteurs
fur ce fujet, *p.* 2.
Leur fituation,
leur nombre quel-
quefois différent,
leur diverfité, leurs
figures, leurs par-
ties, leur arrange-
ment, leurs fonc-
tions, leur naiffan-
ce, *p.* 3. *jufqu'à* 9.
Dent furnuméraí-
re, *p.* 3. Dents com-
pofées de deux ou
trois germes, *p.* 1 3.
& *fuiv.* Dent née
entre les racines de
deux autres, *p.* 14.
Dent

Dent molaire compofée de deux autres unies par leurs racines , *p.* 14. 15. Enchaffement des dents , *p.* 16. Pourquoi la machoire inférieure qui eft très-épaiffe au-deffus de fa bafe à 30. & 40. ans, devient fort étroite dans la vieilleffe en ce même endroit, *p.* 16. 17. Pourquoi une dent remife dans fon alvéole , s'y rafermit , *ibid.* Pourquoi les dens qui n'en ont point d'oppofées , femblent plus longues que les autres , *p.* 16. 18. Dents comparées aux leviers : Pour quelles raifons , *p.* 19. Cette conformité les rend plus fermes & plus difficiles à tirer , *p.* 19. & 20. Inégalités au colet des dents. Leur utilité, *p.* 20. D'où les dents reçoivent leurs nerfs , leurs artéres , leurs veines. Routes de ces nerfs , artéres & veines, leurs divers paffages & divifions. Décharge de ces derniéres , *p.* 21. *& fuiv.* Les dents font compofées de deux fubftances. Quelles elles font , leur nature & leur defcription, *p.* 23. *& fuiv.* Dents. La matiére dont elles font formées, membrane qui les renferme, vaiffeaux dont cette membrane eft parfemée , fuc que donne cette matiére ou germe, lequel fuc s'offifie ,

& s'appliquant intérieurement couche fur couche, prouve que l'émail de la dent étant la partie la plus extérieure, il eſt le premier formé, *p.* 27. *& ſuiv.* Sentiment de pluſieurs Anatomiſtes contraire à celui ci deſſus. Obſervations de deux Sçavans qui réfutent ce dernier, *p.* 29. Accroiſſement de la dent, circonſtances à cet égard. Trois diſpoſitions requiſes pour la ſortie des dents. Que les dents des rikais ſont longtems ſans pouvoir ſortir. Pourquoi, *p.* 30. 31. Ages différens où elles percent les unes après les autres. Tems diffé-

rens de la chûte des premiéres pour faire place aux ſecondes, *p.* 31. *& ſ.* Dents de lait ont des racines bien formées quand elles ne ſont pas prêtes à tomber. Sentiment oppoſé. Que l'on ne ſçait point comment ces racines ſe détruiſent, *p.* 33. Qu'il le faudroit ſçavoir pour rendre raiſon de la chûte des dents de lait, *p.* 34. Sentiment d'un nouvel Auteur ſur ce ſujet. Réfutation, *p.* 34. *& ſuiv.* Impreſſion qui ſe voit à la racine de la dent de lait. Ce qu'on en doit penſer, *p.* 35. 36. Etat des dents à leur chûte & à leur renouvellement, *p.* 37. Sentimens d'*Hémard* sur leur formation, *p.* 37. *& suiv.* Cas singulier qui arrive lorsqu'une premiére dent résiste à la pression de la seconde, *p.* 40. Dents de lait qui ne se renouvellent jamais, &c. *p.* 40. *&* 41. Maladies que les dents de lait causent à leur sortie, *p.* 45. *jusqu'à* 49. Pronostics d'Hipopocrate sur les dents de lait à leur sortie, *p.* 50. *&* 51. Dent œillére. Fausse opinion sur son extraction, *p.* 59 *&* 60. Dents. Leur utilité & avis sur ce sujet & sur la nécessité de les conserver, *p.* 60. *jusqu'à* 63. Régime pour leur conservation, *p.* 64. *jus-* *qu'à* 70. Opiats, poudres, liqueurs, &c. pour nettéier & blanchir les dents, & pour raffermir les gencives. Quels sont ceux qui nuisent & ceux qui sont connenables, *p.* 71. *jusqu'à* 99. Causes générales des maladies des dents, des alvéoles & des gencives, soit que ces causes soient intérieures, soit qu'elles soient extérieures, *p.* 99. *jusqu'à* 105. Situations différentes des dents. Description de leurs parties. Noms qu'on doit leur donner, *pag.* 185. *jusqu'à* 188. Dent qui s'oppose à la sortie d'une autre, qui est difforme, nuisible ou ca-

riée , doit être ô-
tée, *p. 194.* Qu'il
ne faut point ôter
les dents de lait , à
moins qu'elles ne
foient difpofées à
tomber, ou qu'il ne
fe rencontre quel-
que cas indifpenfa-
ble. Pourquoi, *p.*
194. 195. Erreur
de ceux qui de
deux dents malar-
rangées dans la
bouche d'un en-
fant, dont l'une eft
tortuë & l'autre
droite, choififfent
la tortuë pour l'ô-
ter, *p.* 196. Dent
de lait prête à tom-
ber , dont la cou-
ronne fut tirée par
un Coutelier , qui
ayant cru devoir
encore tirer fa ra-
cine , emporta la
dent qui devoit
fuccéder à la pre-
miére ; & remar-

ques fur le malheur
de ceux qui tom-
bent entre les
mains des mauvais
Opérateurs , *p.*
196. & *fuiv.* Re-
gle pour ne pas fe
méprendre en ti-
rant des dents de
lait pour d'autres,
p. 198. 199. Pour
quel fujet on doit
ôter une dent mal
arrangée, & quatre
raifons pour ôter
une dent qui eft ca-
riée, de façon que
l'on ne peut y re-
médier , *t. I. p.*
199. 200.

Dents. Les
moyennes ou les
petites ornent da-
vantage, font plus
de durée & plus
fermes que les lon-
gues , &c. *t. II. p.*
25. 26.

Dents artificiel-
les. Matiére dont

elles doivent être faites, *p.* 215. 216. Ce qu'il faut faire quand on veut mettre une dent humaine à la place d'une autre , *p.* 216. 217. Qu'on en doit faire autant pour les dents d'animal qu'on veut substituer , *p.* 217. Ce qu'on doit observer quand l'intervale qui doit recevoir la dent postiche , est plus large qu'il ne doit être, *p.* 217. Ce que l'on fait avant que d'attacher & pour attacher une dent postiche , *p.* 217. 218. De quel fil on doit se servir pour l'attacher ; que le cordonnet de soie écruë produit de mauvais effets, & que lors-que les gencives & les racines sur lesquelles on veut mettre des dents naturelles , sont assez fermes pour ne pas s'affaisser sous leurs poids , le fil d'or est plus convenable. Quel doit être ce fil d'or, *p.* 218. *& suiv.* Comment on applique & ajuste une piéce composée de deux, trois, quatre dents humaines. Comment on ajuste une piéce de cinq ou six dents naturelles. Qu'on doit employer une petite lame d'or ou d'argent pour les soutenir, quand elles passent le nombre ci-dessus. Comment on emploie cette lame, *p.* 220. *jusqu'à* 224. Maniére d'ajuster une dent artificielle fur une racine, *p.* 224. Qu'on doit l'arrê- ter avec un tenon, quand la carie a trop élargi le canal de cette racine, & que fes rebords font encore folides, *p.* 224. 225. Ce qu'il faut faire quand la carie a pénétré jufqu'à la cavité de la racine fur laquelle on veut mettre une dent à tenon, *p.* 225. *jufqu'à* 229. Quand on ne peut affez élargir le canal des racines des dents, fans découvrir leurs parties fenfi- bles, *p.* 230. 231. Quand l'efpace où l'on veut mettre une dent eft plus large qu'il ne doit l'être, *p.* 231.

Dents attachées a- vec des tenons & le fil d'or, tiennent mieux que les au- tres, *p.* 231. Inci- fives & canines plus faciles à atta- cher avec des te- nons que les molai- res. Pourquoi, *p.* 231. 232. Pus ai- fées à attacher à la machoire fupé- rieure qu'à l'infé- rieure. Pourquoi, *p.* 232. Ce qu'on doit faire lorfqu'on veut remplir un ou deux efpaces qu'oc- cupoient les dents, *p.* 244. 245. Com- ment il faut percer les piéces trop courbées, *p.* 245. 246. Maniére d'at- tacher les dents ar- tificielles, lorfqu'il n'y a dans la bou- che que les derniè- res molaires, *p.*

246. Comment doivent être percées les piéces qu'on veut placer à l'une ou à l'autre machoire qui n'a de chaque côté qu'une ou deux grosses molaires, 246. 247. Ce qu'on fait, quand il n'y a qu'une petite ou une grosse molaire d'un seul côté de la machoire capable de soutenir les dents artificielles destinées ou pour la machoire inférieure, ou pour la supérieure, *p.* 247. & 248. Quand il n'y a que la derniére grosse molaire d'un seul côté à laquelle on puisse les attacher, *p.* 248. Maniére d'attacher une piéce entiére de dents arti-ficielles, lorsque l'une ou l'autre machoire n'a qu'une, deux, ou trois dents, *p.* 249. *jusqu'à* 252. Quand on peut l'attacher aux dents incisives de la machoire supérieure, *p.* 251. 252. Quand il ne se trouve aucune dent convenable pour l'y attacher, *p.* 252. *jusqu'à* 255. Mauvais effets produits par l'abus de percer les gencives pour y suspendre une piéce osseuse, *p.* 289. Exemple à ce sujet, *t. II. p.* 290.

Dents tortuës, mal arrangées & luxées. Les dents de lait peuvent causer ces acci-dens, aussi-bien que les coups & les efforts , *p.* 87. Les incifives & les canines plus fujettes à cette difformité que les molaires , *p.* 87. 88. Ce qu'il faut faire en ces cas, *p.* 92. 93. Ces dents percent fouvent les lévres & les jouës , & y produifent des ulcéres, *p.* 93. Ce qu'il faut faire avant que de redreffer les dents , *p.* 93. 94. Dents des jeunes gens plus aifées à redreffer que celles des adultes. Pourquoi , *p.* 94. 95. Moyens de redreffer les dents avec du fil ou de la foie, quand elles font panchées en dehors ou en dedans , *p.* 95. 96. Avec une lame d'or ou d'argent , le fil n'y fuf-

fifant pas , *p.* 96. *jufqu'à* 99. Avec le fil feul quand elles font panchées de côté & un peu croifées fur les autres , *p.* 99. 100. Les dents panchées de côté, fans perdre le niveau des deux furfaces des dents droites voifines , *p.* 100. 101. Une dent inclinée en dehors, ou en dedans, qui fe trouve à côté d'une ou de plufieurs dents panchées feulement de côté, *p.* 101. 102. Les deux incifives du milieu , lorfqu'elles font panchées l'une d'un côté , l'autre de l'autre , ou que quelques - unes de leurs voifines font auffi panchées , *p.* 102.

102. Ce qu'il faut faire lorsqu'il se trouve de grands intervales entre les incisives & les canines. Différentes causes de ces intervales, *pag.* 103. Quand il se trouve des dents panchées qui ne peuvent être remises en place, faute d'espace, *p.* 103. Difficulté de redresser avec la lame & le fil les dents des personnes avancées en âge. Moyen de le faire, *p.* 104. Usage du Pélican & la maniére de s'en servir à redresser les dents, tant du côté droit que du côté gauche, *p.* 104. *& suiv.* Difficulté de redresser les grosses molaires quand elles

sont panchées naturellement, *pag.* 106. 107. Elles se redressent comme les autres, quand elles sont panchées par une chûte, ou par quelque coup violent, *p.* 107. Maniére de redresser avec le Pélican les petites molaires, soit à droit, soit à gauche, *p.* 107. & 108. Les dents de la machoire inférieure panchées en dedans & sur le côté, se portant sur la face intérieure des dents droites voisines. Situation où doivent être le sujet & le Dentiste, *p.* 108. & 109. Méthode qui doit être suivie en quelqu'endroit de la machoire que soit située une dent de cette espéce qu'on veut redresser, & circonstances à observer, p. 109. & 110. Ce qu'il faut faire pour remettre dans leur ordre naturel, les dents dont les parties latérales sont tournées d'un côté en dehors, & de l'autre en dedans, soit qu'elles soient droites, soit qu'elles soient panchées. Situation du sujet & du Dentiste, p. 110. & suiv. Précautions qu'il faut garder dans toutes ces opérations, & imprudence à cet égard d'un Dentiste alors Garçon de l'Auteur, p. 112. & 113. Défaut des pincettes garnies de buis, dont se servent les Dentistes, pour redresser les dents, p. 113. 114. Ce qu'il faut faire après avoir redressé les dents, & qu'elles seront soutenuës par des fils. Lotion pour les raffermir, p. 114. Ce qu'il est à propos de faire, quand par quelque coup violent, ou un grand effort, les dents sont panchées, ou sorties de leurs alvéoles, & si l'alvéole & la gencive ont été déchirés, t. II. pag. 114. & suiv.

Dentier supérieur complet. Qu'on peut mettre une piéce entiére de dents artificielles à l'une & à l'autre machoire, quoiqu'il n'y ait ni dent, ni racine. Ce qu'il faut faire pour y réuffir, *p.* 259. 260. Une piéce de dents artificielles eft plus nécef-faire à la machoire inférieure qu'à la fupérieure. Pourquoi. Comment on doit l'ajufter, *p.* 260. & 261. Elle tient bien à la machoire inférieure, & ne peut tenir à la fupérieure, à moins qu'il n'y en ait une femblable à l'inférieure, ou du moins quelques dents naturelles, *p.* 261. Machine qui s'ajufte à la machoire fupérieure, & fert comme les dents naturelles. Ce qu'il faut obferver pour la faire, *p.* 261. 262. Lames d'or ou d'argent qui s'a-juftent à la machoire inférieure, pour foutenir la piéce fupérieure, *p.* 262. 263. Avances qui doivent être jointes à chaque extrémité du cercle extérieur. Leur figure & leurs proportions, *p.* 264. 265. Defcription de la piéce de dents artificielles qui doit être à la machoire fupérieure, *p.* 265. 266. Maniére d'affembler la piéce fupérieure & l'inférieure, *p.* 266. 267. Ce qu'il faut faire avant que de l'introduire dans la bouche, de l'y placer & de l'en ôter, *p.* 268. & *fuiv.* Avantages qu'a le Dentier inventé par l'Auteur fur

les reſſorts de ba-
leine dont on ſe
ſervoit, p. 270. &
271. Maniére de
conſerver l'élaſti-
cité des reſſorts de
ce Dentier, page.
271. Comment
doivent être ſes
demi-cercles & ſes
lames, quand il ne
reſte que cinq ou
ſix dents à la ma-
choire inférieure,
p. 271. & 272.
Maniére de l'atta-
cher, quand il ſe
rencontre quelques
dents iſolées ſur les
côtés de la ma-
choire inférieure,
t. II. p. 272.

Digeſtif & au-
tres remédes pro-
pres à panſer une
plaie, t. I. p. 478.
& 479.

Double Dentier.
Néceſſité de s'en
ſervir quand les

deux machoires
ſont dégarnies de
dents, page 276.
Comment les deux
piéces qui le com-
poſent, s'aſſem-
blent, p. 276. &
ſuiv. Comment
doivent être les
reſſorts. Maniére
de les attacher, p.
278. & ſuiv. Com-
ment on introduit
cette double piéce
dans la bouche, t.
II. p. 280.

Douleurs des
dents, quoiqu'elles
ne ſoient point ca-
riées, d'où elles
proviennent. Ce
qu'il y faut faire,
p. 130. 131. Di-
vers ſentimens ſur
leur ſenſibilité, ou
inſenſibilité. Quel
eſt le plus plauſi-
ble, p. 135. 136.
Douleurs des dents
de pluſieurs ſortes,

p. 136. & f. Plu-
fieurs remédes qui
les appaifent, p.
165. jufqu'à 169.
Douleur qui ac-
compagne la fortie
des dents, eft une
maladie des gen-
cives, t. I. p. 220.
Drap dangereux
pour les dents, t.
I. p. 73. 74.

E.

EAU defficative,
aftringente &
rafraîchiffante de
l'Auteur, laquelle
raffermit les gen-
cives, calme les
inflammations qui
y font caufées par
des affections fcor-
butiques, & forti-
fie les dents. Son
ufage, p. 91. 92.
Eau fpiritueufe,
defficative, balfa-
mique & anti-fcor-

butique de l'Au-
teur contre une
grande partie des
maladies de la bou-
che, fes qualités &
fon ufage, p. 92.
jufqu'à 99. Eau tié-
de bonne pour net-
téïer les dents.
Qu'on fera bien
d'y mêler une qua-
triéme partie d'eau
de vie, t. I. p. 74.

Efforts faits avec
les dents, leur font
très-nuifibles, t. I.
p. 67.

Elévatoire, ou
levier. Sa defcrip-
tion, p. 145. & f.
Ses défauts, t. II.
p. 148. 149.

Email des dents.
Son épaiffeur, fa
dureté & fa blan-
cheur, le tems de
fa formation & de
fa décadence. Re-
marques de M. de
la Hire fur les filets

K k iij

390 TABLE

dont il eſt compo-
ſé. Autres remar-
ques .Quoique l'é-
mail ſoit uſé , la
dent ne périt pas
pour cela. Ses fi-
bres uſées ne ſe ré-
parent point : Ac-
cidens qui en ſur-
viennent , *p. 23.*
juſqu'à 26. L'é-
mail des dents eſt
le premier formé,
t. I. p. 28.

Email des dents,
Taches de cou-
leurs différentes
qui s'y rencon-
trent. En quel cas
on ne doit pas s'o-
piniâtrer à les dé-
truire,*p. 33.* Com-
ment quelques
Dentiſtes font é-
clater l'émail en
voulant retrancher
de la longueur d'u-
ne dent avec des
pincettes inciſives.
Précaution néceſ-

ſaire pour éviter un
pareil accident , *t.
II. p. 33. 34.*

Emailler les dents.
Difficulté de trou-
ver des matiéres
émaillées dans tou-
te leur étenduë,
pour faire des den-
tiers , *p. 283.* E-
mail artificiel. Il
peut imiter celui
des dents & la cou-
leur des gencives,
p. 284. Ce qu'il
faut faire pour é-
mailler une piéce
de dents artificiel-
les , *p. 284. 285.*
Ce que l'Email-
leur doit pratiquer
pour imiter des
dents humaines ,
p. 266. Comment
on répare avec l'é-
mail les gencives
conſumées ou af-
faiſſées , *p. 286.
287.* Ce qu'il faut
obſerver pour é-

mailler la lame qui sert au dentier artificiel, & pour l'affujettir, *p.* 287. Ce qu'on doit faire quand on veut que la lame émaillée ne couvre pas toute la longueur de la face extérieure de la piéce, *p.* 287. Forme que les dents émaillées doivent avoir, *p.* 287. Maniére d'appliquer fur les gencives & d'y affujettir les piéces émaillées, *p.* 288. Comment on répare les défauts du dentier artificiel dépourvu de fon émail naturel, *p.* 288. Avantages de l'émail employé aux dents artificielles, *t. II. p.* 288.

Embarras des refforts de baleine, des charniéres & des refforts à boudin, qu'on employoit avant les machines trouvées par l'Auteur, *tom. II. p.* 281. 282.

Emplâtre pour les maux de dents, *t. I. p.* 165.

Enfans. Quand on leur coupe des excroiffances de gencives, l'évacuation du fang les guérit, *p.* 24. 25. Quand ils ont des dents trop grandes, il faut fouvent les leur limer, *t. II. p.* 27.

Eponge fine, propre aux dents, *t. I. p.* 74.

Epoulis, ou excroiffance charnuë qui furvient aux gencives, fes deux efpéces, leurs caufes, leur attache &

K k iiij

leur figure, p. 227. jusqu'à 230. Comment les emporter, p. 230. & suiv. Cure de cette maladie après l'opération, t. I. p. 232. jusqu'à 236.

Equarissoir. Sa description, son usage. Observations à faire sur cet instrument, t. II. p. 225. 226.

Erosion des dents, tant de lait que des secondes. Sentiment d'un nouvel Auteur sur cette maladie; celui de M. Petit bien plus judicieux, p. 58. 59. Erosion de la partie émaillée des dents. Ce que c'est. Comment il faut y remédier, t. I. p. 127.

Excroissances des gencives. Leurs différentes espèces, leurs causes, comment il faut y remédier & y opérer, t. I. p. 220. jusqu'à 227.

F.

Femmes grosses. Qu'on peut opérer sur leur bouche sans risque, p. 60. Elles sont sujettes aux douleurs des dents. Pourquoi, p. 101. 102. Précautions qu'il faut prendre pour leur ôter des dents cariées, t. I. pages 202. & suiv.

Fistules qui arrivent aux gencives. D'où vient leur nom, p. 260. Leurs causes, leur définition, p. 261. Ce qu'il faut faire pour leur guérison, t. I.

p.261.jufqu'à 264.

Fluxion fur les dents. Quelle en eft la caufe,*p.* 137. *&* 138. Avis fur ce mal , & ce qu'on doit y faire , *t. I. p.* 200. *& fuiv.*

Fluxions qui furviennent aux gencives & aux joüës, après qu'on a ôté une dent. Comment il faut y remédier, *t. II. p.* 199. *& 200.*

Fomentation pour arrêter le gonflement des gencives & les fortifier, *t. I. p.* 225.

Foret à ébizeler. Ses proportions, *p.* 54. 55. Maniére de s'en fervir, auffi-bien que des rugines recourbées, ou des petites alênes , *t. II. p.* 56. jufqu'à 60.

Foret pour fabriquer des dents artificielles. Sa defcription , *t. II. p.* 236. *& fuiv.*

Fouloirs introducteurs au nombre de deux, & le fouloir en équerre. Leur ufage, *t. II. p.* 66. *& fuiv.*

Fractures des dents. En combien de fens elles fe fracturent, & à quelle occafion , *p.* 122. 123. Que leurs parties fracturées ne fe réuniffent jamais. Pour quelle raifon , *p.* 123. Opérations qu'on peut néanmoins y faire, *t. I. p.* 124.

Froid & chaud confécutifs, nuifibles aux dents. Pour quelles raifons, *t. I. p.* 69. 70. *& 103.*

G.

GARGARISME de feu M. Helvetius pour les maux de bouche dans le scorbut, *t. I. p.* 273. 274.

Gencives. Ce qui les compose & leur usage, *p.* 4. Leur ressort & celui des alvéoles produisent trois différens effets. Quels ils sont, *p.* 16. Leur état dans le fœtus & dans la suite, *p.* 26. 27. Les maladies des gencives, & remédes, *p.* 133. *& p.* 220. *jusqu'à* 285. Leur substance, leur situation, leurs adhérences ; qu'elles sont unies entr'elles dans les enfans ; leur usage, & quel ornement elles procurent, *t. I. p.* 216. *& suiv.*

Gencives. Ce qu'il faut faire, lorsque le tartre en a détaché une partie, & les a renduës gonflées & molles, *t. II. p.* 24. *& 25.*

Germes des dents. Observations à ce sujet, *p.* 88. *& 89.* Exemples singuliers, *p.* 13. *& s.* Nature du germe, & la maniére dont il produit la dent. Sentimens opposés à cet égard, *t. I. p.* 27. *& suiv.*

Gratoirs, ou espéces de rugines, pour fabriquer des dents artificielles. De combien de sortes, & leur description, *t. II. p.* 138. *& suiv.*

H.

HÉMORRA-
GIE. Opé-
rations & remèdes
pour l'arrêter, *p.*
305. *& f. p.* 315.
& fuiv. p. 322. *&
fuiv.* Imprudence
d'un Garçon qu'a-
voit l'Auteur, la-
quelle caufa une
grande & longue
hémorragie, *pages*
325. 326. Remè-
des qu'on luiaüroit
enfeigné, s'il avoit
pris confeil, *pages*
326. 327. Autre
hémorragie, & o-
pération, *t. I. p.*
447.

Hémorragie qui
peut furvenir en
ôtant une dent, ou
une racine. Manié-
re de l'arrêter, *p.*
194. 195. Eau
ftyptique. Manié-
re de. s'en fervir,
p. 195. *& fuiv.* Au-
tre eau ftyptique
de M. Lémery, *p.*
197. 198. Hémor-
ragie caufée par
l'extraction d'une
dent dont le volu-
me étoit énormeou
dont l'écartement
des racines étoit
fort grand &c. pref-
que infurmontable
& mortelle. Pour-
quoi. Ce qu'il faut
faire dans un tel
cas, *t. II. p.* 198.
& 199.

Huiles de Giro-
fle, ou de Canelle,
ce qu'en penfe
l'Auteur, *t. I. p.*
175. *&* 176.

I.

JAUNISSE très-
contraire aux
dents, *t. I. p.* 102.
Incifives. Leur

nombre, leur description & leur usage, *p.* 5. *& 6.* Leur racine, *p.* 9. *& 10.* Quand les premiéres paroissent, *p.* 31. 32. Quand ces premiéres tombent, *p.* 33. Elles percent plûtôt que les canines. Pourquoi, *p.* 50. Avec quels instrumens elles se tirent *t. I. p.* 204.

Injection spiritueuse, dessicative & vulnéraire pour bassiner une plaie, *t. I. p.* 447.

Injures du tems causent des rûmes & des caterres qui offensent les dents, les alvéoles, les gencives, &c. *t. I. p.* 103.

Instrumens de fer ou d'acier. Démonstration de l'erreur de ceux qui les croient préjudiciables aux dents, *p.* 1. 2. 3. Le nombre & les noms de ceux qui sont nécessaires pour nettéïer les dents, *p.* 5. *& 6.* Comment ils doivent être faits. Nécessité d'en avoir plusieurs de la même espéce, soin de les bien laver & affiler, *p.* 12. *& suiv.* Instrumens qui servent à ôter les matiéres des dents cariées. De combien d'espéces. Leur description, *p.* 54. *& suiv.* Instrumens qui servent à plomber les dents. De combien d'espéces. Leur description, *p.* 66. *& suiv.* Instrumens pour caustérifer les dents.

De combien de sortes. Leur description, p. 80. 81. Inftrumens pour redreffer les dents, p. 93. Inftrumens pour ôter les dents. De combien d'efpéces, & maniére de s'en fervir, p. 130. jufqu'à 149. Inftrumens qui fervent à fabriquer les dents artificielles. Leurs noms & leur defcription, t. II. p. 235. jufqu'à 240.

L.

LAITAGE & fromage nuifiblesaux dentspar leur trop grand ufage, t. I. p. 65.

Légumes, tels que les choux, les poreaux, les ciboureaux, les cibou-les, les navets, les pois verds, préjudiciables aux dents, t. I. p. 65.

Lime. Son ufage eft quelquefois dangereux, t. I. p. 132.

Lime recourbée propre à féparer les dents du fond de la bouche. Sa defcription & conditions qu'elle doit avoir, t. II. p. 31.

Limes pour limer les dents. Leurs différentes efpéces, & la defcription de huit fortes de limes, p. 38. & fuiv. Ce qu'il faut faire pour qu'elles ne foient pas trop froides contre les dents, & en détacher la limaille, p. 41. Maniére de s'en fervir en divers cas, t. II. p.

41. jufqu'à 48.

Limes pour fabriquer des dents artificielles. De combien de fortes, *t. II. p.* 235.

Limer les dents. Pour quelle caufe cette opération fe doit faire, *p.* 26. Elle eft dangéreufe fur les jeunes perfonnes, moins périlleufe fur les perfonnes avancées en âge. Quelles précautions elle demande, *p.* 26. *& fuiv. & p.* 94. Qu'il eft très-néceffaire de limer les dents qui fe carient par leurs parties latérales, *p.* 29. Qu'il faut être très-réfervé à féparer les dents incifives inférieures. Pour quelle raifon, *p.* 29. Erreur des Dentiftes qui en féparant les dents, ne croyent pas pouvoir ôter la carie autrement qu'avec la lime, & qui l'emploient en toute occafion, *p.* 30. Autre erreur de ceux qui pour ménager les dents, n'y font qu'une petite féparation, y laiffant la plus grande partie de la carie, *p.* 30. Comment on évite ces deux extrêmités, *p.* 30. 31. Quand on fépare des dents à caufe d'une carie, il ne faut fe fervir que d'une lime taillée d'un feul côté, quand on n'a pas la main fûre, *p.* 31. Ce qu'il faut faire quand les dents font fujettes à fe rapprocher aprés avoir été séparées, &c. *pages* 31, 32. Lorsque les dents molaires sont gâtées jusqu'auprès de leur cavité, *p.* 32. Et à l'égard des canines & des incisives, *p.* 32. Qu'il faut se servir de la lime quand les dents sont tournées de côté, couchées, croisées, hérissées, sillonnées, trouées & tachées, *p.* 32. 33. Quelles dents peuvent être diminuées avec la lime. Comment on doit s'y prendre, *p.* 34. *jusqu'à* 37. Sentiment de M. Dionis sur l'inutilité de diminuer les dents trop longues, auquel il ne faut pas s'attacher, *p.* 36. Ulcéres que peuvent causer les dents qui blessent la langue, les lévres, ou les joues, quand elles ne sont pas limées. Exemple à ce sujet, *p.* 37. & 38. Nécessité de diminuer les dents chancelantes & plus longues que les autres, *p.* 46. Maniére d'en vaincre la difficulté, *p.* 46. & 47. Mauvaise façon de limer les dents que quelques-uns pratiquent, & la figure qu'on doit leur donner, *p.* 47. & 48. Qu'on peut racourcir les dents avec les pincettes incisives ou tranchantes, quand il est difficile de les limer, *t. II. p.* 48. 49.

Limphe viciée.

Elle caufe des maladies aux dents, *t. I. p.* 99. 100.

Linge. Il eft pernicieux pour les dents, & détruit les gencives, *t. I. p.* 73. 74.

Liqueur pour nettéïer & blanchir les dents. Maniére de s'en fervir. Précaution à cet égard, *p.* 80. 81. Autre liqueur pour le même ufage, *t. I. p.* 81.

Lotion très-convenable pour raffermir les gencives & corriger la mauvaife haleine, ou puanteur de la bouche. Son ufage & précautions néceffaires avant que de s'en fervir, *p.* 88. *& fuiv.* Autre lotion pour le même fujet, *p.* 90. 91. Lotion bonne pour les érofions & les ulcéres des gencives, quand ils ne font pas fuivis de fâcheux fimptômes, *p.* 258. 259. Lotions pour baffiner les gencives gonflées & fcorbutiques, & remédes dont on doit fe fervir enfuite, *p.* 270. 271. Lotions pour nettéïer la bouche, quand il s'y eft formé quelques ulcéres, ou abcès, *p.* 425. Quand il y eft furvenu des ulcérations & des excroiffances calleufes, *p.* 463. Lotions & cataplâmes pour faire percer un abcès, & calmer une inflammation, *p.* 427. 428. *p.* 453. *p.* 456. 457. Lotion propre

pre à être serin-
guée dans une
plaie, *p.* 435. Au-
tre pour baffiner
une fiftule, *t. I. p.*
458.

Lotion pour raf-
fermir les dents,
après qu'elles ont
été redreffées, *t.*
II. *p.* 114.

Luxations, ou dé-
placemens des
dents, leurs diffé-
rences, *p.* 124. *&*
fuiv. Moyens d'y
remédier, *t. I. p.*
126. 127.

M.

MACHINE
nouvelle-
ment inventée, qui
embraffe les dents
de la machoire in-
férieure, & fou-
tient un dentier ar-
tificiel à la fupé-
rieure, *page* 339.
Maniére d'y réuf-
fir, fa defcription

& la façon de l'ar-
rêter, *p.* 340. *&*
fuiv. Autre machi-
ne qui contient un
dentier fupérieur
entiérement artifi-
ciel affemblé avec
un dentier artifi-
ciel en partie, *p.*
345. Sa defcrip-
tion, & comment
on doit l'arrêter,
p. 346. *& fuiv.*
Qu'on peut faire
& placer à la ma-
choire fupérieure
tout un dentier,
qui foit beaucoup
plus fimple que les
précédens, & qui
puiffe y tenir par
le feul appui des
joués & des dents
inférieures. Quel-
les font les condi-
tions qu'il deman-
de, *t. II. pag.* 352.
357.

Machoire. Pour-
quoi l'inférieure

fort épaiffe au-deffus de fa bafe à 30. & 40. ans, s'étrécit en cet endroit aux vieillards, *t. I. p.* 16. & 17.

Maladies des enfans à la fortie des dents de lait. Prurit, ou démangeaifon des gencives fuivi d'un ptialifme. La caufe, *p.* 45. 46. Gonflement de la genci ve, aphtes, ou petits ulcéres au dedans, ou autour de la bouche, gonflement des amigdales & des parotides, *p.* 46. Forte douleur à la divifion de la gencive, accompagnée de fluxions, de toux, de eaterres, de fiévre, de diarrée, de naufée, d'infomnie, de convulfions, de

frayeurs. Caufes de la plûpart de ces maux, *p.* 46. *jufqu'à* 49. Remédes pour ces maladies, *p.* 51. *jufqu'à* 55. Opinion d'un nouvel Auteur fur la maniére de prévenir ces maux, *p.* 55. Réfutation, *t. I. p.* 56. 57.

Maladies des dents. Qu'on peut les réduire à trois claffes, *pag.* 105. Première claffe qui renferme les maladies des dents produites par des caufes extérieures; dans laquelle claffe on a rangé les fractures, les déboëtemens, les luxations des dents, &c. *p.* 106. *jufqu'à* 112. Seconde claffe qui contient les maladies des dents qui furviennent à leurs parties contenuës dans leurs alvéoles , ou entourées des gencives , lesquelles maladies ne font connuës que par ceux qui ont beaucoup d'expérience , *p.* 112. & f. Troifiéme claffe où l'on a mis les maladies occafionnées par les dents, & que l'on peut nommer accidentelles ou fymptomatiques , *p.* 114. *jufqu'à* 117. Les premiéres maladies des dents fe manifeftent avant que les dents paroiffent , *p.* 118. Différentes efpéces de caries , *t. I.* *p.*118.*jufqu'à*121.

Maladies des gencives. Remédes & maniére d'o-

pérer , *t. I. p.* 220. *jufqu'à* 278.

Maftic pour arrêter un tenon dans la cavité d'une dent. Sa compofition , *t. II. p.* 229. *&* 230.

Maftication imparfaite caufe des défordres dans la fanté , *t. I. p.* 64. *&* 65.

Mercure , ou argent vif. Le plus grand ennemi des dents. Pourquoi , & fes effets à cet égard , *t. I. p.* 104. *&* 105.

Molaires. Leur fituation, leur nombre , leur divifion en petites & groffes , leurs différences , leur ufage , *p.* 6. *&* 7. Que les groffes peuvent fe renouveller quelquefois, *p.* 9. Nombre & figures des racines des petites & des groſſes, p. 10. & 11. Les groſſes molaires réſiſtent facilement aux compreſſions. Pourquoi, *page* 38. D'où vient qu'elles ſont plus difficiles à être expulſées de leur alvéole, quand elles n'ont point de dents à leur rencontre, p. 18. A quel âge les petites & groſſes molaires ſe font voir, p. 32. Les quatre groſſes molaires nommées dents de ſageſſe, ne viennent quelquefois qu'à un âge très-avancé. Accidens qui en arrivent, p. 33. Quand les premiéres petites molaires viennent à tomber, p.

33. Les molaires plus tardives que les autres dents, p. 50. Plus ſujettes à être cariées, pag. 149. Avec quels inſtrumens elles ſe tirent, t. I. p. 204.

N.

NÉGLIGENCE de faire nettéïer ſes dents leur eſt pernicieuſe, & cauſe le tartre & la puanteur de la bouche, t. I. p. 104. & p. 180. 181.

Nerfs des dents. Leur origine, leur route, &c. t. I. p. 21. & ſuiv.

Nourrices. Qu'on ne riſque rien à opérer ſur leurs dents, p. 60. Leur lait d'une grande importance pour la ſortie des dents, p. 100. 101. Meſures qu'il faut prendre, quand elles ont des dents cariées qu'il faut leur ôter, *t. I. p. 202. & suiv.*

O.

OBTURATEURS. Description, & défauts de l'obturateur auquel on a donné jusqu'à présent la préférence. Défauts des autres à peu près semblables, *p. 292. & 293.* Description du premier obturateur inventé par l'Auteur, *p. 293. jusqu'à 300.* Ce qu'il faut faire pour le placer & le déplacer, *p. 300. & suiv.* Description du deuxième, moins composé que le précédent, *p. 302. & suiv.* En

quel cas on peut s'en servir à l'exclusion du premier, *p. 304.* Maniére de l'introduire, de le placer & de le déplacer, *p. 304. & 305.* Description du troisiéme obturateur sans tige, en partie osseux, en partie métallique, *p. 309. jusqu'à 315.* Maniére de le mettre en place, *p. 315. & 316.* Exemple d'une personne, dont le palais avoit été rongé par le scorbut, aux mauvais effets duquel le troisiéme obturateur a remédié, *p. 317. & 318.* Quatriéme obturateur plus simple, & qui a donné lieu à inventer les autres, *p. 318. & s.* Description du cinquiéme obturateur, *p.* 324. *juſqu'à* 329. Maniére d'en aſſembler les piéces & de l'introduire, *t. II. p.* 329. *juſqu'à* 333.

Opérations ſur les dents. Leur énumération. Quelle adreſſe, prudence & ſcience elles exigent, *p.* 183 & 184. Obſtacles des joues, de la langue & des lévres qu'il faut prévenir. Maniére dont il faut que le Dentiſte & le malade ſoien ſitués, *t. I. p.* 188. *juſqu'à* 193. Qu'on ne doit point trop ouvrir la bouche, ou éloigner la machoire inférieure de la ſupérieure à la perſonne dont on veut tirer quelque dent, *t. II. p.* 174.

Opiats. Quels ſont ceux qui nuiſent aux dents, *p.* 71. 72. Opiat pour les dents. Ses excellentes qualités & ſon uſage. *p.* 75. 76. Deux autres opiats fort bons, *t. I. p.* 77.

Os de Bœuf. Leur préparation pour les dents artificielles, *t. II. p.* 233 & 234.

Oſeille. Que ſon ſuc ne doit pas être employé ſeul ſur les dents, *t. I. p.* 72.

Oter les dents. Obſervations ſur ce ſujet, leſquelles ſont d'ailleurs répanduës en différens articles de cette table, *t. I. p.* 194 *juſqu'à* 204.

Oter les dents.

Maniére d'ôter avec le pouſſoir les racines des dents molaires des deux côtés de la machoire inférieure, pag. 136. & 137. Les dents inciſives & canines, p. 137. 138. Maniére d'ôter avec le crochet recourbé les racines qui ne tiennent pas beaucoup & ont de la priſe du côté de la langue, p. 138. Comment on ôte les racines ou chicots des dents, p. 138. 139 Maniére d'ôter les racines des dents, ou les dents au moyen d'une maſſe de plomb, quand on ne le peut avec le ſeul pouſſoir, pag. 139. 140. Ce qu'il faut faire pour ôter les dents qui ſont ſur la ſurface intérieure ou extérieure des autres dents, p. 140. & ſ. Accident qui peut arriver en éloignant trop la machoire inférieure de la ſupérieure. Exemple, p. 174. Racines & dents qui tiennent beaucoup & ont de la priſe du côté de leur ſurface intérieure, ſont tirées avec le pélican. Maniére de le faire, p. 174. & 175. Derniéres molaires de la machoire inférieure, & celles qui ont pluſieurs racines, difficiles à ôter, p. 175. & 176. Ce qu'il faut faire pour remédier à la fracture de l'alvéole, quand ſes parois oſſeux ſont écartés,

ou déplacés, *pages*
176. 177. Remar-
ques sur les dents,
dont les racines
font barrées, fur
celles dont les raci-
nes font crochuës,
& fur celles qui
font adhérentes
aux alvéoles, *pag.*
177. *& fuiv.* Ma-
niére d'ôter avec le
pélican les dents
molaires & cani-
nes, ou leurs raci-
nes du côté droit
de la machoire in-
férieure, les inci-
fives de la même
machoire, les ca-
nines, ou les mo-
laires & leurs raci-
nes du côté droit
ou gauche de la
machoire fupérieu-
re, & les incifives
de la même ma-
choire, *p.* 179. *&
fuiv.* Ce qu'il faut
faire, lorfqu'une

dent fe caffe fous
l'inftrument, *pag.*
182. Impoftures
des Opérateurs
des carrefours fur
la facilité de tirer
les dents, & fur les
dents œilléres, mi-
fes à découvert, *p.*
182. *& fuiv.* Ce
qu'il faut faire
pour éviter la frac-
ture de l'alvéole,
quand les dents
ont leurs racines
longues & adhé-
rentes. Quand on
a ébranlé quelque
dent à la machoire
inférieure avec le
pélican, *t. II. p.*
185. *& 186.*

P.

PAROULIS, ou
abcès, qui fe
forme aux genci-
ves, comment il
commence à paroî-
tre.

tre. Ses caufes, *p.* 238. *jufqu'à* 240. Précautions pour y remédier, opération, *p.* 240. *jufqu'à* 246. Carie des dents, caufe ordinaire & très-fâcheufe de ces fortes d'abcès, *p.* 247. Comment on les prévient, *p.* 247. Deux exemples fur ce fujet, *p.* 248. & 249. Autres exemples, *pag.* 252. & 253. Incifions & dilatations qu'il faut faire, &c. *p.* 249. & *fuiv.* Remédes, *t. I. p.* 253. & *fuiv.*

Paffions violentes capables d'altérer la digeftion, &c. font des caufes intérieures qui produifent les maladies des dents, *I. p.* 101.

Pâte pour diffiper les fluxions & appaifer les douleurs de dents, *t. I. p.* 165. & 166.

Pélicans. Deux fortes de pélicans, fimple & double. Leurs ufages, *p.* 152. & *fuiv.* Defcription d'un nouveau pélican fimple, *p.* 155. *jufqu'à* 161. Ce qu'il faut obferver lorfqu'on monte une feconde branche à crochet fur le corps de ce pélican, *p.* 161. *jufqu'à* 164. Conditions requifes aux branches des pélicans, *p.* 163. *jufqu'à* 166. Différences entre ce nouveau pélican & les ordinaires. Avantages qui en réfultent, *p.* 166. *jufqu'à* 170. Il faut

en avoir deux fem-
blables. Comment
doivent être tour-
nées leurs bran-
ches, *p.* 170. 171.
Comment on peut
faire un pélican
double. Son ufage.
p. 171. 172. Pré-
férence donnée
aux deux pélicans
féparés. Pourquoi,
p. 172. & 173. Le
pélican très-propre
à ôter les dents.
Dangéreux fi on
ne le fçait manier,
p. 173 & 174. Ma-
niére d'affermir fa
branche contre fon
corps, *t. II. p.* 175.

Perte des dents.
Ses défavantages,
t. I, p. 133. & 134.

Piéces artificiel-
les. La néceffité de
réparer ce qui nous
manque, rend l'u-
fage de ces piéces
facile, *p.* 280. &

281. Mauvais ef-
fets des reffort de
baleine, des char-
niéres, des reffort
à boudin, en façon
de tirebourre, ou
en ligne afpirale,
p. 281. & 282. A-
vantages des ref-
forts inventés par
l'Auteur, *t. II. p.*
282.

Pierre infernale.
Maniére de s'en
fervir pour la gué-
rifon de l'époulis,
p. 232. & 233. Ce
qu'il faudroit faire,
fi par malheur un
malade l'avoit ava-
lée dans le tems de
l'opération. Re-
médes convena-
bles en ce cas, *t. I.*
p. 233. & 134.

Pincettes incifi-
ves de deux efpé-
ces. Que quelques
Dentiftes s'en fer-
vent pour racour-

cir les dents. Quel danger il y a. Ce qu'ils doivent faire, *p. 33. & 34.* Leurs différens ufages, *p. 48. & 49.* Autre efpéce de pincettes incifives en forme de davier. Leur ufage, *p. 49.* Qu'un Dentifte de Paris s'en fert fort mal, *p. 49. & 50.* Pincettes & daviers. Leurs différences, leur defcription & leur ufage, *t. II. p. 142. jufqu'à 145.*

Plomber les dents. Qu'il faut plomber les cavités les plus cariées comme celles qui le font le moins. Pourquoi, *p. 66.* Quels inftrumens & quelles matiéres on emploie pour cela, *p. 66. jufqu'à 69.*

Tromperie de quelques gens qui difent y employer de l'or, *p. 69. & 70.* Maniére de préparer l'étain, ou le plomb pour les dents. De quelle épaiffeur on doit l'employer, *p. 70.* L'étain fin préférable au plomb. Maniére de l'introduire, *p. 70 & 71.* Quel plomb il faut employer fuivant les différentes circonftances, *p. 71.* Situation du Dentifte, & la façon de plomber l'extrêmité & les parties extérieures & intérieures des canines & des incifives de la machoire inférieure, *p. 71. & f.* Les extrêmités des couronnes des molaires de l'un & l'autre côté de la

M m ij.

machoire inférieu-
re & les parties ex-
térieures du côté
droit de cette mê-
me machoire , *p.*
73. Les parties ex-
térieures du côté
gauche de cette
màchoire , *p.* 73.
L'extrêmité infé-
rieure des dents
incisives & canines
de la machoire su-
périeure , *p.* 74. &
75. Les surfaces ou
les extrêmités des
couronnes des mo-
laires de cette mê-
me machoire, *pag.*
75. Les dents du
côté droit de cette
machoire , *p.* 75.
& 76. Les extrê-
mités des couron-
nes des dents, leurs
surfaces intérieures
& extérieures du
côté gauche de la
machoire supérieu-
re , *p.* 76. Quand

on doit ôter le
plomb, & manié-
re de l'ôter, *p.* 77.
Avis sur ce qu'on
doit faire, lorsqu'en
ôtant la carie d'u-
ne dent, afin de la
plomber, si elle est
creuse , on a dé-
couvert le nerf, *t,*
II. p. 78.

Poudre pour net-
téïer & blanchir
les dents. Son usa-
ge & maniére de
la réduire en opiat,
p. 78. & 79. Au-
tre poudre , *t. I. p,*
79.

Poussoir. Son u-
sage, sa descrip-
tion , la maniére
de s'en servir, *pag.*
132. & *suiv.* Cro-
chet simple ressem-
blant au poussoir.
Sa description, son
usage , *t, II. p.* 134.
& 135.

Puanteur de la

bouche. Ses diver-
ses causes, *t. I. p.*
133. & 134.

R.

RACINES des
dents. Re-
marques sur celles
des dents de lait,
*p. 8. & 33. jusqu'à
37. & p. 57. & 58.*
où l'on réfute un
nouvel Auteur.
Remarques sur la
grosseur, le nom-
bre & la figure des
racines des dents
incisives, canines,
petites & grosses
molaires, *p. 9. jus-
qu'à 15.* Racines
des incisives, cani-
nes & petites mo-
laires applaties par
leurs côtés, ce qui
les fortifie dans
leurs alvéoles, *p.
15. & 16.* Périoste
qui recouvre les ra-

cines des dents.
Qu'elles ont cha-
cune une cavité,
& diverses circon-
stances sur ce sujet,
t. I. p. 20. & 21.
Racines d'Al-
thæa, ou Guimau-
ve pour nettéier
les dents. Différen-
tes manières im-
parfaites dont quel
ques-uns les prépa-
parent. La meil-
leure préparation
qu'on ait inventée,
p. 81. jusqu'à 84.
Racines de mauve
& de luzerne. Leur
préparation, *t. I.
p. 84. jusqu'à 88.*
Raffermir les
dents. Causes qui
les rendent chan-
celantes, *p. 118.*
Manière de les raf-
fermir avec le fil
d'or. Quelle gros-
seur doit avoir ce
fil suivant les cas.

Comment on peut le rendre très-souple. Quelle qualité doit avoir cet or, *p.* 118. *&* 119. Situation du sujet & du Dentiste, *pag.* 119. *jusqu'à* 122. Manière de raffermir celles qui sont chancelantes jusqu'au point de tomber d'elles-mêmes, ou d'être ôtées aisément, quand leurs alvéoles n'ont point perdu de leur profondeur. *p.* 122. *& suiv.* Quand elles en ont perdu, *p.* 124. *&* 125. Ce qu'il faut faire, lorsque les intervales des dents chancelantes sont plus larges qu'ils ne doivent l'être naturellement, *p.* 125. *& suiv.* Que l'affermissement des

dents de la machoire supérieure se fait comme on vient de l'enseigner pour celles de la machoire inférieure, *pag.* 127. Sentiment de M. Dionis sur l'impossibilité de raffermir les dents, auquel on ne doit point adhérer, *t. II. p.* 127. *&* 128.

Rapes pour fabriquer des dents artificielles : elles font de deux fortes, *t. II. p.* 235.

Régime de vivre pour la conservation des dents, *p.* 64. *jusqu'à* 70. Le régime de vie que l'on observe, le trop dormir, le trop veiller, la vie trop sédentaire ou trop turbulente, contribuent au bon ou mauvais état

dents, *t. I. p.* 100.
Remarques fur
un petit Livre nou-
veau de l'Auteur,
duquel il eſt parlé
dans le premier &
le ſecond Chapitre
du premier Tome.
On y fait voir qu'il
s'eſt trompé dans
les obſervations
qu'il fait ſur les
dents qui viennent
hors de rang, ou
qui ſe contournent
par l'oppoſition des
dents de lait, &c.
p. 88. *& ſ.* Dans
ce qu'il dit que l'on
doit faire, quand
on remarque que
les machoires d'un
enfant n'ont pas
aſſez d'étenduë,
p. 90. *& 91.* Et
dans ce qu'il avan-
ce qu'en ôtant les
dents de lait, il
n'y a aucun incon-
vénient à craindre
pour celles qui doi-
vent leur ſuccéder,
t. II. p. 91. 92.
Autres remarques
fur quelques er-
reurs trouvées dans
un livre de Chirur-
gie & raiſons qu'on
a euës de les rele-
ver, *pag.* 354. *&*
355. Fauſſe com-
paraiſon qu'on y
fait du tartre avec
la rouille, *p.* 355.
& 356. Différen-
ces qui ſont entre
ces deux choſes,
pag. 356. *& 357.*
Mauvais inſtru-
mens qu'on y pro-
poſe pour détacher
le tartre. Pourquel-
les raiſons ils n'y
ſont pas propres,
p. 357. Erreur de
dire qu'en net-
téïant les dents,
les Dentiſtes en en-
lévent l'émail, *p.*
357. *& 358.* Qu'il

M m iiij

est plûtôt enlevé par les pernicieux remédes qu'indique l'Auteur pour nettéïer les dents , *pag.* 358. *&* 359. Mauvaises limes qu'il recommande. Quelles font les meilleures, *p.* 359. *&* 360. Erreurs fur la maniére de limer les dents & fur l'usage de la lime. Désavantages de cet instrument , quand il est manié par un ignorant, & les avantages qu'on en tire, lorsqu'il est employé par un habile homme, *p.* 360. *& f.* Opinion hazardée sur l'os spongieux que cet Auteur dit être aux dents, *p.* 362. Qu'il ne faut pas croire tout ce qu'il dit fur l'ac-croissement subit de la carie, & qu'il propose mal-à-propos la langue de serpent pour l'ôter, *p.* 363. Qu'il n'enseigne pas la bonne maniére de plomber les dents, *p.* 363. 364. Ses erreurs fur la préférence qu'il donne à l'huile d'étain & à l'esprit de nitre fur l'huile de girofle & de canelle, fur le déchaussoir , fur le pélican , fur le davier, & fur la maniére de se servir du poussoir , *t. II.* *p.* 364. *& fuiv.*

Remede pour fortifier les gencives. Autre reméde pour les petits chancres des gencives , & pour les plaies qui résultent de quelque opération, ou d'une déperdition de subſtance cauſée par la gangrenne, & précaution qu'il faut prendre. Autre reméde propre à baſſiner les parties des gencives gangrennées par le ſcorbut, chancreuſes, ou ulcérées par la même cauſe, &c. t. I. p. 270. & 271.

Remettre les dents dans leurs alvéoles. Elles peuvent reprendre. Ce qu'il faut faire alors, *p.* 187. 188. Sentimens de Meſſieurs Dionis & Verduc contre la poſſibilité de ce fait, combattus, *t. II. pages* 188. & 189.

Remontrances que l'Auteur prend la liberté de faire aux Puiſſances des Pays étrangers, & aux Chefs de nos provinces ſur la néceſſité d'envoyer à Paris de jeunes gens, pour être inſtruits dans l'art des Dentiſtes, *t. II. p.* 366. & 367.

Rugines recourbées. Leur deſcription, *pag.* 55. Leur uſage, *t. II.* p. 60.

Rugine en alêne. Comment on la fait. Sa deſcription & ſa proportion, *p.* 55. & 56. Son uſage, *t. II. p.* 60.

Ruginer les dents. Situation du ſujet & du Dentiſte, quand on veut opérer avec le foret à ébiſeler, ou les autres inſtrumens ſur les ſurfaces ou extrêmités ſupérieures & ſur les surfaces latérales des dents de la machoire inférieure, *p. 56. & suiv.* Sur les surfaces extérieures des dents du côté droit de la même machoire, *p. 58.* Sur les mêmes surfaces extérieures du côté gauche, *p. 58. &* 59. Sur les surfaces intérieures des dents du côté droit de la même machoire, *p. 59.* Sur les surfaces ou extrémités des dents de la machoire supérieure, *p. 59.* Sur les surfaces extérieures des dents du côté droit, *p.* 59. Sur les surfaces extérieures des dents du côté gauche, *p. 60.* Quand on veut opérer avec les rugines en

alêne, ou en bec de perroquet pointuës ou mouffes, situation du Dentifte, pour ôter la carie de l'extrêmité & des parties latérales des molaires du côté droit de la machoire inférieure, *p. 60. &* 61. Des surfaces extérieures des mêmes molaires du côté droit, *p. 61.* 62. Des extrêmités des couronnes, des parties latérales & des surfaces extérieures des dents canines & des incisives, *p.* 62. Des surfaces supérieures, des parties latérales & des surfaces intérieures des molaires du côté gauche, *p. 62.* De la surface extérieure

DES MATIERES. 419

des dents molaires de ce même côté, p. 62. & 63. De la surface intérieure des dents du côté droit de la même machoire, p. 63. Des surfaces, ou des extrêmités de toutes les dents de la machoire supérieure & des parties latérales des grosses molaires de la même machoire, p. 63. Des surfaces extérieures de toutes les dents de cette même machoire, des surfaces latérales des petites molaires, & des surfaces latérales des canines & des incisives du côté droit, p. 63. & 64. On peut sans sortir de la même situation, continuer d'opérer au côté gauche, s'il en est besoin, & à la surface intérieure des dents du côté droit de la même machoire, p. 64. Ce qu'il faut faire, lorsqu'ayant bien nettéïé la cavité d'une dent cariée, on veut la plomber, p. 64. Qu'on doit la ruginer ou la limer, ou la cautériser, quand la carie est trop superficielle & le trou trop large pour qu'elle retienne le coton ou le plomb, t. II. p. 64. & 65.

S.

SCORBUT. Accidens qu'il cause aux gencives, aux dents, aux alvéoles & aux os maxillaires, p. 264.

& suiv. Moyens d'y remédier, p. 266. jusqu'à 278. Scorbut d'une espéce particuliére & dont aucun Auteur n'a point encore parlé. Sa cause & ses effets. Que cette derniére maladie avoit été souvent guérie par la perte des dents, p. 275. & s. Qu'on peut éloigner cette perte. Moyens d'y réussir, t. I. p. 277. & 278.

Sel. Que son esprit est dangéreux pour les dents, si on l'emploie seul, t. I. p. 72.

Sel d'albâtre. Sa composition. Qu'il fait plus de mal que de bien, t. I. pag. 72.

Sensibilité des dents. Opinions partagées sur ce sujet. Deux espéces de sensibilité, t. I. p. 135. & 136.

Séparer les dents. Il est dangereux de séparer les dents incisives inférieures. Pourquoi, p. 29. Deux différentes erreurs de la plûpart des Dentistes, dont les uns croient qu'on ne peut ôter la carie qu'avec la lime, & altérent ainsi le tissu de la dent, & les autres ne séparent pas assez les dents, & y laissent une partie de la carie, p. 30. Comment il faut éviter ces deux extrêmités, p. 30. & 31. Précautions & attentions nécessaires pour séparer les dents, tom. II. pa-

ges 31. & 32.

Serrement des dents, ou contraction des machoires. Ses diverses causes, *p*, 206. & 207. Comment il faut agir pour ouvrir alors la bouche, avec quels instrumens, & avec quelles précautions, *t. I. p.* 207. *jusqu'à* 215.

Sobriété nécessaire pour la conservation des dents, *t. I. p.* 66. & 67.

Sonde, pour connoître si les dents sont cariées. Sa description, *t. II. p.* 13 & 14.

Speculum oris, construit à vis, & le *speculum oris* à simple jonction. Leur usage. Description du dernier, *t. I. p.* 208.

& 209.

Suc nourricier trop abondant ou vicié. Il produit des effets dangereux pour les dents, aussi-bien que le sang dans une disposition inflammatoire, *t. I. p.* 100.

Sucreries contraires aux dents. Pourquoi. Qu'il faut en régler l'usage, *t. I. p.* 65. & 66.

T.

Tabac en fumée préjudiciable aux dents. Son utilité pour les dents, *t. I. p.* 68. & 69.

Tabac en poudre. Il n'est nuisible que par l'excès. L'avantage qu'on en peut tirer. *t. I.*

422   T A B L E

page 69.

Tartre, ou tuf des dents. Ses caufes, *p.* 128. L'Auteur les juge être au nombre de trois. Explication de ces caufes. Ses dangéreux effets dont on donne quelques exemples, *p.* 132. & *p.* 177. & *fuiv.* Moyens de remédier à ce mal, *p.* 181. Figure d'un corps pierreux caufé par le tartre, *t. I. p.* 181. & 182.

Tartre des dents. Ce qu'il faut obferver, avant que de l'enlever, *p.* 16. Situation du fujet, *p.* 16. & 17. Attitudes du Dentifte pour nettéïer le côté gauche & le côté droit de la furface extérieure des dents de la ma-

choire inférieure, & par où il doit commencer l'opération, *p.* 17. & 18. Pour nettéïer la furface intérieure des dents de cette machoire, *pag.* 18. & *fuiv.* La furface extérieure des dents de la machoire fupérieure, *p.* 21. & 22. Leur furface intérieure, *p.* 22. & *f.* Outre les attitudes du Dentifte, les inftrumens dont il doit fe fervir à chaque opération, font marqués dans tous les articles annoncés ci-deffus, *tom. II.*

Tempéramens pituiteux fujets au mal de dents, *t. I. p.* 101.

Tentes, précaution qu'il faut a-

voir, lorfqu'on s'en
fert. Leur ufage
très-dangéreux ,
quand il eft trop
longtems conti-
nué, *p.* 250. Sen-
timent de M. Bel-
lofte , de Maga-
thus & d'Ambroi-
fe Paré fur ce fu-
jet, *t. I. p.* 251. &
252.

Transparence des
dents, *t. I. p.* 129.
& 130.

Transplanter une
dent. Ce qu'il faut
faire pour mettre
une dent dans une
alvéole , *t. II. p.*
216. *& fuiv.*

Transporter une
dent d'une bouche
dansuneautre. Pof-
fibilité de ce fait ,
prouvée par des
autorités & des ex-
périences , *p.* 186.
& fuiv. Ce font or-
dinairement les in-
cifives , les cani-
nes & les petites
molaires qu'on
tranfporte ainfi , *p.*
189. Maniére d'y
réuffir ; *t. II. pag.*
189. *jufqu'à* 194.

Trépan des dents
ufées, ou cariées,
& qui caufent de la
douleur. Précau-
tions qu'il faut y
prendre , & avis
fur cette opéra-
tion , *p.* 169. *juf-
qu'à* 175. Exem-
ples de dents tré-
panées avec fuccès,
t. I. p. 471. *& fui-
vantes.*

Tumeurs aux gen-
cives. Comment
on doit y faire des
incifions , & les
entretenir ouver-
tes , *pag.* 249. &
250. Ce qu'il faut
faire quand elles
font confidérables,
ou fi elles ne font

424   **T A B L E**

que médiocres, *p.* | prit ne doit pas ê-
252. Exemples, | tre appliqué tout
t. I. pag. 252. & | pur sur les dents,
253. | *t. I. p.* 72.

V.   U.

Vapeurs de
l'estomac &
du poulmon, nui-
sibles aux dents, *t.*
I. p. 102.

Veines des dents.
Leur origine &
leur décharge, *t. I.*
p. 22.

Vers trouvés dans
les caries des dents.
Réflexions sur ces
insectes, *p.* 131. &
132. Opinions de
divers Auteurs,
observations à ce
sujet, & raisons qui
démontrent que la
carie des dents
s'engendre sans ces
vers, *t. I. p.* 150.
jusqu'à 153.

Vitriol. Son es-

Ulcéres
des genci-
ves. Leur origine,
p. 255. & *suiv.*
Qu'il y en a de peu
de conséquence &
de très-dangéreux,
p. 257. & 258. Lo-
tion pour les gué-
rir, son usage, *p.*
258. & 259. Ce
qu'il faut faire
quand l'ulcére n'est
que léger, *t. I. p.*
260.

Ulcéres aux joués,
aux lévres, à la lan-
gue. Combien il
est important de
bien examiner leur
cause, *t. II. p.* 37.
& 38.

Urine humaine,
bonne

bonne pour les
maux des dents
cariées, les fluxions
& les douleurs de
ces mêmes parties.
Manière de s'en
servir. Sa *vertu* *&* *suiv.*

prouvée par ce
qui la compose. Eſ-
prit rectifié, & ſel
d'urine que l'on
pourroit lui ſubſti-
tuer, *t.* *I.* *p.* 167.

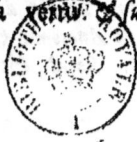

Fin de la Table des Matières.

APPROBATION

De Monsieur Winslow, Docteur-Régent en la Faculté de Médecine de Paris, de l'Académie Royale des Sciences, Professeur en Anatomie & en Chirurgie au Jardin Royal, &c.

J'AI examiné par ordre de Monseigneur le Chancelier, le Livre intitulé : *Le Chirurgien Dentiste, ou Traité des Dents, par M. Fauchard, avec des Additions considérables.* J'ai trouvé dans ces Additions plusieurs remarques très-instructives, & de nouvelles inventions très-avantageuses. Ainsi je réitére pour le tout ensemble le jugement donné pour l'édition de 1727. en ces termes : » Ayant, il y a déja plusieurs années, » remarqué dans son Auteur un grand » fond de connoissances, d'habileté & » d'observations, par rapport à cette » partie de la Chirurgie, je l'ai moi- » même encouragé à en faire part au » Public. C'est ce qu'il a fait dans cet » Ouvrage que je trouve excellent, & » ne rien contenir qui en doive empê- » cher l'impression. J'avertis seulement

que l'application des bons remédes, «
qui y font décrits, demande dans plu- «
fieurs circonftances le jufte difcerne- «
ment d'un vrai connoifleur, pour ne «
pas nuire au lieu de foulager. » Fait à
Paris le 2. Mars 1746.

Signé, WINLOW.

APPROBATION

De Monfieur Hecquet, Docteur-Régent
en la Faculté de Médecine de Paris,
& ancien Doyen de ladite Faculté.

CE Livre n'eft point un ouvrage
d'imagination, ni un ramas de
moyens, d'opérations, ou de remédes
à eſſayer pour la guériſon des maladies des dents : C'eſt une méthode tirée de l'étude, & fortie de l'expérience de Monfieur Fauchard, communi-
quée d'ailleurs au Public avec tant de
candeur, tant de bon fens & tant de
fages précautions, qu'il ne lui manque rien pour mériter l'eſtime & la
confiance qui ſont düës à l'Ouvrage
& à fon Auteur. A Paris ce 17. Juillet 1725.

Signé, HECQUET.

N n ij

APPROBATION.

De Monsieur Finot, Docteur-Régent en la Faculté de Médecine de Paris, & Médecin de leurs Altesses Sérénissimes Monseigneur le Prince de Conti & Mesdames les Princesses de Conti.

J'AI lû avec beaucoup de plaisir le Livre de M. Fauchard, duquel le Public ne peut tirer que de très solides avantages. Il contient en effet beaucoup de faits exactemement détaillez, des Réflexions judicieuses sur les maladies des dents & sur les moyens de les guérir. Ces Réflexions fondées sur un travail assidu & tirées d'une expérience confirmée, à laquelle on ne peut rien ajouter, lui ont donné une connoissance parfaite de ces maladies différentes, à laquelle aucun Dentiste n'étoit encore parvenu jusqu'à présent. C'est par cette connoissance exacte qu'il a réformé, inventé même avec succès un très grand nombre d'Instrumens, également propres & pour opérer avec sûreté sur les dents, & pour les conserver en beaucoup d'occasions

douteufes. On ne peut donc que le
loüer d'un travail qui lui a coûté tant
de peine ; auſſi eſt ce avec beaucoup
de préciſion & de netteté qu'il a dé-
veloppé une matiére obſcure par elle-
même, & qui n'a été traitée juſqu'ici
que très-ſuperficiellement. A Paris ,
ce 15. Janvier 1726.

Signé, FINOT.

APPROBATION

De Monſieur Helvetius , Docteur Régent
en la Faculté de Médecine de l'Uni-
verſité de Paris , Médecin ordinaire
du Roi , & premier Médecin de la
Reine , & de l'Académie Royale des
Sciences.

J'A I lû avec plaiſir un manuſcrit intitulé : *Le Chirurgien Dentiſte , ou*
Traité des Dents , des Alvéoles & des
Gencives , par Monſieur Fauchard. Il
m'a paru qu'il n'y avoit point encore eû
de Traité ſur cette matiére , où l'on fût
entré dans un détail auſſi exact ; & je
penſe que l'impreſſion de ce Livre doit
être d'autant plus utile au Public , que

toutes les Obſervations & les faits rap-
portez ſont fondez ſur l'expérience longue & heureuſe de l'Auteur. Fait à
Paris ce 19. Juillet 1725.

Signé, J. HELVETIUS,

APPROBATION

De Monſieur Silva, Docteur-Régent en
la Faculté de Médecine dans l'Uni-
verſité de Paris, Médecin de ſon Al-
teſſe Séréniſſime Monſeigneur le Duc,
& Médecin-Conſultant du Roi.

LE Livre de M. Fauchard eſt fondé
ſur un grand nombre de faits bien
obſervez, dont il a tiré des conſéquen-
ces très-juſtes & très-utiles. On doit
loüer cet Auteur des ſoins qu'il a pris
de faire un Ouvrage plus exact que tous
ceux qui ont paru juſqu'à préſent ; & le
Public doit le remercier de ce préſent :
Il ne pouvoit lui être fait par un homme qui ait plus médité ſur cette matiére, & qui ait tiré plus de parti de ce
qu'il a vû. A Paris ce 24. Juillet 1725.

Signé, SILVA.

APPROBATION

De Monsieur de Jussieu, Docteur-Régent en la Faculté de Médecine de Paris, Professeur en Botanique au Jardin du Roi, de l'Académie Royale des Sciences, des Sociétez Royales de Londres & de Berlin.

L E succès de quelques opérations citées dans le Traité de M. Fauchard, Chirurgien Dentiste, desquelles j'ai été témoin, est pour moi un préjugé si favorable pour toutes les autres Observations qu'il a rapportées, que je ne puis lui refuser le témoignage d'assurer le Public, que personne n'a travaillé si utilement, & n'a été encore si loin sur cette matiére que l'Auteur. A Paris ce 26. Juillet 1725.

Signé, DE JUSSIEU, *Med. Parif.*

APPROBATION

De Messieurs les Chirurgiens-Jurez de Paris.

NOUS Lieutenant du premier Chirurgien du Roi, Prévôts & Gardes & Receveur en charge, après avoir lû & examiné le Livre intitulé : *Le Chirurgien Dentiste*, que Monsieur Fauchard met au jour, avons reconnu que cet Ouvrage étoit très-essentiel à la Chirurgie, & que cet Auteur a écrit avec beaucoup d'intelligence sur une matiére qui étoit restée jusqu'à présent dans l'obscurité. Nous regardons ce Livre comme la production d'un homme habile, qui donne généreusement au Public tout ce qu'une longue pratique & un grand discernement lui ont fait recueiller de connoissances sur cette partie de notre Art. L'anatomie de la bouche y est expliquée d'une maniére très-claire & très-juste ; les remédes qui y sont proposez, les opérations qui y sont enseignées, les nouveaux instrumens & obturateurs du palais qui y sont décrits, nous paroissent très-dignes

gnes de notre approbation. Nous croyons que nos suffrages sont dûs aux peines & aux veilles que ce Traité a coûtées à l'Auteur, & qu'on ne peut trop le loüer de l'honneur qu'il fait à sa profession. A Paris ce 7. Juin 1728.

Signé, BOURGEOIS.

MOUTON· CHAUVET.

ROUTHONNET. MOTHEREAU.

BERTRAND.

APPROBATION

De Monsieur Verdier Chirurgien-Juré de Paris, & Démonstrateur Royal en Anatomie, & de Monsieur Morand Associé de l'Académie Royale des Sciences, Chirurgien Juré de Paris & Démons‑trateur Royal des opérations.

CEUX qui connoissent l'utilité des Traitez particuliers seront sans doute contens de celui que M. Fauchard donne au Public sur les dents & leurs maladies. Nous nous joignons d'autant plus volontiers au grand nombre de ses Approbateurs, qu'il nous a

paru contenir d'excellentes chofes ;
mais nous ne prétendons connoître ni
juger de la pratique qui s'y trouve. Fait
à Paris ce 11. Juin 1728,

Signez, VERDIER. MORAND.

APPROBATION

*De Monfieur de Vaux Chirurgien-Juré
à Paris, & ancien Prévôt de fa
Compagnie,*

PAR la lecture que j'ai faite d'un
manufcrit qui contient un ample
Traité de la ftructure des dents, des maladies qui leur arrivent & des moyens
de les guérir, compofé par Monfieur
Fauchard Chirurgien Dentifte ; j'ai
trouvé ce Traité écrit avec beaucoup
d'ordre, d'intelligence & de netteté ;
& il m'a parû très-inftructif pour ceux
qui fe propofent de faire leur capital
de cette Chirurgie particuliére. Les
Obfervations qu'il y a jointes de plufieurs cas difficiles, curieux & fingu-
liers, qui fe font préfentez dans fa pratique, la defcription exacte de tous les
inftrumens qui conviennent pour opé-

ter dans la bouche en toute occasion ;
les additions & changemens apportez
aux anciens instrumens pour les rendre
plus commodes & plus efficaces, &
l'invention de plusieurs autres très-in-
génieusement fabriquez, mettent cet
Ouvrage au-dessus de tout ce qu'on a
écrit sur cette matière, qui n'a été jusqu'à présent traitée que superficiellement dans les cours entiers d'Anatomie, ou de Chirurgie, ou dans quelques opuscules très-abrégez. Enfin un
nombre de figures gravées avec soin qui
seront insérées aux endroits nécessaires,
serviront encore à donner des notions
plus touchantes du manuel, & facilite-
ront son exécution. Aussi je suis per-
suadé que ce Traité sera très-utile, non
seulement aux Chirurgiens de toute
espéce ; mais encore à tous les malades, qui auront besoin du secours de
cette Chirurgie : En un mot, j'estime
qu'on a lieu de féliciter notre siécle
de ce qu'outre les excellens cours de
Chirurgie & d'Anatomie dont le Public a été gratifié par des Chirurgiens
célébres, il se trouve encore des particuliers qui s'étant dévoüez à une seule
partie de la Chirurgie, veulent bien
publier sans réserve le progrès qu'elle

a faits entre leurs mains ; puisque c'est
le moyen de porter un Art si utile à sa
plus haute perfection. A Paris ce 29.
Mars 1724.

Signé, DE VAUX.

APPROBATION

De Monsieur Tartanson Chirurgien-Juré
de Paris, & ancien Prévôt de sa
Compagnie.

IL manquoit à la Chirurgie une partie qui cependant ne lui étoit pas
moins nécessaire que toutes les autres,
qui ont été perfectionnées avec tant de
soin. M. Fauchard vient de la donner
cette partie, en mettant au jour son
Traité sur les dents, que j'ai trouvé
contenir les explications les plus clai-
res, les opérations les plus sûres, les
remédes les meilleurs & les Réflexions
les plus judicieuses. Par cet excellent Ouvrage cet Auteur rend notre
Art complet ; & pour lui en marquer
ma reconnoissance, je lui donne ce témoignage. A Paris ce 21. Mai 1728.

Signé, TARTANSON.

APPROBATION

De Monsieur Duplessis, Chirurgien Juré à Paris.

LES maladies des dents, quoique fréquentes & en si grand nombre, faisoient attendre depuis longtems que quelqu'un par ses propres Observations pût donner des préceptes & des regles pour remédier à ces maladies. C'est ce que M. Fauchard fait excellemment dans le Livre qu'il a composé, intitulé : *Le Chirurgien Dentiste*, où les Réflexions sont si judicieuses, les conséquences si bien tirées, & les remédes si sûrs, qu'il y auroit de l'injustice à ne pas applaudir à un Ouvrage aussi utile, aussi nécessaire, & qui manquoit à la Chirurgie. C'est le témoignage que je ne puis me dispenser de rendre au Public. A Paris le 26. Mai 1728.

Signé, DUPLESSIS.

APPROBATION

De Mess ieurs Sauré & de Gramond Chirurgiens Jurez à Paris.

LE Livre que Monsieur Fauchard a composé touchant la structure des dents, le moyen de les conserver, la méthode d'opérer & de remédier à leurs maladies, est l'ouvrage le plus complet qui ait paru sur cette matiére. On y trouve une exacte théorie & une pratique confirmée par un grand nombre de cures & d'observations, qui sont les fruits d'une longue expérience accompagnée d'heureux succès, dont nous avons été les témoins oculaires en plusieurs occasions. C'est la justice qui est dûë à l'Auteur & le jugement que nous portons de son Traité, que nous avons lû avec beaucoup d'attention. A Paris ce premier Juin 1728.

Sign. SAURÉ. DE GRAMOND.

APPROBATION

De Monsieur Laudumiey, Chirurgien,
Dentiste de Sa Majesté Catholique
Philippe V. Roi d'Espagne.

JE m'intéresse trop à ce qui peut être avantageux au Public, pour ne pas lui témoigner par la présente Approbation que je n'ai rien vû de plus parfait sur tout ce qui peut concerner les dents, que le Livre que M. Fauchard a composé. J'y trouve beaucoup de réflexions & de découvertes sur notre Art, qui sont aussi sensées & aussi utiles que nouvelles. Le titre de *Chirurgien Dentiste* qui est à la tête de cet Ouvrage, est soutenu par tout ce qu'un génie heureux, une grande attention & un travail assidu pouvoient rassembler de connoissances. L'expérience que j'ai dans la profession de l'Auteur, fait que je rends justice avec un extrême plaisir à l'excellence du Traité qu'il a produit, & qu'il donne avec un désintéressement très-loüable & très-rare. A Paris ce 9. Juin 1728.

Signé, LAUDUMIEY.

PRIVILEGE DU ROY.

LOUIS par la grace de Dieu, Roy de France & de Navarre : A nos amez & féaux Conseillers les Gens tenans nos Cours de Parlement, Maîtres des Requêtes ordinaires de notre Hôtel, Grand Conseil, Prevôt de Paris, Baillifs, Sénéchaux, leurs Lieutenans civils, & autres nos Justiciers qu'il appartiendra, SALUT. Notre amé PIERRE-JEAN MARIETTE Libraire & Imprimeur à Paris, ancien Adjoint de sa Communauté, Nous a fait exposer qu'il désireroit faire réimprimer & donner au Public un Livre qui a pour titre : *Le Chirurgien Dentiste, ou Traité des Dents par le Sieur Fauchard, avec des Additions,* s'il Nous plaisoit lui accorder nos Lettres de Privilege, pour ce nécessaires, A CES CAUSES, voulant favorablement traiter l'Exposant, Nous lui avons permis & permettons par ces Presentes, de faire réimprimer ledit Livre en un ou plusieurs volumes, & autant de fois que bon lui semblera, & de le vendre, faire vendre & débiter par tout notre Roïaume, pendant le tems de six années consecutives, à compter du jour de la date des Présentes. Faisons défenses à toutes personnes de quelque qualité & condition qu'elles soient, d'en introduire d'impression étrangere dans aucun lieu de notre obéïssance ; comme aussi à tous Libraires & Imprimeurs, d'imprimer ou faire imprimer, vendre, faire vendre, débiter ni contrefaire ledit Livre, ni d'en faire aucun extrait sous quelque prétexte que ce soit, d'augmentation, corre-

étion, changement ou autres, fans la per-
miffion expreffe & par écrit dudit Expofant,
ou de ceux qui auront droit de lui, à peine de confifcation des Exemplaires contre-
faits, de trois mille livres d'amende contre
chacun des contrevenans, dont un tiers à
Nous, un tiers à l'Hôtel-Dieu de Paris,
& l'autre tiers audit Expofant, ou à celui
qui aura droit de lui, & de tous dépens,
dommages & intérêts: à la charge que ces
préfentes feront enregiftrées tout au long
fur le Regiftre de la Communauté des Libraires & Imprimeurs de Paris, dans trois
mois de la date d'icelles; Que la réimpref-
fiondudit Livre fera faite dans notre Roïaume, & non ailleurs, en bon papier & beaux
caracteres, conformément à la feüille imprimée, attachée pour modéle fous le Contre-
fcel des Préfentes, que l'Impétrant fe con-
formera en tout aux Reglemens de la Li-
brairie, & notamment à celui du dixiéme
Avril mil fept cens vingt-cinq; qu'avant de
l'expofer en vente, l'Imprimé qui aura fervi de copie à la réimpreffion dudit Livre,
fera remis dans le même état où l'approbation y aura été donnée, ès mains de notre
très-cher & féal Chevalier le Sieur Daguef-
feau Chancelier de France, Commandeur
de nos Ordres; & qu'il en fera enfuite remis deux Exemplaires dans notre Bibliothe-
que publique, un dans celle de notre Châ-
teau du Louvre, & un dans celle de notre-
dit très-cher & féal Chevalier le Sieur Da-
gueffeau, Chancelier de France; le tout à
peine de nullité des Préfentes. Du contenu
defquelles vous mandons & enjoignons de
faire joüir ledit Expofant & fes ayans caufe
pleinement & paifiblement, fans fouffrir qu'il

leur soit fait aucun trouble ou empêchement; Voulons que la copie des Presentes, qui sera imprimée tout au long au commencement ou à la fin dudit Livre, soit tenue pour dûment signifiée, & qu'aux copies collationnées par l'un de nos amez & feaux Conseillers & Secretaires foi soit ajoûtée comme à l'original. Commandons au premier notre Huissier ou Sergent sur ce requis, de faire, pour l'exécution d'icelles tous actes requis & nécessaires, sans demander autre permission, & nonobstant clameur de Haro, Charte Normande & Lettres à ce contraires; CAR tel est notre plaisir. DONNE' à Paris le vingt-deuxiéme jour du mois de Septembre, l'an de grace mil sept cens quarante-six, & de notre Regne le trente-deuxiéme. Par le Roi en son Conseil.

SAINSON.

Registré sur le Registre XI. de la Chambre Royale des Libraires & Imprimeurs de Paris, N. 696. fol. 616. conformément aux anciens Reglemens confirmez par celui du 28. Février 1723. A Paris le sept Octobre 1746.
VINCENT Syndic.

ERRATA.

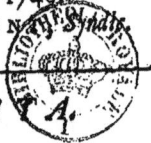

Tome premier, page 14. ligne 2. ceries, lisez cerises.